全国造口治疗师规范化培训教材

造口护理学

U0392128

顾　问　彭泽厚
主　审　刘玉村　万德森
主　编　丁炎明
副主编　徐洪莲　郑美春　霍孝蓉　陈爱华
编　者　（以姓氏笔画为序）

丁炎明（北京大学第一医院）　　　　　　陈国卫（北京大学第一医院）

于卫华（合肥市第一人民集团医院）　　　陈爱华（温州医科大学附属第二医院）

王大广（吉林大学白求恩第一医院）　　　武颖超（北京大学第一医院）

叶新梅（中山大学附属第六医院）　　　　国瑀辰（吉林大学白求恩第一医院）

任　辉（吉林大学白求恩第一医院）　　　郑美春（中山大学肿瘤防治中心）
　　　　（兼秘书）　　　　　　　　　　赵　峥（北京大学第一医院）

刘　金（北京大学第一医院）　　　　　　胡海燕（吉林大学白求恩第一医院）

刘永彬（上海国际医学中心）　　　　　　姜　勇（北京大学第一医院）

李菊云（江苏省中医院）　　　　　　　　徐洪莲（第二军医大学长海医院）

吴觉敏（上海交通大学护理学院）　　　　诸葛林敏（温州医科大学附属第二医院）

吴唯勤（上海国际医学中心）　　　　　　黄　薇（中山大学肿瘤防治中心）

谷洪涛（北京大学第一医院）　　　　　　黄漫容（中山大学附属第一医院）

辛　霞（西安交通大学第一附属医院）　　谌永毅（湖南省肿瘤医院）

张　琳（北京大学第一医院）　　　　　　霍孝蓉（江苏省护理学会）

张剑锋（北京大学第一医院）

人民卫生出版社

图书在版编目（CIP）数据

造口护理学/丁炎明主编. —北京:人民卫生出版社,2017
ISBN 978-7-117-24192-2

I. ①造… II. ①丁… III. ①造口术-护理学 IV. ①R473.6

中国版本图书馆 CIP 数据核字(2017)第 099996 号

人卫智网	www.ipmph.com	医学教育、学术、考试、健康，购书智慧智能综合服务平台
人卫官网	www.pmph.com	人卫官方资讯发布平台

造口护理学

主　　编：丁炎明
出版发行：人民卫生出版社（中继线 010-59780011）
地　　址：北京市朝阳区潘家园南里 19 号
邮　　编：100021
E - mail：pmph @ pmph.com
购书热线：010-59787592　010-59787584　010-65264830
印　　刷：北京盛通印刷股份有限公司
经　　销：新华书店
开　　本：710×1000　1/16　印张：18　插页：8
字　　数：333 千字
版　　次：2017 年 7 月第 1 版　2024 年 8 月第 1 版第 7 次印刷
标准书号：ISBN 978-7-117-24192-2/R·24193
定　　价：88.00 元
打击盗版举报电话：010-59787491　E-mail：WQ @ pmph.com
（凡属印装质量问题请与本社市场营销中心联系退换）

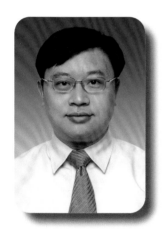

彭泽厚,男,1987 年毕业于香港玛丽医院护士学校;1992 年获澳洲 La Trobe 大学护理学士学位;1994 年获英国 Salford 大学造口护理专业文凭及英国注册造口护士资格;2011 年获澳洲 Monash 大学护理硕士学位。1994 年推动创立香港造瘘治疗师学会,任第一届会长;1994 年至今任香港造口人协会名誉会员及执行委员;2004 年任亚洲造口康福学会(Asia Society of Stoma Rehabilitation,ASSR)委员;2006 年任世界造口治疗师协会双年会筹委会主席;2008 年至 2016 年任香港选举委员会成员及第十一届全国人民代表大会代表选举会议成员;2014 年至 2016 年任香港医院管理局检讨督导委员会成员。

2000 年获泰山功德会第一届"爱心医护奖";2010 年获"爱心全达慈善基"颁发"最惠及病人奖";2017 年获国际造口协会亚洲及南太平洋区大会"Dr Harikesh Buch 专业服务奖"。

现任世界造口治疗师协会教育委员会委员、香港造瘘治疗师学会主席、香港大学校外进修学院造口治疗师文凭课程学术委员会成员及导师、香港仁济医院造口及伤口护理专科顾问护师、北京大学医学部国际造口治疗师学校名誉校长、西安国际造口治疗师学校特聘副校长、湖南国际造口治疗师学校特聘教授、《上海护理》杂志审稿专家。

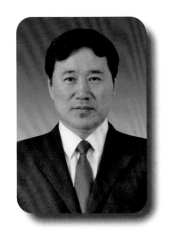

刘玉村,男,1960年生,中共党员。胃肠外科教授,博士生导师。1983年毕业于北京医科大学医学系,获医学学士学位;1988年,毕业于北京医科大学,获临床医学博士学位;1988年至1990年,北京医科大学第一医院普通外科主治医师;1990年至1992年,国家教委公派赴丹麦国家医院进修,从事肝脏移植及胃肠外科的临床工作和实验研究;1992年任北京医科大学第一医院普通外科副主任医师、副教授;1999年任主任医师、教授;1999年至2002年任北京大学第一医院副院长;2002年至2006年,北京大学医学部副主任;2006年6月至今任北京大学第一医院院长。第十二届全国政协委员、第十四届北京市人大代表、第十五届西城人大代表。现任北京大学医学部党委书记。

1995年,被卫生部评为"教书育人、管理育人、服务育人"先进个人;2005年中国十大教育英才;2008年起享受政府特殊津贴;2010年获中国医院"先声杯"优秀院长;2011年获全国卫生系统职工职业道德建设标兵;2012年获全国医院(卫生)文化建设先进工作者。

现任国家卫生标准委员会医院感染控制标准专业委员会主任委员、教育部高等学校教学指导委员会临床医学类专业教学指导委员会委员、中国研究型医院学会副会长、中国医院协会医院文化专业委员会副主任委员。

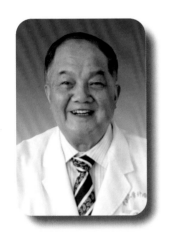

万德森,男,肿瘤外科教授,博士生导师,主要研究方向为大肠癌手术为主的综合治疗。在大肠癌外科治疗、化疗领域方面技术精湛、造诣精深,多次荣获科研成果奖,创立我国第一所国际认可的造口治疗师学校。发表医学论文200余篇,主编《临床肿瘤学》(第一、二、三、四版)、《社区肿瘤学》(第一、二版)、《肝胆肿瘤学》《大肠癌》《造口康复治疗-理论与实践》、《结直肠癌》、《结直肠癌诊治纲要》和两套肿瘤防治科普丛书,主译《癌症化疗》,合译《肿瘤外科学》,参编专著10余部。

多次被评为"优秀共产党员""先进工作者""优秀教师",荣获国务院颁发的专家特殊津贴,并先后被评为卫生部"有突出贡献的中青年专家""广东省卫生系列白求恩式工作者""南粤优秀教师""十佳师德标兵""全国医德标兵""全国师德师风先进个人"羊城十大名医,荣获"柯麟医学奖""中国医师奖"等。

现任中山大学肿瘤防治中心结直肠科主任导师、主诊教授、结直肠癌首席专家、中山大学首届资深名医、亚洲知识管理学院院士、全国大肠癌专业委员会名誉主任、广东省抗癌协会荣誉理事长、广东省抗癌协会大肠癌专业委员会终身名誉主任、中山大学造口治疗师学校名誉校长,兼任《中华肿瘤杂志》副总编辑、《实用肿瘤杂志》《结直肠肛门外科》副主编。

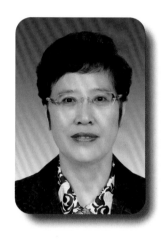

丁炎明，女，主任护师，硕士生导师。现任北京大学第一医院护理部主任。从事护理工作30余年，其专业领域为普外科、手术室、泌尿外科和造口伤口失禁护理及管理。曾分别于2011年、2013年、2014年短期在美国得克萨斯医学中心、德国柏林工业大学、英国皇家护理学院及美国霍普金斯医学中心学习医院管理。2014—2015年在北京大学医学部"护理管理EMBA高级研修班"学习并毕业。组织并参与省部级研究课题多项，承担并负责院级课题数十项；负责组织本院护理科研团队申报课题并荣获中华护理学会科技奖一等奖。以第一作者在核心期刊发表论文40余篇，并获得2008年度《中国期刊高被引指数》生物类学科高被引作者前10名；主编40余部护理书籍。

现任中华护理学会副秘书长；中华护理学会第24届、25届外科专业委员会主任委员；中华护理学会第24、25届造口伤口失禁专业委员会主任委员及《中华护理杂志》副总编辑；教育部高等学校护理学专业教学指导委员会专家；首届中国研究型医院学会评价与评估专业委员会委员；中华医学会医疗事故技术鉴定专家库专家；北京护理学会继续教育工作委员会主任委员；《中国护理管理》《中华现代护理杂志》《中国实用护理杂志》《护理研究》《护理学杂志》十余家护理核心期刊编委。

It gives me great pleasure and it is an honour to have the opportunity to write the foreword of the first *Chinese Enterostomal Therapy (ET) Nursing* textbook. For many years, I witnessed the expansion of ET Nursing in China which was first supported by the Hong Kong ET nurses through the WCET Norma N. Gill Foundation (NNGF) Twinning project. Fifteen years later, Chinese ET nurses have gained a solid body of knowledge, competencies and expertise.

Individuals experiencing wound, ostomy and continence challenges present specific needs requiring specialised nursing care known as ET Nursing. Almost inexistant in the year 2000, ET Nursing has expanded tremendously in China and the number of specialised nurses is still growing, with several ET Nursing training programs recognised by the World Council of Enterostomal Therapists (WCET) available in China.

The next logical step was therefore to provide future ET Nursing students and Health Care Professionals (HCP) interested in wound, ostomy and continence problems with a reference textbook specific to China that would respect its language, culture, beliefs and values. A group of Chinese ET nurses accepted to get involved in this outstanding project and worked on writing down the science and art of ET Nursing principles. I congratulated all of them for their contribution to this ambitious task and thanked them for their interest to share their knowledge and expertise to improve the quality of education and the quality of care in the domain of ET Nursing.

This textbook will assist HCP in getting a better understanding of the role of the ET nurse and realizing the difference that ET Nursing evidence-based knowledge and appropriate interventions can make in the life of patients, ultimately improving their quality of life. Norma N. Gill Thompson, the first ET and a person with an ostomy herself, would be extremely proud to see this book which represents a prolongation of her mission: improving the quality of life of people with wound, ostomy and continence needs all over the world.

ET Nursing is a wonderful nursing speciality that requires a comprehensive training provided by ET nurses, surgeons and several other health care professionals involved in the domain. This textbook will contribute to assist them when preparing their classes, making sure that standardized and updated evidence-based knowledge is transmitted to students. It will also assure that ET Nursing principles are available to the majority of ET nurses and caregivers.

This publication will support nurses in their daily practice, it will be an invaluable resource for Nursing and ET Nursing students. It will assist all professionals involved in the care of people with wound, ostomy or continence needs, assist them in managing difficult cases, update their knowledge thus improving their clinical practice.

Finally, this textbook will benefit our patients, by improving their quality of life through the optimisation of the quality of care.

Once again, congratulations and many thanks to all involved in the preparation of this textbook.

Happy reading!

Louise Forest-Lalande

Louise Forest-Lalande
WCET Past President

　　近年来，我国患者中胃肠道以及泌尿系各类恶性肿瘤的发病率不断增加，造口术作为一种利用外科手术挽救生命、延续生存的重要手段，已逐渐在各省市地区大力开展。目前，中国已有造口人 100 万余人，据统计每年至少新增 10 万人。由于造口术改变了患者正常的生理结构和外在形象，患者即使康复出院，也将承受生理和心理方面的沉重打击。研究发现，造口早期并发症发生率一般在 30%～40%，严重影响造口人的生活质量，甚至危害她们的心理健康及社交生活。因此，造口人不但需要家庭及全社会的关心和帮助，更需要具备专业知识的护理人员的细心指导和科学护理。

　　随着造口康复治疗专业的不断发展，我国部分医院的造口康复治疗已赶超世界先进水平，造口护理专业也已与精准造口护理技术接轨。为满足造口人日益增加的造口护理需求，自 2001 年至今，承蒙造口治疗师协会以及香港造瘘学会的帮助，经由各地区一流医学高等学府及权威学术组织的齐心合作，我国内地已建立 10 所造口治疗师学校，培养了 800 余位具有造口治疗师文凭认证的专科护士，实现了造口专科护理人才从无到专、辐射全国的专业突破。然而，我国却缺乏符合中国国情和医疗环境的统一规范的专业培训教材。特此，由北京大学第一医院联合北京大学医学部造口治疗师学校共同牵头，融合全国 7 所颇具影响力的造口治疗师学校的优秀师资力量，历经两年多的反复斟酌与讨论修改，共同编写本书及其系列教材《伤口护理学》《失禁护理学》。全套培训教材严格依照造口治疗师文凭教育项目的课程设置要求，紧跟先进的肠造口护理理念，为我国造口护理实践工作奠定严谨的理论基础，为我国造口治疗师人才队伍建设提供有力保障。

　　本书编写过程始终坚持将教材建设与学科前沿发展相结合,并以"精理论、强实践,精基础、强临床,培养实用技能型人才"为本书编写的核心指导思想,不但符合造口护理专科教育的发展需要,能作为全国造口治疗师培训学校的教材使用,还能为广大关注造口治疗与护理的医护工作者提供理论支持与实践指导。

　　本书首先回顾了造口治疗的发展历史,系统全面地讲解了我国造口治疗师的发展历史及现状,并结合中国国情,探讨了我国造口治疗师的培养模式和肠造口的规范化治疗,讲解了造口手术相关的解剖生理知识和常见相关疾病,进而阐述了临床常见的造口手术及其围术期护理要点。重点详尽地介绍了与造口护理相关的基础知识和实践原则,并以彩色图谱的形式图文并茂地介绍了各种造口并发症的原因及护理措施。与此同时,造口人的一些特殊问题,如造口人的心理社会适应以及造口人的性生活和婚育问题,也有专章论述。此外,本书精准全面地讲述造口护理专业中的关键理论、护理重点、操作难点,特别是描述病案分析、护理产品使用、专科护理操作等时,注重理论联系实际,通过详细、精练、完整的病案分析来加强培养读者分析问题和解决问题的能力,引领读者们更科学合理地开展临床工作。同时,章节中独具创新的知识拓展,帮助读者延伸思考,激发读者的探索意愿,提升教材内容的启发性。

　　本书充分响应《"十二五"护理事业发展规划纲要》号召,紧跟我国专科护理发展形势,确保造口专科护理教材的高品质,高标准和高使用价值。与此同时,本书首次规范我国造口治疗师学校的教学模式及课程体系建设,落实了造口治疗师文凭教育项目的课程设置要求,并充分发挥了造口治疗师学校与医学高等院校的整合优势,梳理了造口专科护理的理论教学与操作实践的循证资源,融合了全国7所颇具影响力的造口治疗师学校师资力量,不但弥补了我国造口护理专业教材编写的空白,在造口护理专业教学和临床实践上具有引领专科发展的科学价值,在专科护理发展历史舞台上塑造了重要的历史意义,并充分体现了我国护理人勤奋钻研的学术理念和团结自强的文化氛围。

　　本书承蒙世界造口治疗师协会(WCET)主席 Louise Forest-Lalande 女

士为本书作序,香港造瘘师协会彭泽厚顾问审阅全书章节,并得到刘玉村教授、万德森教授的悉心指导及全国资深造口治疗师的倾力支持,在此对他们的专业精神和职业素养及对肠造口护理专业做出的卓越贡献深表敬佩和衷心感谢。由于时间较紧,且本书基于大量英文文献存在语言与文化差异,本书难免存在错误和遗漏之处,敬请读者、专家批评匡正,以便我们在再版时能及时修正和补充。

丁炎明

2017 年 6 月

目 录

第一章

肠造口康复治疗

第一节　肠造口康复治疗的起源与
历史沿革

造口一词源于希腊文（stoma），原意是"出口"或"孔"。肠造口（intestinal stoma）是外科最常施行的手术之一，最常见的是回肠造口（ileostomy）和结肠造口（colostomy）。最初肠造口是因为战伤或疾病所致，称之为自然性肠造口。《圣经》中早已记载古代战士腹部被刺伤，有的带有肠瘘幸存下来了。现代造口术是有目的、有计划进行的，仅有二三百年历史。由于肠造口手术改变了正常排便途径，术后不能随意控制粪便的排出，使患者的身心康复受到影响，生活质量明显下降。肠造口治疗师是帮助造口者恢复正常人生活的主要执行者。

一、肠造口治疗简史

1710 年，Alexis Litte（法国）设想在左髂窝行肠造口术治疗先天性肛门闭锁。他在一具死于肛门闭锁并发症的 6 岁男尸上尝试了这一手术，但未用于临床。

1793 年，Duret（法国）首先成功地为一个先天性肛门闭锁的婴儿作了髂腰部结肠造口术，患者生存 45 年。

1797 年，Pierre Fine（瑞士）为一例乙状结肠癌所致的完全性肠梗阻女性实施了横结肠造口术。

1839 年，Jean Zulenma Amussat（法国）收集回顾了文献上的结肠造口病例，结合自己做的结肠造口术，提出在左腰区腹膜外行降结肠造口术。Amussat 被誉为"腰部结肠造口之父"。

1850 年，James Luke（英国）首次经左侧腹部切口行乙状结肠造口术。

1855 年，Karl Thiersch（德国）为保护远端结肠吻合口，为一例患者实施了失功能性横结肠造口术。

1884 年,Moydi(英国)提出经腹祥式结肠造口术,并用鹅羽(支撑棒)支持结肠造口。

1887 年,Allingham(英国)主张在肠腔切开前,先将结肠浆膜层与腹膜及皮肤缝合。可以预防造口回缩。

1905 年,Patey(英国)主张结肠造口后立即打开肠壁,并将结肠黏膜与皮肤一期缝合,预防造口狭窄和回缩。

1908 年,William Ernest Miles(英)改进了 Charles Mayor 的腹会阴切口手术,将腹部及会阴部两组独立的手术一期完成,用于治疗直肠癌的一个里程碑。

1917 年,J. P. Lockhart- Mummery(英国)总结了其做的 50 例结肠造口术,最早提出了"造口护理"的概念。1927 年,他又提出了结肠灌洗的原则。

1923 年,Hartmann(法国)报道治疗乙状结肠癌的 Hartmann 术,要点是乙状结肠及上端直肠切除,远端直肠残端缝闭,降结肠造口。

1939 年,Koenig(英国)和 Rutzen(英国)首个回肠造口袋问世。

1939 年,Dixon(美国)采用乙状结肠直肠低位前切除术治疗直肠癌,成为直肠癌手术治疗史上的另一个里程碑。它使部分高位直肠癌患者摆脱了永久性结肠造口的痛苦,提高了患者的生活质量。

1952 年,B. Brooke(英国)首次将回肠外翻并立即行黏膜皮肤缝合,建立回肠单腔造口,解决了回肠造口的许多并发症,为回肠造口术开辟了新的领域。

1958 年,P. Sames 及 C. Goligher(英国)同时报道了腹膜外结肠造口的手术方法,用于预防乙状结肠造口时的内疝并发症。

1969 年,N. G. Kock(英国)报道了回肠储袋术,用于替代回肠造口器材,尝试最终替代回肠造口术的途径。

19 ~ 20 世纪,经过外科医生种种改进,造口手术基本上改变不大。随着吻合器的广泛使用,结肠造口的比例有所下降,取而代之的是临时性回肠造口,回肠造口的比例已占 3/4。医生试图研究可控性结肠造口、造口栓和皮下装置,然而没有取得重大突破。但是造口者的生活却发生了巨大的变化,肠造口治疗和造口用品的日渐发展,使造口者的生活已经和正常人没有什么区别。

二、肠造口康复治疗起源

1917 年,J. P. Lockhart- Mummery(英国)总结了其做的 50 例结肠造口术,最早提出了"造口护理"的概念。

Norma Gill Thompson(1920—1998)18 岁结婚,28 岁时不幸患溃疡性结肠炎,她经受了该病所有并发症的折磨。1954 年,Norma 34 岁那年,美国克里夫兰(Cleveland)临床医学中心的肛肠外科主任 Rupert B Turnbull Jr 为她施行了全结肠切除及回肠造口术。她成为了回肠造口者,她家人先后出现多名造口患者(祖母因直肠癌行结肠造口、女儿因溃疡性结肠炎行回肠造口)。在与疾病的斗争及对自己及家人的护理过程中,Norma Gill 对造口者所经历的身心痛苦十分了解。当她从病魔手中夺回生命时,她发誓要帮助后来的造口患者。起初她自愿在 Akron 地区医院为患者发送邮件,接着很快接受了一位医生的建议,号召其他外科医生和志愿者去帮助新的造口者。1958 年在与Turnbull 医生交流在 Akron 护理患者的体会时,Norma Gill 的热情引起了Turnbull 医生的兴趣。同年 8 月,她被邀请到美国克里夫兰基金会医院肛肠外科帮助患者做康复工作,并开始接受 Turnbull 医生的培训。在他们的努力下,Norma Gill 这位来自 Akron 的 38 岁的家庭妇女,在克里夫兰成了首位"造口治疗师"。Norma 护理造口患者,帮助他们康复,这是现代肠造口治疗护理的起源。

1961 年,Turnbull 医生首先提出了造口治疗和护理是一门新的学科的概念,即"肠造口治疗学",并培养了 Norma Gill 成为第一位专业的造口治疗师(enterostomal therapist,ET),这是肠造口康复治疗护理的开端。同年,他们在克里夫兰医学中心开设了第 1 所肠造口治疗师学校,培养了数百名专业造口治疗师。最初以造口者为主的造口治疗师队伍逐渐被专业护士所替代。

1962 年,Turnbull 医生主持成立了美国肠造口治疗师组织。同年,Turnbull 与 Weakley 合著了《肠造口图谱》一书,是目前世界上公认的肠造口手术标准图谱。Turnbull 曾先后创造或改进了许多手术方法,如结肠癌隔离切除术、直肠癌拖出切除术及中毒性结肠炎分期手术等,被誉为"肠造口治疗之父"。

1969 年,Turnbull 和 Norma Gill 在克里夫兰成立了造口治疗师协会,即世界造口治疗师学会(WCET)的前生。

1970 年代,肠造口治疗作为一项护理专业内容,在澳大利亚、加拿大、英国、新西兰和南非等国家迅速普及。特别是 70 年代中期,随着人们对肠造口治疗兴趣的急剧提高,大量来自瑞典、挪威、德国、芬兰及其他欧洲国家的护士来到克里夫兰医院接受培训。这种情况下激发 Norma Gill 产生了联合所有有志于肠造口治疗的专业人员,组成世界性专业协会的想法。

1976 年 10 月,11 位来自世界各地的肠造口治疗师会聚英国圣·玛丽医院,举行了一次正式会议,开始协会的筹建工作。会议决定,应该成立一个世界肠造口治疗师协会作为此专业的正式机构。

1978 年 5 月 18 日,世界造口治疗师协会(world council enterostomal thera-pist,WCET)正式诞生,来自 15 个国家的 30 位肠造口治疗师及 20 家造口产品厂商代表参加了在意大利米兰举行的为期 2 天的首次大会。此后,每两年召开一次的 WCET 大会与会人数稳步增加。2014 年,在瑞典哥德堡召开的第 20届世界造口治疗师双年会,有 52 个国家的 1700 名代表参加了会议。WCET提出了肠造口治疗全球化发展的目标,其最终目的是让所有肠造口患者无论他们生活在哪里,都能接受到由专业 ET 提供的造口护理。

第二节　我国肠造口康复治疗概况

1980 年前,我国的外科医生一般仅对肠造口手术技术和术后并发症的防治加以关注,而对肠造口本身的术后康复治疗及护理关注不多,造口术给患者带来的各种生理和心理问题常被人们忽视。肠造口护理在护士教育中亦不占重要地位,甚至不涉及这方面的内容。

1984 年甘肃省尹伯约等编写了一本约 6.5 万字的《人工肛门》,唤起人们对肠造口的关注。2008 年此书再版。

1988 年上海第二军医大学长海医院喻德洪教授访问了美国克里夫兰基金医院及其肠造口治疗师学校,回国后立即在上海第二军医大学长海医院举办了首届"肠造口培训班",这是中国造口事业的开端。至 2014 年 10 月,长海医院共举办了同类学习班 24 届,培训了 12 000 余名肛肠外科医生和护士。后来,全国各地都举办了肠造口治疗培训班,而且是国家级继续教育项目,肠造口治疗的普及教育已通过继续教育的方式在我国各地展开。

1988 年 4 月,在喻德洪教授的倡导下,在上海第二军医大学长海医院成立了上海造口联谊会,会员包括医生、护士、造口者及造口用品公司的技术人员。每年举行 3~4 次活动,这个联谊会的活动至今仍在长海医院举行。现在每年举行一次,每年有不同的主题,吸引了广大造口者参与,为造口者相互交流搭建了平台。

1993 年,Norma Gill 到中国上海和杭州讲学,传授肠造口护理经验及最新理念。回国后,她始终关注、支持肠造口护理事业在中国的发展,经常给上海造口联谊会寄赠有关书籍、杂志,并用她的奖学金资助我国 2 名护士赴澳大利亚肠造口治疗师学校学习,填补了我国没有肠造口治疗师的空白。因为语言障碍和经济限制,国内护士无法大量到国外接受肠造口治疗师培训。

1994 年,第二届全国肛肠学术会议在兰州召开期间,成立了中国造口联谊会,推选喻德洪教授为主席。

1998 年,喻德洪教授在长海医院创办了造口博物馆和造口图书室,图书室内收藏有造口方面的各类书籍,包括来自 13 个国家的 32 种杂志,为医护人员尽快全面了解肠造口治疗信息提供了方便。博物馆内收藏了来自世界各地 8 个国家 13 个公司的肠造口器材,也有国内造口患者自制的器材。博物馆还存有二件世界造口界的珍品,一件是肠造口治疗之父 Turnbull 医生亲笔批注的肠造口手术图谱的校样本,该书于 1967 年正式出版,40 多年后它仍然是结直肠外科医生的标准参考书。该书由 Turnbull 医生的儿媳代表全家赠送。另一件是世界上第一位肠造口治疗师 Norma Gill 最后穿过的白色工作服,其上附有她的名字,克里夫兰医院符号及肠造口治疗师(ET)的标记。该珍品由前国际造口协会主席 Kenneth Aukett 代表 Norma Gill 全家所赠送。

2000 年,在香港造口治疗师李伟娟的帮助下,广州 3 名护士和上海 1 名护士获得 Norma N. Gill 基金资助前往香港接受肠造口治疗师培训。在万德森教授的积极倡导和推动下,WCET 结对工程(twining project,发达地区对发展地区的帮助)顺利在广州实施。2001 年起,广州成立了我国第一所造口治疗师学校,截至 2014 年 7 月,我国目前有 8 所造口治疗师学校。

2000 年 4 月,荷兰第 10 届国际造口协会(IOA)全体代表大会,将 IOA 职业奉献奖授予中国上海喻德洪教授。因喻德洪教授是一位结直肠外科医师、教师和教育家、造口护士的导师、造口者权利的倡议者、造口支持团体的组织者和造口历史学家。他完美地体现了 Rupert Turnbull 医生的医疗原则和 Archie Vinitsky 的博爱、奉献和理想。在 1988 年他访问美国俄亥俄州克利夫兰市的造口学校时,他被造口康复事业的现状所鼓舞和启发。回国后,他组建了上海造口联谊会,随后帮助在中国 21 个城市建立造口者的帮助和支持组织。在 IOA 和 WCET 代表大会上,喻德洪教授已成为颇有影响的推荐者。喻德洪教授对提高中国造口康复事业和造口患者生活质量的贡献是巨大的,授予喻德洪教授 IOA 职业奉献奖是全世界对这些人道主义成就的承认和赞许。他是第三位获此殊荣的学者,也是第一位获此殊荣的亚洲人。该奖是每三年一次,第一位是在 1994 年由英国著名肛肠外科 Brooke 教授获得,他是回肠造口的先驱者;第二位是在 1997 年由英国 Young 教授获得,他是泌尿科教授,对尿路造口有特殊贡献。

2003 年,中华护理学会在北京成立了中华护理学会造口、伤口、失禁专业委员会。

2004 年,出版了由喻德洪主编的肠造口治疗专业书籍《肠造口治疗》,比较全面地阐述了肠造口治疗的理论和实践。这是我国第一本由造口治疗师参与编写的造口专著。同年,在上海召开了首届中华护理学会造口、伤口、失禁学术会议,造口康复治疗作为一门完整的学科正在我国蓬勃发展。

2006 年,万德森、朱建华、周志伟等主编的《造口康复治疗理论与实践》

出版。

2010 年,胡爱玲、郑美春、李伟娟主编的《现代伤口与肠造口临床护理实践》出版。

2013 年,中华护理学会造口、伤口、失禁护理专业委员会编写的《中国肠造口护理指导意见 2013 版》发行。

2014 年,中华护理学会造口、伤口、失禁护理专业委员会编写的《中国压疮护理指导意见 2013 版》发行。

第三节　造口治疗师的起源与发展

1954 年,美国克里夫兰基金会医院的外科医生 George Crile 和 Rupert B Turnbull Jr 采用手术方法,成功地解决了回肠造口术后的造口功能异常问题。几乎同时,英国医生 Bryan Brooke 也在英国发表了其治疗同类问题的手术方法。手术方法的改进使更多的患者能够接受肠造口术,且在术后得以长期生存。随着造口患者数量的迅速增加,接踵而来的问题便是患者对术后康复服务的需求也在不断增长。

Turnbull 医生首先意识到人们对肠造口专业人员的需求。这些专业人员应有专门的时间向造口患者提供相关知识,使患者能够顺利、完全地康复。他认为,外科无法满足造口患者的所有需求。患者尚需要诸如术后性生活、饮食、异味处理、妊娠、造口袋佩戴方法以及其他健全生活所需因人而异的护理知识和技巧。为此,Turnbull 医生训练了他的一位患者与他一同工作,在出院前对患者进行辅导。此人便是 Norma Gill。Turnbull 医生把她称为肠造口治疗师。

Norma Gill 当时是一位 3 个孩子的年轻母亲,曾患溃疡性结肠炎 5 年之久,是 Turnbull 医生采用全结肠切除、回肠造口术治愈了她的疾病。由于她的祖母也是一位因直肠癌而行结肠造口的患者,Norma Gill 非常了解造口患者所面临的各种问题。她每天跟随 Turnbull 医生巡视病房,逐渐成为向患者提供相关咨询、指导患者使用造口用品的专门人员。Turnbull 医生和 Norma Gill 女士这样的合作关系为造口治疗开辟了新的方向和希望,在全世界范围内得到同行们的赞同。

1961 年,Turnbull 医生要求克里夫兰医院成立一所肠造口治疗师学校,这在当时是世界上同类学校的第一所。按当时的要求,造口学校的学生必须是肠造口者,许多学生同时也是护士。几年之内,在美国出现了许多肠造口治疗师学校,肠造口治疗师数量也迅速上升至数百人。在 20 世纪 70 年代年代中,此项事业进入快速发展期,对学习对象的要求也进一步提高到只接受护士作为学生。

造口治疗师是基于患者、家属、专业医护人员以及社会大众对健康护理的不断需求而发展起来的。1959 年有了第一个造口治疗师,1961 年设立了正式的造口治疗教育项目,从此以后,造口治疗护理在世界上大多数国家得以推广和发展,至今已有 58 个国家及地区拥有具备专业造口知识的外科医生和具备资格认证的造口治疗护士。WCET 提出造口治疗全球化发展的最终目的就是让所有造口患者无论他们生活在哪里,都能接受到有专业造口治疗护理人员带来的造口护理。

1993 年,上海 2 名护士获得了 Norma N. Gill 奖学金资助赴澳大利亚肠造口治疗师学校学习,师从澳大利亚著名造口治疗师 Elizabeth English,填补了我国没有肠造口治疗师的空白。因为语言障碍和经济限制,国内护士无法大量到国外接受肠造口治疗师培训。2000 年,在香港造口治疗师李伟娟的帮助下,广州 3 名护士和上海 1 名护士获得 Norma N. Gill 基金资助前往香港接受肠造口治疗师培训。在万德森教授的积极倡导和推动下,WCET 结对工程利在广州实施。2001 年,广州成立了我国第一所造口治疗师学校,截至 2017 年 5 月我国目前有 10 所造口治疗师学校。

第四节　造口治疗师的职责

肠造口治疗师最初是与肛肠外科医生合作的,当时肠造口治疗师的职责是负责腹部造口的护理、预防及治疗肠造口并发症。为患者及家属提供与肠造口有关的咨询服务和心理护理,以达到患者完全康复的最终目的。

1988 年,"肠造口治疗师(ET)"一词取代了一般护士,在造口患者的治疗护理中广泛使用。随着专业的发展,造口治疗师由单一的造口护理拓展到造口、伤口、失禁三方面的护理。1992 年,"肠造口治疗师"一词又称为"伤口、造口、失禁护师(wound ostomy continence nurses)",或称"WOCN 护师"。造口治疗师的主要职责拓展为负责腹部肠造口的护理、预防及治疗肠造口并发症、为患者及家属提供咨询服务和心理护理,以使患者达到完全康复为最终目的。除此之外,造口治疗师还负责慢性伤口、瘘管、便失禁、尿失禁、压疮及足部溃疡等护理。

一、美国肠造口治疗师的职责范围

目前在美国,肠造口治疗师(ET)的职责已超越了单纯肠造口患者的护理范围,ET 的职责扩展为:造口、伤口、瘘管、血管性溃疡、压迫性溃疡、神经源性创面、尿失禁、便失禁、肠道与膀胱的功能性疾病等护理。ET 提供的服务内容包括：

1. 严格遵守药物和手术治疗方案。
2. 造口手术前后的宣教和咨询。
3. 术前造口部位的选择。
4. 提供使用特殊种类造口器具的推荐意见,并使患者掌握使用方法。
5. 造口器材的使用与维护。
6. 在术后饮食、性生活及生活方式等方面提供咨询与帮助。
7. 出院后的护理、咨询。
8. 向患者提供可促进伤口愈合、具有皮肤保护作用的皮肤护理产品的使用建议和使用方法。
9. 提供失禁护理产品的使用方法。

二、全职造口治疗师职责

全职造口治疗师往往服务于全院,职责包括造口、慢性伤口及失禁护理3部分。同时负责院内外会诊、咨询工作;教学培训工作;对外交流及护理科研等工作。其中造口护理包括肠造口、泌尿造口术前定位、术前探访及心理辅导,术后造口观察、更换造口袋、造口拆线,患者及家属换袋技术指导,提供和协助选择造口袋,术后宣教及出院指导;造口并发症的预防和处理,定期组织咨询和电话咨询等;慢性伤口护理包括压疮的预防及护理,术后伤口感染、脂肪液化的处理,瘘管的渗液处理和皮肤护理;动静脉溃疡、糖尿病足、外伤性溃疡、输液渗漏皮肤组织坏死、烧烫伤、放射性溃疡等的护理;失禁护理包括大小便失禁患者肛周皮肤问题预防及处理,膀胱功能训练和盆底肌肉训练等。

三、造口治疗师的肠造口护理职责

造口治疗师的主要职责是负责造口、伤口、失禁的护理。在完成上述护理的过程中,造口治疗师必须扮演多重角色,造口治疗师是一个教育者、辅导者、研究者和管理者等角色。造口治疗师需要在自己的专业方面有丰富的知识和护理经验;需要专长于辅导及与患者沟通;要有教学技巧、科研知识和提供高效造口服务的能力。他们还需要对各类造口、伤口及失禁用品的特性、作用有较深的了解。以造口护理为主的造口治疗师职责:

（一）辅导者

造口治疗师在手术前后将与患者进行大量的沟通,有效的沟通将帮助患者康复、减少并发症的发生,使造口者重返社会。手术前造口治疗师将对患者进行全面评估,根据评估的情况告诉患者造口手术的重要性、术后可能出现的问题、解决的方法等,使患者尽快接受口手术,积极、主动地迎接造口手术。术后仍将继续进行指导,教会患者及家属如何观察造口情况、如何更换造口袋、如何处理可能出现的并发症、如何到造口门诊随访、如何加入造口联谊会等。通过指导,解决可能出现的心理问题,良好的沟通是一贴良药。

(二)护理者

造口治疗师是患者的直接护理者。术前的造口定位;手术后的造口评估、观察、护理、指导均由造口治疗师来完成;预防和治疗并发症,促进患者的康复。

(三)教学者

教育患者及家属,普及护理知识。教育同事,对全科乃至全院的护士进行教育,普及专科知识,提高造口护理的意识,彻底改变造口是医生或护工的事,把造口护理融入常规护理中,提高全体人员的素质。通过继续教育、科室学习、联谊会活动、电视、广播等形式发挥教育者的作用。

(四)协作者

造口治疗师将与患者、家属、普通护士、相关科室的医生、造口协会、造口用品商等密切联系。为了一个共同的目标——促进造口者的康复,相互协作。

(五)管理者

应用管理的程序:计划、组织、指导、控制和评价,营造一个有利于护理实践的环境。造口治疗师的管理包括患者的造口护理记录,造口用品的预算、订购、保管等。

(六)研究者

具有科研意识和科研能力,通过科学研究获得新的知识,以丰富护理知识体系和改进护理实践。积极开展护理研究,撰写护理论文。

具有专业知识和技能的造口治疗师的职责,就在于向患者及其家属提供全面的身心护理和康复指导,帮助患者学会管理造口的知识和技术,从而提高生活质量,树立重返社会的信心。

四、国内造口治疗师的工作模式

由于专科护士还没有制度化,在全国范围内造口治疗师没有统一的工作模式,不同规模和不同等级的医院都有自己的运作方式,造口治疗师主要有以下几种工作模式。

(一)在护理部直接领导下的造口治疗师模式(全职造口治疗师)

在护理部直接领导下的造口治疗师工作模式一般都得到医院的大力支持,形成了医院整体运作的工作模式。通常造口治疗师由护理部直接领导,造口治疗师的工作直接向护理部汇报,造口治疗师为医院各临床科室提供专科护理上的支持,其收入主要由医院支付,与各科室没有直接关系。

（二）以门诊换药治疗中心为主的造口治疗师工作模式（全职造口治疗师）

以门诊换药治疗中心为主的造口治疗师工作模式在国内一些医院比较多见，门诊换药室的护士在伤口处理方面积累了丰富的临床经验，经过专科护士的培训后，他们会运用新的知识、新的理念去处理伤口。也负责全院的护理会诊，指导临床科室做好压疮护理。其收入主要由门诊支付。

（三）在健康教育中心或专科护理中心下的造口治疗师工作模式（全职造口治疗师）

在健康教育中心或专科护理中心下的造口治疗师工作模式与第一种模式有相似之处，同样得到医院比较多的支持和认可，一般没有隶属某一专科，由护理部管理，收入由医院支付。造口治疗师的工作内容主要是培训医院相应科室的临床护理人员，在临床护士对患者实施造口和伤口护理的同时，造口治疗师加以指导。

（四）挂靠在某一专科下的造口治疗师工作模式

挂靠在某一专科下的造口治疗师工作模式，往往该专科特色突出，造口治疗师多以在肛肠外科、胃肠外科、泌尿外科、烧伤科为主要的工作地点，负责病区内相关专科造口或伤口的护理。造口治疗师的收入主要由专科支付，由于造口治疗师会为院内其他专科的患者进行会诊指导和护理，医院会给科室一定的政策倾斜。

（徐洪莲）

第二章

造口治疗师学校

第一节　造口治疗师学校的发展

一、造口治疗师文凭教育课程

造口治疗师文凭教育课程（Enterostomal Therapy Nursing Education Program，ETNEP）是为培养造口治疗师而专门设置，并经专业机构认证的系统化培训课程。提供造口治疗师文凭教育课程的机构（通常为医学院校或医院）被称为造口治疗师学校。世界上第一所造口治疗师学校在美国医生 Rubert B Turnbull Jr.（卢培·坦波）的倡议和策划下，于 1961 年在美国克里夫兰医学中心成立，开创了专业造口治疗师培训的先河，之后世界各地相继举办造口治疗师培训项目。根据 WCET 提供的数据，截至 2013 年 9 月全世界共有 24 个国家开设 50 余项造口治疗师文凭教育课程。据不完全统计，全世界共培养了6000 多名造口治疗师（Enterostomal Therapists，ET）。

早期的造口治疗师培训项目同时培训医生和护士，随着肠造口康复治疗的发展，护士逐步成为造口治疗师的主体。从 1968 年开始，美国伤口造口失禁护士协会（Wound Ostomy and Continence Nurses Society，WOCN）帮助造口治疗师向专科发展；自 1978 年起，美国要求接受造口治疗师培训的护士必须具备注册护士资格；自 1983 年起，美国进一步规定造口治疗师必须具备本科以上学历。随着高级护理实践的发展，对造口治疗师的要求也不断提高，很多造口治疗师开始以高级实践护士的身份开展工作，相应的研究生教育也随之开展。目前，美国规定造口治疗师必须具备以下资质：注册护士，本科及以上学历，至少 5 年临床实践经验，具备较强的领导力，完成正规的造口治疗师文凭教育课程。并且，造口治疗师须每 5 年通过一次重新测试或参加继续教育项目，对造口治疗师文凭进行重新认证。

（一）造口治疗师文凭教育课程的认证

目前可提供造口治疗师文凭教育课程认证的机构主要有两家：WCET 和 WOCN。所有美国的课程均由 WOCN 认证，其他国家的课程则基本都经 WCET 认证。

以 WCET 认证课程为例，为确保培训项目的质量，WCET 教育委员会（Education Committee）专门制定了项目申报指南，为已建立、新成立或拟开设的培训项目明确办学要求和基本标准。拟举办造口治疗师文凭教育课程的机构可依照相关要求向 WCET 教育委员会提交书面申请；WCET 教育委员会首先对申报材料进行书面评审，之后委派教育专员进行实地评审，评审内容包括理论教学设施、临床实践基地、理论和实践教学师资力量、教学辅助设施、教学管理水平等；经评审合格的项目方能获得认证，并须接受每 4 年一次的复审。复审时，WCET 教育委员会将派遣教育专员实地复审，并提供专业的指导。复审内容与初审时基本相同，形式则包括：听取项目主办机构的汇报、召开师生座谈会、评审教学资料（包括课程设置、学习手册、考试试卷、学员作业、教学评价等）、实地考察临床实践基地等。通过复审的项目方能继续举办。

除了进行项目认证外，WCET 设立的 Norma N. Gill 基金还提供一系列奖学金，为项目评审、ET 入会，以及新 ET 培训等提供资助。例如，为帮助贫困地区的护士学习专业造口护理知识，WCET 规定：凡是注册护士、具备 2 年以上工作经验、为 WCET 会员者，可申请奖学金，以资助其完成造口治疗师文凭教育课程，奖学金最高金额为 4000 美元。

（二）造口治疗师文凭教育课程的类型

1. 根据教学内容分类　根据教学内容的不同，WCET 将造口治疗师文凭教育课程分为完整项目（ETNEP）和认证教育项目（Recognized Education Program，REP）两大类。ETNEP 项目指的是包含造口护理、伤口护理和失禁护理三个方面的完整课程；而 REP 项目以造口护理为核心，可以只涉及造口护理，或为造口护理与伤口护理组合，抑或为造口护理与失禁护理组合。

2. 根据文凭类型分类　造口治疗师文凭教育课程可分为学历教育课程和非学历教育课程两类。绝大多数 ETNEP 项目为非学历教育课程，按要求完成课程并通过考核的学员可获得 WCET 或 WOCN 认可的造口治疗师资格证书和主办机构颁发的结业证书。

少数项目为学历教育课程，如墨西哥提供"伤口、造口和烧伤护理硕士课程"，学员需脱产学习 11 个月，完成伤口、造口、烧伤和失禁四个版块的学习内容，考核合格者可获得硕士学历。美国弗吉尼亚大学护理学院也将造口治疗师培训项目融入其硕士教育课程,提供 3 个学期,每学期 3 学分的课程培训。

3. 根据培训形式分类　根据培训形式,造口治疗师文凭教育课程可分为面授课程和远程教学课程两类。大部分项目每年或每两年举办一次,个别项目一年举办多次。面授课程通常要求学员脱产学习 8 ~ 12 周,部分项目可以非脱产学习半年至 1 年;远程教学项目一般历时 1 年。有些造口治疗师学校同时举办面授课程和远程教学课程,学员可根据个人需求选择适合的学习形式。

(三) 造口治疗师文凭教育课程的内容

WCET 对造口治疗师文凭教育课程的课程设置提出了纲领性标准,世界各地的造口治疗师学校必须严格按照 WCET 规定的教学大纲进行教学。以 ETNEP 项目为例,大纲规定教学时数不少于 320 小时,其中理论教学和临床实践各占 50% 。课堂理论教学以讲解相关理论知识为主,采用讨论、提问、工作坊及角色模拟等多种形式教学,教学内容需涵盖与造口、伤口、失禁护理相关的所有外科学、肿瘤学、饮食与营养、药理学、皮肤病学、胃肠病学、血管学、泌尿学、妇产科学、整形修复、康复治疗、老年护理、社区护理、咨询技巧等知识。通常课程设置中造口护理占 28% ~ 30%,伤口护理占 28% ~ 30%,失禁护理占 28% ~ 30%,专业发展占 10%(包括教学技能、科研技巧、咨询技术、领导能力、健康教育能力和专业责任心等)。临床教学主要由造口治疗师以"一带二"的方式进行,以保证学员获得充分的动手机会,同时采用病例讨论、个案护理等教学形式。临床带教只能由已经取得 WCET 认可资格的造口治疗师担任,且严格规定一位老师只能带教 2 名学员。

学员完成全部课程后,需要通过严格的考试,方能获得文凭。学员评价包括造口、伤口、失禁 3 个方面的理论、技能及产品知识考核,并进行个案研究及临床护理方案的论文答辩、展示产品收集簿等。除了口头和书面形式的终末评价外,临床实践中的过程评价也是学员合格与否的重要评判标准之一。

教学和考核上的严格标准,保证了完成造口治疗师文凭教育课程的造口治疗师具备充分的评估造口、伤口及失禁问题、实施护理干预及评价干预效果的理论知识和临床技能,从而给予患者及家属全面有效的护理及教育,并提高造口治疗师独立处理问题的能力。

二、Norma N. Gill 基金结对工程

(一) Norma N. Gill 基金结对工程概况

Norma N. Gill(诺玛·基尔)是世界上第一位造口治疗师,也是 WCET 的

创始人和第一任主席,其整个家族都致力于帮助造口患者,提高造口患者的生活质量。为纪念 Norma N. Gill,并弘扬其毕生为造口事业作出奉献的精神,WCET 将 1980 年设立的专项基金命名为 Norma N. Gill 基金(Norma N. Gill Foundation,NNGF)。该基金由专门的委员会负责管理,其使命是在世界范围内筹集基金,为造口治疗师的深造教育提供护理奖学金。

该基金除了为造口治疗师提供学习费用、国际会议旅费等资助外,还设有结对工程(twinning project)。随着肠造口康复治疗和护理水平的不断发展,发达国家或地区与发展中国家或地区间造口治疗护理水平的差距也日趋明显。为了引起各国医护人员对不同国家或地区间肠造口康复治疗水平差距的认识,建立和增进发达国家或地区的造口治疗师与发展中国家或地区注册护士之间的联系,帮助一些国家或地区发展独立的造口治疗师教育事业,促进世界范围内造口专科护理的发展,NNGF 基金会与 WCET 教育委员会协作,于 1999 年发起了"结对工程",即一个发达国家或地区自愿帮助一个发展中国家或地区建立和发展造口治疗师事业。NNGF 结对工程的目标是:缩小差距,为发展中国家的护士和患者提供最新信息、教育支持和产品支持。不同国家可以根据各自不同的需求选择合作伙伴,建立并发展结对关系。结对帮助的内容可包括:

1. 为发展中国家造口治疗师协会的建立提供指导。

2. 形成和发展造口护理实践标准。

3. 提供填报 NNGF 奖学金申请表格翻译服务或 WCET 杂志文献翻译。

4. 发达国家的造口治疗师为发展中国家培训新的造口治疗师。

5. 在 WCET 教育委员会的指导下,为发展中国家开办 ETNEP 或 REP 项目提供帮助。

6. 赞助 WCET 会员费用或参加 WCET 年会的费用。

7. 捐赠教科书、讲义、海报等教育材料。

至今,NNGF 结对工程已经成功发展了很多长期或短期的合作,提高了全世界范围内的造口治疗及护理水平。在亚太地区,中国香港与内地、澳大利亚与菲律宾、马来西亚与印度尼西亚组成结对关系。

(二) 中国与 Norma N. Gill 基金结对工程

中国与 NNGF 结对工程的渊源可以追溯到 1998 年。当年,广州中山大学的万德森教授赴澳大利亚考察结直肠外科和肠造口治疗进展,同时考察造口治疗师的培养情况。同年,他根据 NNGF 结对工程,与中国香港玛丽医院朱建华医生和中国香港造瘘治疗师学会李伟娟女士联系,商讨在国内建立造口治疗师学校。2000 年,广州中山大学肿瘤医院派出 3 名护士、上海瑞金医院派出 1 名护士赴香港玛丽医院接受造口治疗师培训课程,并获得正式造口治疗师文凭。2001 年,中山大学肿瘤医院、中山大学护理学院、香港大学专业进修学院及香港造瘘治疗师学会联合举办了中国内地第一所造口治疗师学校——中山大学造口治疗师学校。从此,中国内地有了自己培养的造口治疗师,并且,造口治疗师不仅仅单纯关注肠造口的护理,同时也参与伤口、失禁的护理。

此外,NNGF 结对工程也为中国的造口治疗师学校提供了师资支持。学校成立初期多与中国香港玛丽医院合作,邀请香港、澳大利亚、美国、加拿大等地理论知识和临床经验丰富的教授和资深造口治疗师授课,或派学员到香港的医院进行临床实践,以解决师资不足的问题。近年来,虽然我国内地的造口治疗师力量逐步增强,基本能满足教学需求,但各所造口治疗师学校仍邀请香港造口治疗师前来授课或交流,香港造口治疗师为内地提供最新讯息、捐赠新版图书,保持着良好的结对关系。

第二节 中国造口治疗师学校的发展

一、中国造口治疗师的培养需求

中国拥有 13 亿人口,据估计每年至少有 10 万人因各种原因接受造口手术,造口患者总数近百万,而需伤口护理和失禁护理的患者更是不计其数。截至目前,我国造口治疗师总数约 700 余名,相较于澳大利亚 4 万造口患者、400 余名造口治疗师的比例而言,我国造口治疗师远远不能满足需要。

同时,随着社会及科学技术的快速发展,人们对健康的需求日益增长,为了适应社会的需求,临床护理专科化成为衡量护理专业化水平的重要标志,也是目前国际护理发展的主要趋势。1997 年 WHO 关于《全球护理实践发展》一书中阐述:当今护理发展较为迅速的方面,一是护理教育水平的提高,二是与教育水平同步发展的专科程度的不断提高。在我国,20 世纪 80 年代末 90 年代初,护理专家提出在专科护理领域培养专科护士的观点;20 世纪 90 年代末,有文献报道专科护士的内容;进入 21 世纪后,专科护士逐渐出现,造口专科就是我国最早出现、相对成熟的护理专科之一。《中国护理事业发展规划纲要》中明确提出:根据临床专科护理领域的工作需要,有计划地培养临床专业化护理骨干,建立和发展临床专业护士。2008 年 5 月 12 日实施的《护士条例》中也明确提出:根据临床专科护理发展和专科护理岗位的需要,开展对护士的专科护理培训。

综上所述,要提高国内造口护理水平,促进造口专科护理的发展,更好地与国际接轨,需要加快培养一支具有专业水平的造口治疗师队伍。

二、中国造口治疗师的培养方式

我国幅员辽阔、人口众多,各地经济发展不平衡,对造口治疗师的需求也不尽相同。回顾我国造口治疗师培养的历程,大致经历了短期培训班、派出境外培养、建立造口治疗师学校的过程。

(一)短期培训班

我国造口护理源于 1988 年。当年,上海长海医院喻德洪教授访问了美国俄亥俄州克里夫兰医学中心及其造口治疗师学校,之后他将造口护理的理念带回国内。同年,喻德洪教授率先在上海举办了面向全国的首届"肠造口培训班",培训班学员包括医生和护士。这种培训班延续至今,每年在上海长海医院举办,奠定了中国造口事业发展的基础。

广东省于 1996 年举办了一期省级肠造口治疗师培训班,随后自 1998 年起,广州中山大学肿瘤医院承办国家级继续医学教育项目——造口治疗师培训班,为期 2 周,每年一期,每期约 45 名学员,以肠造口护理为基本内容,并安排见习和实习操作。该培训班以护理为主,是我国造口治疗师培训的雏形,现有的造口治疗师中有很多人,最初就是在那里接受了教育,激发了她们学习的热情,最终成为了造口治疗师。

2007 年在兰州举办造口治疗师培训班,有力地推动了中国西部造口康复治疗的发展。目前全国很多省市均举办各级造口、伤口或失禁护理培训班,时间一般在 3~5 天,多则 10~14 天。

(二)派出境外培养

1993 年,在 Norma N. Gill 奖学金资助下,上海选派 2 名护士赴澳大利亚造口治疗师学校学习,1994 年学成回国,获得 WCET 认可的造口治疗师文凭,填补了我国造口治疗师的空白。也有护士到马来西亚、韩国等地接受造口、伤口、失禁护理培训。但由于费用及语言等问题制约着造口治疗师的境外培养,不能满足我国临床护理工作及患者的需求。

(三)建立造口治疗师学校

2001 年 2 月中山大学造口治疗师学校的成立,使中国护士可以在国内接受最新的专科教育,减少语言的不适应和费用的支出。此后,北京、南京、上海等地相继成立了经 WCET 认证的造口治疗师学校,造口治疗师培训逐步走上正规化和持续发展的道路。至今国内已有造口治疗师学校共 8 所(表 2-1)。

表2-1 中国造口治疗师学校一览表

成立时间	学校名称	主办单位
2001 年	中山大学造口治疗师学校	中山大学肿瘤医院 中山大学护理学院 香港大学专业进修学院 香港造瘘治疗师学会
2004 年	北京大学医学部造口治疗师学校	北京大学医学部委托,北京大学第一医院和香港造瘘治疗师学会主办
2007 年	南京造口治疗师学校	江苏省护理学会 南京医科大学护理学院
2008 年	上海国际造口治疗师学校	上海市护理学会 上海交通大学护理学院
2009 年	温州造口治疗师学校	温州医科大学护理学院 温州医科大学附属第二医院
2010 年	湖南造口治疗师学校	湖南省肿瘤医院 湖南省护理学会
2012 年	西安国际造口治疗师学校	西安交通大学医学院第一附属医院 西安交通大学护理系
2013 年	安徽国际造口治疗师学校	安徽省护理学会 合肥市第一人民医院
2015 年	天津国际造口治疗师学校	天津医科大学 天津市人民医院
2016 年	中国医科大学造口治疗师学校	中国医科大学 中国医科大学附属第一医院

　　为使受训者能够担当起专科护士的职责,我国造口治疗师学校均设置了严格的入学条件和要求:首先由报名者个人申请、医院推荐,学校根据其所从事的专业、学历、专科工作年限、临床教学经验、专业技术职称和英语水平等各方面择优遴选学员。其中,护士执业资格是先决条件,其他要求包括:大专以上学历,5 年以上工作经验,英语基础较好,从事胃肠、泌尿外科护理及其他造口、伤口相关专业者优先。为使培养的造口治疗师能够在临床充分发挥作用,部分学校对报名者的年龄也有限制,如上海要求报名者年龄在 45 周岁以下,北京和广州则要求 40 周岁以下。

　　由于学员来自全国各个省市,目前国内所有造口治疗师学校都要求全脱产学习,学习时间一般为 12 周,包括 6 周理论知识学习及 6 周临床实践。按照 WCET 的统一要求,课程包括造口护理 40%、伤口护理 30%、失禁护理 20%、专业发展 10%。学员完成全部学习并通过所有的考核才能获得由 WCET 认可的造口治疗师文凭。

此外,自 2010 年教育部批准开设专业学位护理硕士研究生教育以来,部分高校设置了 WOC 专科护理培养方向,有助于加速我国高学历造口治疗师的培养。

三、中国造口治疗师学校的发展作用

造口治疗师文凭教育课程是典型的培养临床护理专家的专科培训课程,造口治疗师学校向通过考核的学员颁发 WCET 认可的证书。

中国地域广阔,各地经济和社会发展水平不一,医疗水平也很不均衡,基础护理教育并不涉及专科护理,导致很多护士对造口护理缺乏标准的模式和观念。国内 ETNEP 项目的发展,不仅促进了专科护理人才的培养,其权威性和科学性也规范了国内造口护理的模式。从肠造口的术前指导、造口定位、术后观察、护理直至出院指导和随诊都有标准模式可循,造口治疗师所具备的专科技能和应用能力,为将来我国实施专科护士制度奠定了基础。

2001 年 7 月,中华护理学会召开了北京 17 家三级医院护理部主任参加的"造口治疗专科进展"研讨会,与会者一致认为造口护理属于专科护理范畴,造口治疗师的培养对确立中国专科护士的地位起到了良好的推动作用。2003 年 11 月,中华护理学会组织成立了造口、伤口、失禁专业委员会。广州中山大学附属第一医院于 2004 年 5 月开设了首个护理专科——慢性伤口造口护理专科,开创了专科护理的先河。造口护理门诊的开设则是国内第一个由护士坐诊的专科门诊,非住院期的造口并发症和慢性伤口得以解决,体现了造口治疗师独立处理问题的能力。近年来,越来越多的造口治疗师开始从事肠造口护理、复杂伤口和失禁护理,在大医院开设造口护理门诊,造口访问者活动也正在逐步开展,部分造口治疗师更是全职担任造口伤口专科护理工作。她们不仅活跃在临床护理工作中,还很好地承担了教育者的角色,推动了专科护理知识的普及推广,并开展专科护理研究,开拓本专科的新领域,推动学科的发展。而造口治疗师学校除了提供培训项目外,也为造口治疗师搭建社会服务平台,积极开展造口义诊等活动,并取得了良好的成效。部分造口治疗师学校开展了往届学员回母校活动,增进了新老造口治疗师的交流,也促进了学校培训效果的追踪反馈。

近年来报读造口治疗师文凭课程的护士越来越多,这与各医疗机构对专科护士培养的重视和开展临床专科护理工作有关,同时也与早期造口治疗师们已经在临床中积极努力开展专科护理工作,其工作成效已经得到广大医生、护士、患者及其家属的认可有关;并且 ET 能有效处理造口、伤口、失禁患者的问题,有助于缩短住院天数、减少并发症的发生、降低医疗费用、提高患者生活质量,使医院管理者日益认识到培养 ET 的重要性。

虽然中国专科护士的培养和使用尚处于起步阶段,但是造口治疗师已经不同于一般的临床护士,是具有护理基本技术和专业造口治疗技术的一类高级临床专科护士,在确立专科护士角色中起着楷模的作用,推动了我国专科护理的发展。

四、发展与展望

虽然我国造口治疗师培养已初具规模,并卓有成效,但是由于我国护理教育和专科护理发展相对较晚,目前我国造口治疗师整体学历层次偏低,以本科和大专为主,具有硕士及以上学历水平者较少,尚不能成为高级实践护士,也不利于科研的开展和参与国际同行间的交流,这可能是影响我国造口治疗师的专科护理水平提高及临床护理专科化发展一个不可忽视的因素。

同时,如果单纯依靠造口治疗师学校培养,培养规模较小,造口治疗师人数的增加需要较长的时间,且造口治疗师培训费用较高。因此,需要结合专科继续教育,通过面授培训、远程教育、自学等多种形式,普及与提高相结合的方法,短时间内培训更多造口护理人员,更快普及造口专科护理知识,以便迅速扩大造口治疗师专业队伍。

此外,我国除了利用国际认证制度外,尚缺乏国内对造口治疗师及其培训机构认证的权威机构和完善制度,这也是我国该专科护士发展相对缓慢的原因之一和亟待解决的问题。美国造口伤口失禁专科护士资质认证委员会(Wound Ostomy Continence Nursing Certification Board,WOCNCB)明确规定了各类护士认证时所应达到的理论课程和临床实践的具体内容和时数。其认可的 WOCN 培训项目以此为据开设各种形式的教育,护理硕士研究生可根据自己的方向选择伤口、造口、失禁、足部护理 4 个领域的一个或多个专科课程进行学习和实践,完成课程经考核达到要求后可申请认证。单一专科领域或不同领域都有相应的资格认证,如伤口护理领域的伤口护理认证护士(Certified Wound Care Nurse,CWCN)、足部护理领域的足部护理认证护士(Certified Foot Care Nurse,CFCN)、伤口造口护理领域的伤口造口护理认证护士(Certified Wound Ostomy Care Nurse,CWOCN)等。

并且,国外经验显示,造口/伤口高级实践护士的培养多通过三个途径:硕士学位的注册护士接受造口/伤口专科培训、本科注册护士接受造口/伤口专科硕士教育、造口/伤口专科护士攻读硕士学位。

综上所述,国内造口治疗师培养还需从培训方式、认证模式等方面开展多渠道研究与探索,并坚持培训对象的追踪、反馈,评估成效,以利于更快、更好地培养造口专科护理人才,提高我国造口治疗护理水平,推进我国造口护理事业与国际接轨并加速发展。

（吴觉敏）

第三章

国际主要造口学会简介

第一节 世界造口治疗师协会

一、世界造口治疗师协会起源与发展

1958 年,国际造口协会(International Ostomy Association,IOA)在加拿大多伦多召开会议。该组织是一个患者协会,邀请造口治疗师代表参加会议,当时有 5 名造口治疗师参加了会议,会上讨论成立其他协会。在坦波医师的建议下,1968 年成立了美国造口治疗师协会,随后改为国际造口治疗师协会(IAET),1975 年 IAET 规定其会员必须具有护士资格才能参加,已加入的会员虽不是护士,仍能维持其会员资格,但对新会员则必须具有护士资格才能加入。1976 年在伦敦召开的 IOA 会议上,Norma 与其他人士商议另组一个协会,使非专业护理人士但热衷于推广造口治疗的人能参加,即题名为世界造口治疗师协会(WCET),并决定于 1978 年在意大利米兰召开成立大会。WCET 是一个国际性护理协会,总部设在加拿大,它为合格的肠造口治疗护理培训提供专业机构和教育。WCET 成立以后,造口治疗护理在世界上大多数国家得以推广和发展,至今已有 56 个国家和地区拥有具备专业造口知识的外科医师和资格认证的造口治疗师(ET)。

世界造口治疗师协会组织包括 WCET 教育委员会造口治疗师教育项目(ETNEP);世界造口治疗师双年会(World Council of Enterostomal Therapists Congress);Norma N. Gill 基金会(Norma N Gill Foundation,NNGF);*World Council of Enterostomal Therapists Journal*(世界造口治疗师杂志)等。

世界造口治疗师协会教育委员会造口治疗师教育项目(ETNEP)规定,WCET 认可的 ETNEP 课程要求最少达到 320 小时。ETNEP 一般提倡设在医学院教学医院,理论与实践相结合,多学科全面的教育体系。培养对象是有现行执照的注册

护士,毕业后5年工作经历和在临床实践中有机会应用造口、伤口、失禁护理原则的护士参加教育。完成课程学习后,经考核合格,获WCET认可的资格证书。

二、世界造口治疗师协会的宗旨与理念

WCET成立于1978年,主要是一个护士的组织,有48个国家参加。会员分为3种:正式会员是造口治疗师(ET)、副会员是医生及其他专业人员、商业会员是造口产品制造商或其他健康机构成员。WCET是一个非营利性组织,其宗旨是在全球范围内推广规范的造口治疗,培训相关的造口护理专业人员。WCET的目标是使全世界有造口、伤口或失禁问题的患者都能得到专业的治疗护理。这就是WCET成立的原因、宗旨和信念。

三、世界造口治疗师协会双年会

WCET每两年举办一次年会,该年会是全球性的关于造口康复治疗的盛会,至2014年已经举办了20届。从1982年开始,WCET年会每两年举办一次,举办地遍布全球,为参会者提供了良好的讨论、交流、学习的环境。30多年里,WCET年会为全世界造口师和其他相关医务人员提供了一个交流临床问题、创新疗法和措施的国际化平台。同时年会还为厂商提供了展示最新产品的舞台。

第一次年会于1978年在米兰举办。1979年在德国杜塞尔多夫举办第二届年会时,WCET已经拥有了来自17个不同国家的130名成员。第三届WCET年会在美国俄亥俄州克利夫兰举办,共有来自20个国家的300名代表参会,我们的创始人Norma N. Gill兴奋地表示协会的发展势不可挡。当2008年在斯洛文尼亚首都卢布尔雅那举办全会时,已经有了来自47个国家的1296位参会者。

举办WCET年会的时间和地点:

1978年,意大利米兰(Milan,Italy)

1979年,德国杜塞尔多夫(Düsseldorf,Germany)

1980年,美国俄亥俄州克利夫兰(Cleveland,Ohio,USA)

1982年,德国慕尼黑(Munich,Germany)

1984年,南非特兰斯凯(Transkei,Southern Africa)

1986年,澳大利亚帕斯(Perth,Australia)

1988年,瑞典哥登堡(Gothenburg,Sweden)

1990年,加拿大多伦多(Toronto,Canada)

1992年,法国里昂(Lyon,France)

1994 年,日本横滨(Yokohama,Japan)

1996 年,以色列耶路撒冷(Jerusalem,Israel)

1998 年,英国布莱顿(Brighton,England)

2000 年,新加坡(Singapore)

2002 年,意大利佛罗伦萨(Florence,Italy)

2004 年,巴西弗洛里亚诺波利斯(Florianopolis,Brazil)

2006 年,中国香港(Hong Kong,China)

2008 年,斯洛文尼亚卢布尔雅那(Ljubljana,Slovenia)

2010 年,美国亚利桑那凤凰城(Phoenix,Arizona,USA)

2012 年,澳大利亚阿德莱德(Adelaide,Australia)

2014 年,瑞典哥登堡(Gothenburg,Sweden)

2016 年,南非开普敦(Gape Town,South Africa)

四、Norman N. Gill 奖学金

Norma N. Gill(1920—1998)是世界首位肠造口治疗师,她为肠造口治疗事业的发展做出了不可磨灭的贡献。虽然自己身患重病,她却尽自己所能去帮助有相同遭遇的患者。她一生造福于千万患者,她不屈不挠的毅力、永不熄灭的热情,乐于奉献的精神,贯穿了七十八个春秋。Norma N. Gill 是思维开阔,有创新意识的先行者。世界公认其为世界第一位造口治疗师(ET),并且是 WCET 的创始人及第一任主席。她坚信造口手术应成为提高患者生活质量的里程碑,而不应让患者一生只感受到生活抑郁、孤独、排斥和羞辱,她终其一生努力提高造口患者的生活质量。因此,WCET 以 Norma N. Gill 的名义建立了一个基金会来表彰其一生在造口治疗方面的卓越贡献。

在 1980 年 WCET 年会上,Norma N. Gill 慈善基金正式创立。在 1996 年,经过多年努力,WCET 在英国被正式认证为慈善机构。近年,美国国税局承认 Norma N. Gill 基金为 WCET 的一部分,基金在英国将受慈善委员会管辖。

Norma N. Gill 慈善基金的宗旨就是帮助全世界有造口、伤口、失禁问题的患者提高其生活质量。慈善基金的使命是为全世界造口治疗师继续教育计划筹款,并为落后地区造口事业的发展提供支持。

WCET 鼓励符合条件的会员申请 Norma N. Gill 慈善基金提供的奖学金。20 年来 Norma N. Gill 慈善基金奖学金一直尊重并秉承 Norma N. Gill 的理念去帮助造口治疗护士,使奖学金的受助对象进一步得到扩展。

1. 造口护理教育计划奖学金　帮助护士参加 WCET 认证的造口培训项目。

23

2. 会员资助　为注册护士提供 1 年的会员资格。

3. 教学材料资助　帮助提供造口治疗师教学所需的材料。

4. 一般资助　为发展中国家造口治疗师教学提供资助。

5. 年会差旅费补贴　帮助不同国家的护士参与两年一次的 WCET 年会。

第二节　国际造口协会

一、国际造口协会简介

国际造口协会（International Ostomy Association，IOA）成立于 1975 年，是一个主要以造口者为主的造口组织，但医生和护士也可参加。IOA 机构在全球共分为 6 个大区：亚洲区、非洲区、中北美及加勒比地区、拉丁美洲区、南太平洋区和欧洲区。会员以国家或地区的形式加入，分正式会员和副会员两种，目前共有 58 个正式会员协会和 4 个副会员协会。正式会员协会具有股票权。成立于 1996 年的中国造口协会就是隶属于亚洲造口协会的一个分支会员协会。IOA 的宗旨就是通过在世界各国或地区建立造口组织的联盟，致力于改善造口者或其他类似疾患病者的生活质量。

1991 年 IOA 开始实施一项极为重要的综合性工程，即 *WORLD OSTOMY REPORT*（《世界造口报告》）。该工程的目的是收集全世界造口者的有关情况。所需信息包括：人口学和社会结构统计数字；医疗和保健护理状况；造口护理状况；社会支持；造口者生活状况；其余造口者、造口组织和造口协会的支持。IOA 希望通过此全球性的努力，达到以下目的：获取关于全世界造口者的基本信息，以便 IOA 及其区域性造口协会将其资源用于最需要的地区；掌握造口者对 IOA 所关心的各种问题看法的第一手资料，并将这些看法作为优先考虑的问题；进一步提高对造口者的需要及必须行造口术的疾病的认识；通过与全世界造口者和有关专业人员建立联系，推动和鼓励目前尚无造口组织和造口协会的国家建立这些机构；通过 IOA 的参与及与其联合机构和其他与造口有关组织的互联网活动，提高对 IOA 的使命、目标和活动的认识。国际造口协会提供了全世界造口协会的信息。成员信息请访问 www. ostomyinternational. org。

二、世界造口日

由于全世界的造口者普遍存在着心理、生理等方面的困扰，所以不管他们生活在哪里，造口者都需要人们的理解和社会的认可。为了引起全世界对造口者的关注和对造口者的理解，WCET 把 1993 年 10 月 2 日定为第一个世界造口日(World Ostomy Day,WOD),以后每3年举行一次,每次都在10月份第一个星期六。WOD活动是对造口患者的社会环境与生活质量提供帮助的世界性活动,全球许多国家和地区在这一天举办各种有益的活动,以唤起全社会关心造口患者,给他们最大的关怀和支持,鼓励他们更好地生活。通过WOD活动,使世界各地的造口者认识到相互帮助的重要性,并自觉组织起来,通过不同的训练方法进行自我锻炼,促使身体康复,以提高生活质量。2012年10月6日是第7个WOD,其活动主题是"共同关注、多点聆听"。

第三节　亚洲造口协会

亚洲造口协会(Asian Ostomy Association,AOA)成立于1993年9月,是国际造口协会(IOA)的一个地区区域组织,成员包括中国内地、中国香港、印度、印尼、伊朗、日本、韩国、马来西亚、蒙古、菲律宾、新加坡、斯里兰卡、泰国、中国台湾(副会员)、越南。此外,各个国家或地区也都有自己的协会,如美国造口协会、英国造口协会、日本造口协会等。中国造口协会于1996年4月在沈阳成立,喻德洪教授为主席,挂靠在上海长海医院。国内还建立了享有盛名的造口图书馆(上海)、造口博物馆(上海),并出版了《造口报纸》("造口之友"专版,广州)。2000年,喻德洪教授得到国际造口协会(IOA)最高奖励——职业奉献奖,奖励他在推动中国造口事业发展中所做的伟大贡献。

在中国造口协会成立之前,上海率先成立了上海肠造口协会(1988),随后相继在兰州、天津、北京、杭州、贵阳、南昌、上海浦东新区、广州、沈阳、潍坊、大连、湖北、广西、重庆、南京、桂林、河南、浙江、十堰、辽宁、山东、佛山、扬州、江苏、石家庄、西安、青岛和温州等33个城市及地区成立了造口联谊会。造口联谊会的诞生和所开展的工作,得到广大造口患者拥戴,给造口患者生活带来新的起点和新的希望。

第四节　我国造口护理相关协会

一、中华护理学会造口、伤口、失禁专业委员会

中华护理学会造口伤口失禁委员会成立于2003年2月。2004—2016年,已经召开十一届学术年会,年会使专题讲座与临床造口伤口失禁护理工作紧密结合,信息量大,专业性强,对造口、伤口、尿失禁、压疮护理观念的更

新、拓展和与国际造口伤口专业领域接轨起到了积极的引领作用,做出了杰出的贡献。

二、香港造瘘治疗师学会

20 世纪 80 年代,中国香港只有 1、2 名造口护士在全职或兼职情况下提供造口护理服务,香港比较全面的造口护理服务是在香港玛丽医院开始的。1982 年,关建本先生在玛丽医院外科部开展了全职的造口治疗服务;同年,林惠芳小姐亦在玛丽医院妇产科中设立了造口护理诊所,并抽时间担当造口治疗师的角色。1985 年,香港第一所医院外的造口护理诊所成立。1996 年,玛嘉烈医院开办了香港第一个造口治疗师培训课程,而在 12 位受训的学员当中有 6 位来自其他东南亚国家;1997 年,香港玛丽医院和香港大学专业进修学院开始了造口治疗师培训课程。

香港造瘘治疗师学会(Hong Kong Enterostomal Therapists Association,HKETA)在 1994 年成立,目标为推广并且提高医疗同业中对造口护理、伤口护理和失禁护理的知识和技术,更好地为患者服务;成立学会的另一目的是通过发展造口治疗师的训练和专业,为社会上有需要的人士提供更佳的服务。2000 年 9 月,香港造瘘治疗师学会改名为香港造瘘治疗师学会有限公司(Hong Kong Enterostomal Therapists Association,HKETAL)这令专业的学会更为制度化。

2001 年,香港造瘘治疗师学会为一般的造口护理项目制订了一系列的护理标准作为同业的参考;同时,通过定期的刊物《紫荆瘘讯》介绍造口治疗的新知识。学会亦经常举办不同课题的研讨会和讲座,资助会员出席一些国际会议,使会员增加接触造瘘治疗新知识、新技术的机会。

作为 WCET 成员,在协助 WCET 为中国内地培养国际认可的造口治疗师方面,HKETA 做出了卓越的贡献。在 WCET 结对工程中,中国香港和中国内地结对,先后帮助在广州和北京成功开办 WCET 的 ETNEP 培训课程,使得国际认证 ET 的本土化培养在中国内地得以实现。

(吴唯勤　刘永彬)

第四章

造口相关的解剖与生理

第一节　腹壁的解剖结构

腹壁由肌肉和腱膜等软组织组成,向上、下和向后分别附着于肋、骨盆和脊柱。腹壁的上界为剑突、两侧肋弓下缘,经第11、12肋游离缘直至第12胸椎棘突;下界为耻骨联合上缘、两侧耻骨嵴、耻骨结节、腹股沟、髂前上棘、髂嵴至第5腰椎棘突。腹壁以两侧腋后线的延长线为界分为前方的腹前外侧壁和后方的腹后壁。

一、腹部的标志线和分区

在腹壁上做一些标志线,将腹部分成若干区域,方法较多。临床上较为实用的是九分法,即通过两侧肋弓最低点(第10肋的最低点)和两侧髂结节所做的上、下两条水平线将腹部分成上、中和下3部,再由两侧腹股沟韧带中点所做的两条垂直线,将腹部分成9个区域,包括上部的腹上区和左、右季肋区,中部的脐区和左、右腹外侧区,下部的耻区和左、右腹股沟区。

二、腹前外侧壁的层次

腹前外侧壁自浅至深由皮肤、浅筋膜、肌层、腹横筋膜、腹膜外脂肪和腹膜壁层构成。

（一）皮肤

腹壁皮肤薄而富有弹性,与皮下组织连接疏松,易于分离。除腹股沟区皮肤活动较小外,其余则有较大的活动性,以适应腹部脏器容积的变化。前腹壁皮肤的皮纹有一定的方向性,沿裂开线做切口,形成的瘢痕最少。

（二）筋膜

皮下组织中的浅筋膜由脂肪组织和疏松结缔组织构成。在脐以上仅有一层,而脐以下则明显地分为两层。浅层为脂肪层,又称 Camper 筋膜,由脂肪组织构成,厚度因人的胖瘦而异,向下与股(大腿)、会阴和坐骨直肠窝的脂肪组织相延续。浅筋膜的深层为膜层,又称 Scarpa 筋膜,由疏松结缔组织构成,在中线处与腹白线相愈合,两侧向下越过腹股沟韧带附着于大腿的阔筋膜,该筋膜向内下方除构成阴茎的浅悬韧带外,还与阴茎浅筋膜、阴囊肉膜和会阴浅筋膜(Colles 筋膜)相延续。在外科缝合过程中,应仔细对合 Scarpa 筋膜,并注意不要将其与腹外斜肌腱膜相混淆。

（三）肌层

肌层由腹前正中线两侧的腹直肌、锥状肌和位于外侧的肌纤维方向不同的 3 层扁肌构成。3 层扁肌由浅至深为腹外斜肌、腹内斜肌和腹横肌。

1. 腹外斜肌　起自下第 8 肋的外面,肌纤维从外上走向内下,后部肌束止于髂嵴前半,其余移行为腱膜,往内经腹直肌前方,止于腹白线。腱膜在髂前上棘与耻骨结节间形成一增厚的下缘,并卷向内,构成腹股沟韧带。

2. 腹内斜肌　起自胸腰筋膜、髂嵴前 2/3 和腹股沟韧带外侧 1/2 或 2/3。肌纤维由外下方走向内上方,恰与腹外斜肌的纤维方向相交叉,后部肌纤维止于下第 3 肋的下缘,其余部分移行为腹内斜肌腱膜,后者在腹直肌外侧缘处分前、后两层,分别经腹直肌的前面和后面止于腹白线。

3. 腹横肌　起自下 6 个肋软骨的内面、胸腰筋膜、髂嵴和腹股沟韧带的外侧 1/3。肌纤维向内横行,移行为腹横肌腱膜,经腹直肌的后方与腹内斜肌腱膜后层融合,止于腹白线;最下方的小部分腱膜参与构成联合腱,止于耻骨嵴和耻骨梳的内侧端。

4. 腹直肌鞘　由腹前外侧壁 3 对扁肌的腱膜所构成。鞘分前、后二壁,前壁由腹外斜肌腱膜和腹内斜肌腱膜的前层构成;后壁由腹内斜肌腱膜的后层和腹横肌腱膜构成,下 1/3 鞘的后壁转至腹直肌前面参与鞘前壁的构成,鞘的后壁有一游离下缘,称弓状线。

5. 腹直肌　位于腹白线两侧,起自耻骨嵴和耻骨联合前面,止于第 5 ~ 7 肋软骨及剑突外面。肌的前面有 3 ~ 4 个横行的腱性组织,称腱划。它们与腹直肌鞘前壁黏着,多分布于脐平面以上。肌的外侧缘稍向外凸,称半月线,右半月线与右侧肋弓相交处为胆囊底所在。

6. 锥状肌　是三角形小扁肌,位于腹直肌下端的前面与腹直肌鞘前壁之间。

（四）腹横筋膜

腹横筋膜为腹内筋膜的一部分。腹内筋膜是围绕整个腹腔内面的结缔组织膜的总称,由于其被覆的部位不同,命名也不同。被覆腹前外侧壁的腹内筋膜称腹横筋膜。它往上续连膈下筋膜,向下在腹股沟韧带平面续连于髂腰筋膜及盆筋膜,向后续连于腰方肌和腰大肌筋膜。

(五)腹膜外脂肪

在腹膜壁层与腹横筋膜之间,为疏松结缔组织,含有脂肪,厚薄不一。

(六)腹膜壁层

腹膜壁层为腹前外侧壁的最内层。

三、腹 膜

腹膜是一层薄而光滑的浆膜,按部位分为壁层和脏层。壁层衬于腹壁和盆壁的内面;脏层覆盖脏器表面。壁层和脏层互相移行,介入脏层与壁层之间的间隙称为腹膜腔。腔内有少量浆液,能润滑和减少脏器间摩擦。男性腹膜腔是密闭的,女性可经输卵管、子宫和阴道与外界存在一潜在的通路。腹膜壁层移行至脏器处,或腹膜由某一脏器移行到另一脏器处,形成韧带、网膜和系膜等。

第二节 消化系统的解剖与生理

消化系统的主要功能是消化食物,吸收营养物质,并将食物残渣排出体外。消化管包括口腔、咽、食管、胃、小肠和大肠。临床上常把从口腔至十二指肠的一段称为上消化道,空肠以下的部分则称为下消化道。在此主要介绍胃、小肠和大肠。

一、胃

(一)胃的解剖

胃是消化管的膨大部分,上连食管,下续十二指肠,有收纳食物、分泌胃液消化食物的作用,胃还有内分泌功能。胃的大小、形态和位置可因其充盈程度、年龄和体位等状况而有所不同,成人胃的容积为 1000~3000ml,在中度充盈时,平均长度为 25~30cm。胃大部分位于左季肋区。

1. **胃的形态和分部** 胃有上、下两口,大、小两弯,前、后两壁,并分为四部。

胃的上口称贲门,为胃的入口,上接食管。下口称幽门,为胃的出口,与十二指肠相接。胃小弯相当于胃的右上缘,凹向右后上方,胃小弯在近幽门处有一凹陷,称角切迹,此角在钡餐造影时为胃小弯最底处,是胃体与幽门部在胃小弯的分界。胃大弯起始于贲门切迹,此切迹为食管左缘与胃大弯起始处所构成的夹角。胃大弯从起始处呈弧形凸向左上方,形成胃底的上界,其后胃大弯凸向左前下方,相当于胃的下缘。胃在空虚时有明确的前后壁,充盈时就不存在明显的前后壁。

胃可分为贲门部、胃底、胃体和幽门部四部。贲门部为贲门周围的部分，与胃的其他部分无明显界限。胃底指贲门切迹平面以上膨出的部分。胃体为胃底与角切迹平面之间的部分。幽门部为角切迹平面与幽门之间的部分。幽门部又可分为左侧部较膨大的幽门窦，临床上称此处为胃窦；右侧部近幽门处呈管状的幽门管，幽门管长 2~3cm。胃溃疡和胃癌易发生于幽门窦近胃小弯处。

2. **胃壁的结构** 胃壁分为 4 层：黏膜层、黏膜下层、肌层和浆膜层。

（1）黏膜层是胃的最内层。胃的黏膜层柔软，血液供应丰富，呈红色。胃黏膜形成许多高低不等的皱襞，在胃小弯处有 4~5 条较为恒定的纵行皱襞，皱襞间的纵沟称胃道；在幽门处形成环形的皱襞突向腔内，称为幽门瓣。

（2）黏膜下层为疏松结缔组织和弹力纤维所组成。由于此层的存在，黏膜层可以在肌层上蠕动，手术时可以自肌层剥离。黏膜下层内有丰富的血管和淋巴管以及 Meissner 神经网。黏膜癌肿和炎症可以在黏膜下层内扩散。

（3）胃的肌层由 3 层平滑肌组成，自外向内依次为纵行肌、环形肌和斜行肌，其中环形肌最为发达，在幽门处特别增强，形成幽门括约肌，与幽门瓣共同作用，有延缓胃内容物排空，控制食物进入小肠和防止小肠内容物逆流的功能。外层纵行肌纤维与食管和小肠的纵行肌相连，在胃大、小弯处厚。胃肌层内有 Auerbach 神经网。

（4）浆膜层即腹膜层，在胃大、小弯处与大、小网膜相连。胃通过腹膜所形成的韧带与邻近器官相联系。

3. **胃的血管** 胃的血运极为丰富，血液供应来自小弯侧的胃左、右动脉形成的动脉弓和大弯侧的胃网膜左、右动脉形成的动脉弓，以及胃短动脉。这些动脉的分支在胃壁内彼此间有广泛的吻合，形成网状动脉分布。此外，左膈下动脉分出小支下行至胃底，供应胃底部的内侧壁。60%~80% 的胃标本中可发现来自脾动脉的胃后动脉，供应胃小弯侧的胃体后壁上部。

胃的各静脉基本与同名动脉伴行，均注入门静脉系统。对临床有较大意义者为胃左静脉和胃后静脉。在施行门、奇静脉断流手术时注意结扎胃左静脉食管支和胃后静脉。

4. **胃的淋巴管** 胃黏膜的淋巴液引流至黏膜下层，再穿过肌层、浆膜层，经淋巴管汇流至胃周围淋巴结。由于淋巴管与动脉血供相平行，因此胃周淋巴结的分组与相应的动脉有关。一般分为 4 组：胃上淋巴结、胃下淋巴结、幽门淋巴结和胰脾淋巴结。来自以上 4 组的淋巴结均注入腹腔淋巴结，经此入乳糜池，再经胸导管入左颈静脉，因此胃癌淋巴结转移时常在左锁骨上凹触及质硬淋巴结。

（二）胃的生理

胃的生理作用有两方面：一是分泌胃液，与食物混合并在胃内搅拌，完成物理消化过程，同时对食物中的蛋白质进行部分化学消化；二是作为消化管道的一部分起运输作用。其中胃的分泌功能是主要的。

胃分为贲门部、胃底、胃体、胃窦及幽门部4个部分，之上覆盖的黏膜面积接近$800cm^2$，厚度平均为$1cm$。黏膜层由上皮、固有层和黏膜肌层构成。其中胃底的腺体是胃的主要腺体，为单管状腺或分支管状腺，由腺体底部向上可见到主细胞、壁细胞、内分泌细胞、颈部黏液细胞和表皮黏液细胞等多种功能不同的细胞。主细胞数量较多，其主要作用是分泌胃蛋白酶原。壁细胞有独特的细胞内小管结构，主要作用为分泌盐酸和内因子，后者与维生素B_{12}结合并使其易于吸收，目前已知的胃黏膜内的内分泌细胞有6~7种，其中生理意义较大的是G细胞和D细胞。G细胞位于幽门腺中部，其分泌的胃泌素为壁细胞分泌胃酸的重要刺激。D细胞可以分泌生长抑素，并可以通过旁分泌机制调节胃液分泌和胃酸的释放。

胃液分泌分为壁细胞性和非壁细胞性分泌两部分。壁细胞分泌的特点是壁细胞以高于血清100万倍以上的浓度分泌氢离子，相当于150~$170mmol/L$，同时也分泌165~$170mmol/L$的氯和$7mmol/L$的钾，不含钠。非壁细胞性胃液分泌物则与细胞外液相同，重要阳离子是钠，约$150mmol/L$，不含氢。因此胃腔内胃酸的实际浓度是壁细胞及非壁细胞性分泌物两者混合后的浓度。胃液的分泌可分为自主性和刺激性两种。前者分泌量较少约占最大分泌量的10%，胃酸分泌率也较低，称作基础胃酸分泌率（BAO），它有明显的昼夜节律，一般早晨低，午后至次晨高，被认为与迷走神经的张力变化有关。刺激性胃液分泌比较复杂，通常分为头相、胃相和肠相三个时期。头相分泌是指单独由事物的外观、气味或味道或三者结合的刺激作用引起的胃液及胃酸分泌的过程。一些研究资料表明：头相胃液分泌产生的胃酸分泌量可占最大分泌量（MAO）的55%~65%。胃相分泌是指食物进入胃内引起的胃液分泌过程，包括食物引起胃物理性膨胀和食物的化学成分对胃黏膜刺激造成胃液分泌两部分。前者引起的胃液分泌量占进食后胃液最大分泌量的1/3，由迷走神经介导。后者是引起胃相胃液分泌的主要部分，多由胃泌素介导，而胃泌素的释放机制受胃窦酸度的调节，因此，正常人得以维持正常的胃酸和胃泌素水平。肠相分泌是指各种物质进入小肠后引起的胃液分泌过程，其中也包括小肠的膨胀和食物化学成分刺激肠黏膜引起胃液分泌两部分，后者起主要作用。由此可见，食物是引起胃液分泌的天然刺激，分泌过程由胃泌素、组胺及乙酰胆碱等物质的参与和调控，并受多种因素的影响。而对于胃蛋白酶原、内因子、碳酸氢盐及胃上皮黏液等物质的分泌，机体都有各自不同的调节机制,在此不再阐述。所以,对于施行胃或空肠造瘘术的患者,由于在胃液分泌的某个或多个环节中出现异常,必然会影响消化和吸收过程的正常进行。

二、小 肠

(一)小肠的解剖

1. 小肠的形态与分部 小肠是食物消化与吸收的主要场所,盘曲于腹腔内,为消化管的最长部分,上续幽门,下接盲肠,成人的小肠全长 5~7m,分为十二指肠、空肠和回肠三部分。在小肠黏膜面,可见许多环形的皱襞,可增大面积,有利于营养物质的吸收。

(1)十二指肠:是小肠的起始段,介于胃与空肠之间,成人长约 25cm,整体成"C"形弯曲,包绕胰头。除始末两端外,均在腹膜后方(腹膜外位),紧贴腹后壁第 1~3 腰椎的右前方。十二指肠按走向分为上部、降部、水平部与升部四部。①上部:长约 5cm,起自胃幽门,行向后下方,急转向下延为降部。十二指肠上部近幽门 2.5cm 的一段肠管,管壁较薄,黏膜较光滑,缺少环形皱襞,此段称十二指肠球部,是十二指肠溃疡的好发部位。②降部:长 7~8cm,在第 1~3 腰椎的右侧下行,至第 3 腰椎下缘水平转折向左移行为水平部。十二指肠降部的后内侧壁,有胆总管贴附其外面下行,致使该处黏膜呈略凸向肠腔的纵行隆起,称为十二指肠纵襞,纵襞内的下端有一乳头状隆起,称为十二指肠大乳头,是肝胰壶腹的开口处。在大乳头稍上方,有时还有一个十二指肠小乳头,是副胰管的开口处。③水平部:长约 10cm,自十二指肠下区起始,向左横过第 3 腰椎的前方,至左侧移行为升部,有肠系膜上动脉、静脉紧贴于此部前面下行。④升部:长 2~3cm,自第 3 腰椎左侧向上,到达第 2 腰椎的左侧急转向前下方,形成十二指肠空肠曲,移行为空肠。

(2)空肠和回肠占据盘曲于腹腔的中、下部,上段是空肠,始于十二指肠空肠曲,下段是回肠,末端接续盲肠。空回肠均属腹膜内位器官,借系膜悬附腹后壁,因此总称系膜小肠。两部间无明显分界,一般而言,空肠占近侧的 2/5,占据腹腔的左上部;回肠占远侧的 3/5,位于腹腔的右下部,部分位于盆腔内。

空肠的管腔较大,管壁较厚,血管较丰富,颜色较红,黏膜环状皱襞高而密,黏膜内仅有散在的孤立淋巴滤泡,系膜内血管弓和脂肪均较少。而回肠则管径较小,管壁较薄,血管较少,颜色较浅,环状皱襞低而稀疏,黏膜内除有孤立淋巴滤泡外,尚有集合淋巴滤泡,系膜血管弓较多,脂肪亦较丰富。

约有 2% 的个体,在距回肠末端 0.5~1.0m 范围内的肠壁上可见 2~5cm 的囊袋状突出,即回肠憩室,又称麦克尔憩室,此为胚胎时期卵黄蒂未消失而形成的。此憩室可发炎或合并溃疡穿孔,因其位置靠近阑尾,故症状与阑尾炎相似。

2. 小肠壁的组织结构

(1)黏膜:表面有许多细小的肠绒毛,长 0.5~1.5mm,形态不一,以十二指肠和空肠头段最为发达。绒毛根部的上皮下陷至固有层,形成管状的小肠腺,又称肠隐窝,故小肠腺与绒毛的上皮是连续的,小肠腺直接开口于肠腔。

上皮:呈单层柱状,绒毛部上皮由吸收细胞、杯状细胞和少量内分泌细胞组成;小肠腺的上皮,除上述细胞外,还有帕内特细胞(潘氏细胞)和未分化细胞。

固有层:为致密的结缔组织,内含大量小肠腺,还有丰富的游走细胞,如淋巴细胞、浆细胞、巨噬细胞、嗜酸性粒细胞等。

黏膜肌层:由薄的内环行与外纵行两层平滑肌组成。

(2)黏膜下层:为疏松结缔组织,含有较多血管和淋巴管。十二指肠的黏膜下层内有十二指肠腺,此腺分泌碱性黏液,保护十二指肠黏膜避免酸性胃液的侵蚀。

(3)肌层:由内环行与外纵行两层平滑肌组成。

(4)外膜:除十二指肠后壁为纤维膜外,小肠其余部分均为浆膜。

3. 小肠的血供

(1)十二指肠:其血液供应来自胰十二指肠上、下动脉,它们分别来自胃十二指肠动脉和肠系膜上动脉。

(2)空肠和回肠:其血液供应来自肠系膜上动脉,自该动脉左侧发出 10~20 个小动脉支,这些动脉支在小肠系膜内再分支,彼此吻合形成动脉弓,自动脉弓再发出直支到达肠壁。近端小肠系膜内只有一个初级弓,其直支较长,系膜内脂肪较少,而远端小肠系膜内动脉分支吻合增多,可形成二级、三级弓,直支较短,周围脂肪增多,愈向远端这些特征愈明显。

(二) 小肠的生理

小肠的生理功能主要包括消化吸收、运动和分泌功能。

1. 小肠的消化吸收功能　小肠是食物消化和吸收的主要部位。膳食内复杂的高分子化合物如淀粉、蛋白质、脂肪等,必须先经过消化作用,分解为较简单的物质,如葡萄糖、氨基酸、脂肪酸等,才能被吸收。各种维生素、矿物质、电解质和水分也在小肠吸收。此外,小肠还要吸收大量内源性物质,包括胃肠道的分泌液和脱落的胃肠道上皮细胞成分。据估计,成年男性每天从小肠吸收的内源性物质,包括液体 8000ml、蛋白质 30~55g、脂肪 10~25g。小肠的吸收能力在正常时远超过需要,因而切除 50% 或更多的小肠,并无严重后果。

小肠不同部位吸收的主要物质:①小肠近段:脂肪酸、甘油单酯、部分单糖、铁、钙、维生素(维生素 B_{12} 除外);②小肠中段:一部分单糖、大部分氨基酸(在小肠近段和远段也吸收一部分);③小肠远段:胆盐、维生素 B_{12}。

2. 小肠的运动　小肠的运动有以下生理学意义:①使食物和肠腔内的消化液充分搅和,并使混合物和小肠黏膜表面吸收面不断接触,有利于食物成分的消化和吸收;②将食糜缓慢地从十二指肠向回盲部推进,把未消化吸收的食物残渣排到结肠;③有助于防止细菌过度生长。

小肠的肌肉纤维都属于平滑肌。相邻的平滑肌细胞之间,通过胞浆膜的融合联系成坚固的接头,从而可以迅速传递电兴奋。

小肠的运动有分节运动和蠕动两种,以前者为主。

(1)分节运动:是一种局部的节律性环形收缩,在一定时间内(数秒钟)把一段含食糜的肠段(4～8cm)分成若干节;几秒钟后每个节又分成两半,而相邻的两半就合拢起来又形成新的一节。分节运动使食糜与消化液充分搅混,并与黏膜紧密接触,为消化和吸收创造了良好的条件。分节运动本身不使食物向下推进。

(2)小肠的蠕动:这是一种向前推进的运动,速度较慢,每分钟数厘米,可使食糜向前推进一个距离(十几厘米)。蠕动是一种平滑肌层及其内神经的局部反射。此外,还有一种进行速度很大(每秒2～25cm)、传播较远的蠕动,称为蠕冲动。在生理情况下一般不出现蠕冲动,它的出现往往是病理性的。

3. 小肠的分泌功能　小肠每天分泌1～3L肠液进入肠腔,绝大部分又在远端小肠被重新吸收。小肠液是由十二指肠、空肠及回肠的肠腺所分泌的。小肠液呈弱碱性,含有少量的黏蛋白(约0.5%),小肠液内的电解质大致与血浆相仿,钠浓度平均为140～145mmol/L,钾6～7mmol/L。近端小肠的氯化物含量高于远端小肠,十二指肠、空肠和回肠液内氯化物含量分别为136、129、81mmol/L。重碳酸盐的浓度与氯化物相反,十二指肠和空肠液为17mmol/L,回肠为63mmol/L。碱性的小肠液对中和酸性的胃液,保护小肠黏膜屏障,给胰液和胆汁提供一个适合消化的环境都是十分重要的。肠液内还有一种肠激酶,能激活胰蛋白酶原成为活性胰蛋白酶,接着活性的胰蛋白酶原连锁激活其他消化蛋白质的胰酶原。小肠液的分泌受小肠内分泌细胞(APUD细胞)所分泌的各种激素所调节,胰泌素、胆囊收缩素、胰高血糖素都具有刺激小肠液分泌的作用。目前认为这类激素的作用是通过作用于特殊受体,刺激腺苷酸环化酶,使 ATP 形成 cAMP,后者作为第二信使作用于肠腺细胞,使小肠液分泌增加。霍乱弧菌、大肠杆菌、痢疾杆菌等肠毒素可增加肠黏膜细胞 cAMP的浓度,因而使小肠水分和电解质分泌亢进,造成腹泻、脱水和电解质紊乱。

三、大　肠

（一）大肠的解剖

大肠是消化管的下段,在右髂窝处起自盲肠,末端止于肛门,全长约1.5m,大肠的管径较大,肠壁较薄。大肠可分为盲肠(包括阑尾)、结肠、直肠和肛管4部分。大肠的主要功能为吸收水分、维生素和无机盐,并将食物残渣形成粪便,排出体外。

1. 大肠的形态与分部

(1)盲肠和阑尾:盲肠是大肠的起始部,长6~8cm,呈囊袋状,与回肠末端相接。盲肠一般位于右髂窝内,大部分被腹膜包被,因无系膜,位置较固定。少数人的盲肠与回肠末端具有共同的系膜,使盲肠具有较大的活动范围,称移动性盲肠。个别人的盲肠可高至髂嵴以上,甚至肝下,也可低至骨盆腔内。回肠通向盲肠的入口处,其黏膜突向大肠腔内,形成上、下两片唇状回盲瓣,有防止大肠内容物逆流入小肠的作用,并防止小肠内容物过快的流入大肠,以便食物在小肠内充分的消化吸收。

阑尾又称蚓突,位于右髂窝内,呈细长弯曲的盲管,有三角形的系膜,阑尾根部附着于盲肠的后内侧壁,阑尾的远端为游离的盲管。阑尾的位置因人而异,变化较大,但以回肠前位为最多,其次为盆位和盲肠后位。临床上常以脐与右髂前上棘连线的中、外1/3交点处作为阑尾根部的体表投影,称为麦氏点(McBurney点)。阑尾出现炎症时,此处常有明显的压痛。

(2)结肠:围绕小肠周围呈"M"形,介于盲肠与直肠之间。结肠的外形有三个特点:一是在结肠表面有3条与肠管长轴一致的结肠带,为肠壁纵行肌增厚形成的;二是在结肠带之间有以横沟隔开的呈囊状膨起的结肠袋,在X线下,当结肠纵肌收缩时,结肠袋更为明显,整个影像呈串珠状;三是在肠壁的外表附有大小不等的脂肪突起,称脂肪垂。这些特点是结肠和小肠区别的标志。结肠可分为升结肠、横结肠、降结肠和乙状结肠4部分。

升结肠:长约15cm,在右髂窝处,是盲肠向上的延续,贴腹后壁右侧向上到肝右叶下方,折向左形成结肠右曲(又称结肠肝曲),移行为横结肠。升结肠无系膜,借结缔组织贴附于腹后壁,因此活动性甚小。

横结肠:长约50cm,从结肠右曲开始,横向左延伸到左季肋区脾的内侧面下部,再弯曲向下,形成结肠左曲(又称结肠脾曲),而后移行降结肠。横结肠有系膜连于腹后壁,活动性较大,全长略呈凸向下的弯曲,可至脐或低于脐平面。临床上常选择作为双腔造口的肠段。

降结肠:长约20cm,从结肠左曲沿腹后壁左侧向下达髂嵴,移行为乙状结肠。降结肠亦无系膜,借结缔组织贴附于腹后壁,活动性甚小。

乙状结肠:长约45cm,自左髂嵴水平起自降结肠,沿左髂窝转入盆腔内,全长呈"乙"字形弯曲,下端在相当第3骶椎处延续为直肠。有系膜连于腹后壁,活动性较大,临床上是直肠癌造口的首选肠段。

(3)直肠和肛管:是大肠的末端,全长10~14cm,上端平第3骶椎处接乙状结肠,沿骶骨与尾骨前面下行,穿盆膈终于肛门,两者以盆膈为界(由肛提肌等组成),在盆膈以上部分为直肠;在盆膈以下的部分为肛管,长约4cm,平时处于关闭状态。

直肠并不直,在矢状面上有两个弯曲,一个在骶骨的前面,形成凸向后的弯曲,称骶曲,距肛门7~8cm;另一个是直肠绕过尾骨尖,继而转向后下方而形成凸向前的弯曲,称会阴曲,距肛门3~5cm。直肠上端与乙状结肠交接处的管径较细,向下肠腔显著扩大,至直肠下部膨大成直肠壶腹。直肠的黏膜形成上、中、下3个半月状的横行皱襞,叫直肠横襞,其中以中横皱襞最为明显,距肛门6~7cm,这些黏膜皱襞有阻止粪便的作用。

肛管的黏膜形成6~10条纵行的黏膜皱襞,称肛柱,柱内有动静脉及纵行肌。在相邻肛柱的下端之间有半月形黏膜皱襞相连,称肛瓣。由肛瓣与肛柱下端共同围成的小隐窝称肛窦,窦口向内上,肛门腺开口于此。所有的肛柱下端和肛瓣边缘共同围成一锯齿状环形线,称齿状线。此线为肛管黏膜与皮肤的分界线,也称为肛皮线。齿状线上、下部分的肠管上皮、动脉来源、静脉回流、淋巴引流及神经支配方面都不相同,这在临床上具有很大的实际意义。

在齿状线下方,肛管内面,由于肛门内括约肌紧缩,形成一条宽约1cm略微凸起的环形带,称肛梳,又称痔环。外观呈浅蓝色,光滑。肛梳部的皮下组织和肛柱部黏膜下层内含有丰富的静脉丛,有时可因某种病理原因形成静脉曲张,向肛管腔内突起,称为痔。痔发生在齿状线以上称内痔,发生在齿状线以下称外痔,也有跨越于齿状线上、下的称混合痔。由于神经分布的不同,内痔不痛,而外痔常感疼痛。

肛门是肛管的下口,为一前后纵行的裂孔,前后径2~3cm,肛门周围的皮肤富有色素,呈暗褐色,成年男子肛门周围长有硬毛,并有汗腺(肛周腺)和丰富的皮脂腺。

肛管管壁内的环形肌层增厚,形成肛门内括约肌,为平滑肌,此肌有协助排便的作用,但无括约的功能。在肛门内括约肌周围有肛门外括约肌,属横纹肌,此肌按其纤维所在部位可分为皮下部、浅部和深部3部分。浅部和深部是肛门控制排便的重要肌束。肛门内括约肌、肠壁的纵行肌、肛门外括约肌的浅部和深部以及肛提肌的耻骨直肠肌,共同构成一围绕于肛管的肌性环,称肛门直肠环。此肌对扩约肛管、控制排便有重要作用,若手术中不慎损伤,将会造成大便失禁。

2. 大肠壁的组织结构 如同小肠,大肠壁也分为黏膜、黏膜下层、肌层和外膜4层。黏膜表面无绒毛,也无环形皱襞。黏膜表面上皮由吸收细胞和杯状细胞组成,固有膜内有肠腺,含有未分化细胞,结肠上皮细胞经常脱落,不断由肠腺来补充,更新期约为6天。

3. 大肠的血供 盲肠、升结肠、横结肠的动脉供应来自肠系膜上动脉的分支,即回结肠与右、中结肠动脉。降结肠、乙状结肠和直肠的血液则由肠系膜下动脉的分支,即左结肠动脉、乙状结肠动脉和直肠上动脉供给。结肠的静脉大部与动脉伴行,血液经过肠系膜上、下静脉回流至门静脉。

4. 大肠的淋巴引流 结肠淋巴结可分为4组:①结肠壁淋巴结,位于肠壁脂肪垂内。②结肠旁淋巴结,位于边缘动脉附近及动脉与肠壁之间。③中间淋巴结,位于结肠动脉周围。④中央淋巴结,位于肠系膜上、下动脉的周围。结肠淋巴结的分布与动脉相似,右半结肠的淋巴经汇合后与小肠淋巴汇合,再注入至腹主动脉旁淋巴结;左半结肠的淋巴则注入肠系膜下动脉根部的淋巴结,再至腹主动脉旁淋巴结。结肠的淋巴不仅流向结肠动脉根部的淋巴结,而且与邻近动脉弓附近的淋巴结相沟通,因此在行结肠癌根治术时,应将该部位结肠动脉所供应的整段肠管及其系膜全部切除。

（二）大肠的生理

食糜的消化和吸收在小肠内已大部分完成,大肠的主要作用在于吸收水分,形成和排出大便。

1. 大肠的分泌和肠道菌群的作用 大肠黏膜的腺体能分泌浓稠的黏液,有保护肠黏膜和润滑粪便的作用。黏液呈碱性,可中和粪便的发酵产物,因此粪便表面常呈中性,而其中心为酸性。大肠分泌液不含消化酶,但有溶菌酶,可能与大肠内菌群调节有关。大肠内的细菌来自口腔,它们经过胃时,大部分被胃酸杀死。在回肠中细菌的数逐渐增加,并在结肠中达最大值。这主要因为结肠内容物移动较缓慢所致,也可能因大肠内环境呈中性或弱碱性,有利于细菌大量繁殖。据估计,粪便的细菌可占粪便固体总量的10%~30%,这些细菌能产生各种酶,使食物残渣和植物纤维分解,产生气体和别的物质,如蛋白质经细菌分解后,可产生特臭的吲哚、胺类、氨和少量硫化氢。在正常情况下,像胺类这样一些有毒物质如被吸收入血,可在肝内转化、解毒,对健康并无影响。但肝病患者肝脏转化解毒功能低下或有毒物质产生过多,就可能产生诸如肝性昏迷等一类自身中毒症状。另一方面,大肠内细菌又能利用肠内某些简单物质合成少量B族维生素(如维生素B_2、生物素、叶酸)和维生素K,对于人体的营养具有重要意义。若长期使用广谱抗生素,肠内细菌会被大量抑制或杀灭,就可能引起体内B族维生素及维生素K的缺乏。新生儿在出生后最初几天内,由于正常的肠内菌群尚未形成,其凝血酶原时间常常延长。

2. 大肠的吸收和排泄功能 大肠每天从回肠接受 600～1000ml 的食糜(粪流)。大肠的重要功能之一是从粪流中吸收水和钠,并将钾和重碳酸盐排泄到残渣中去,这主要发生在右侧结肠。正常人每天从大肠吸收水分 500～800ml,55～70mmol/L 钠,28～34mmol/L 氯,而随粪便排出 100～150ml 水、5mmol/L 钠、4～9mmol/L 钾、2mmol/L 氯及 3mmol/L 重碳酸基。回肠液内电解质浓度高而粪便含量低,这种差别是由于结肠黏膜具有高的跨膜电势,钠离子的载体主动转运和钾离子沿化学梯度由血流弥散入肠腔之故。重碳酸基的分泌可能是通过氯-重碳酸基交换过程实现的。粪便中的重碳酸基含量低是由于碳酸盐被肠菌发酵成有机酸消耗所致。

胆汁的吸收主要是在回肠,但部分(总胆盐库的 5%～10%)从大肠吸收,主要是通过非离子的被动弥散。在回肠切除和广泛回肠病变时,大肠可帮助维持体内胆盐总代谢率,部分黏膜摄取则通过离子弥散,人类每天在大便中排出胆汁酸 300～600ml。在回肠广泛病变时,大肠内菌群将胆汁酸水解、转化,但其产物对结肠黏膜有不良影响,人类的胆溢性肠病就是非结合胆酸抑制结肠对钠和水的重吸收所引起的。

正常人的消化道中大约含有 150ml 气体,其中 50ml 在胃内,100ml 在大肠内,小肠内几乎没有气体。大肠内气体中 60%～70% 是吞入空气的残余,其余为细菌的发酵产物,由于大肠内细菌发酵能把氢气和沼气不断地加入到由小肠来的气体中,所以每天约有 1000ml 的气体排出。如果某段大肠发生梗阻或运动停滞时,则能很快地发生气体的积存而引起气胀。

3. 大肠的运动和排便 目前对于大肠运动的调节和控制机制的了解尚不完全,其基础电节律不如胃和小肠肯定。人体脊髓横断研究提示神经元途径主要是抑制性的。和小肠相同,结肠肌和肠肌神经丛具有对生物源性物质敏感的受体,刺激胆碱能受体使之收缩,刺激肾上腺能受体使之松弛,5-羟色胺(5-HT)增强结肠节段性收缩,而前列腺素 E 能增强推进性活动。结肠大概不受外源性胃泌素及胰泌素的影响,但胆囊收缩素有可能刺激结肠的分节收缩。摄入食物及身体运动为重要的生理性刺激。此外,可能还有小肠-大肠反射及通过结肠黏膜的机械和化学受体的反射。

大肠的运动有以下 4 种。①袋状往返运动:这是一种非推进性运动,多见于空腹和安静时。结肠壁在不同的结肠部位,同时有肠运动波,引起环肌收缩,产生很多袋形。由于这种运动波之间并不协调,所以粪流并不推进,只是做短距离来回移动,这有利于水、电解质的吸收,使粪流失水。乙状结肠类似的收缩,则与形成卵圆形的粪块有关。②分节推进运动和多袋推进运动:当一个结肠袋的内容物被推移到下一段,并继续移向更远的部位,而不返回原处的这种运动,称为分节推进运动。分节收缩可为胆碱能刺激、5-羟色胺、前列腺素 E_1 及摄食所增强,而为阿托品、儿茶酚胺及睡眠所减弱。若邻近的几段结肠同时收缩,其中部分或全部的肠内容物移到邻近一段中,并使该段结肠袋褶皱消失,随后,受纳肠内容物的这段结肠也以同样的方式收缩,则为多袋推进运动。③大肠蠕动:是由一些稳定向前的收缩波组成,一般可将粪块以每分钟 $1\sim2cm$ 的速度向前推进。④集团推进运动:是一种进行较快,推进较远(可达15cm)、收缩强烈的蠕动,多发于横结肠,然后迅速通过脾曲将粪便推进降结肠以至乙状结肠。集团蠕动出现时,降结肠和乙状结肠张力增加,呈强直空管,环肌不收缩,故无袋形,在结肠仍保持非推进运动时收缩,故压力远高于降结肠。横结肠的纵肌则强烈收缩使之缩短,因而把干燥的粪流很快推入降结肠和乙状结肠。一般在进食后、谈论食物和排便时发生。进食后发生者称为胃-结肠反射。胃-结肠反射过分敏感,则每餐后或就餐期间有排便活动,亦属于生理现象,多见于儿童。

粪便进入直肠后,由于牵张直肠壁和刺激直肠壁感受器,使冲动经盆神经和腹下神经中的传入纤维,传入脊髓腰骶段的初级排便中枢,同时上传到大脑皮层引起"便意"。发生排便反射时,排便中枢通过盆内脏神经传出冲动,使降结肠、乙状结肠和直肠收缩,肛门内括约肌舒张;同时阴部神经冲动减少,肛门外括约肌舒张,使粪便排出体外。与此同时,排便时膈肌下降,使腹内压升高,以促使粪便排出。由于胸腹压力突然上升,可引起如下血流动力学的变化:当压力传递到心壁时可使动脉压骤升;因静脉回流停顿和外周静脉压升高可使心排血量减低,随之血压也降低。因此,老年人可引起心脑血管意外、动脉瘤破裂、心脏附壁血栓脱落和心律失常而突然死亡。由于排便反射受大脑皮层控制,因此意识可以抑制排便,情绪紊乱常可引起腹泻或便秘。若大脑经常抑制便意,使直肠对粪便的压力刺激逐渐失去敏感性,加之粪便在大肠内停留过久,水分吸收过多而使粪便过分干硬,引起排便困难。而过分干硬、巨大的粪块可压迫直肠,使痔静脉回流受阻形成痔,或者在强行排便时损伤肛管引起肛裂,这些病变引起的疼痛又进一步抑制排便反射,如此因果循环,便可产生顽固性便秘。因此,养成定时排便的习惯是防治便秘的基础。

第三节 泌尿系统的解剖与生理

一、泌尿系统解剖

泌尿系统包括肾、输尿管、膀胱和尿道。人体的代谢终产物如尿酸、尿素、多余的无机盐和水分,主要通过泌尿器官以尿的形式排出。这是最重要的排泄途径。肾是泌尿系统的重要器官,它不但通过泌尿排出代谢终产物,还参与体液总量、血浆渗透压、离子成分及酸碱平衡的调控,对维持人体内环境的相对恒定起着重要作用。当肾功能障碍时,代谢产物蓄积于体液中,改变了内环境的理化性质,影响新陈代谢的正常进行。严重时可出现尿毒症,危及生命。输尿管、膀胱和尿道只参与尿的输送、贮存和排出。

（一）肾

1. 肾的形态　肾为实质性器官,平均长 9～12cm,宽 4～6cm,重量 120～150g。活体肾呈红褐色,表面光滑。

肾的外侧缘较狭窄,向外隆凸;内侧缘中部凹陷,称为肾门,肾的血管、淋巴管、神经及输尿管均于此出入肾脏。出入肾门的上述结构合称肾蒂。在肾蒂内其排列顺序为:由前向后依次为肾静脉、肾动脉及输尿管;自上而下依次为肾动脉、肾静脉及输尿管。右侧肾蒂较左侧肾蒂短,故右肾手术较难施行。肾蒂各结构间的解剖关系可有某些改变。如少数肾动脉在肾静脉平面之下起自腹主动脉,然后向上经肾静脉后面至其上缘,再转至其前方,经肾门入肾。由于这种解剖关系,肾静脉受肾动脉的压迫而回流受阻,肾内静脉压升高;肾动脉的血流量也相对减少,因肾缺血而引致肾性高血压。

由肾实质在肾门内围成的腔隙,称为肾窦。窦内有肾小盏、肾大盏、肾盂、肾血管的主要分支、淋巴管、神经及脂肪组织等。肾窦边缘为肾唇,据其所处部位分别称为前唇、后唇、上唇和下唇。前、后唇具有一定弹性。手术中牵开前、后唇可以扩大肾门,显露肾窦,从而易于分离肾盂。尤其是肾内型肾盂,有利于切开肾盂取出结石。肾的前面隆凸较后面明显。上端和下端均钝圆。

2. 肾的位置　肾位于腹上部,脊柱两侧,紧贴腹后壁,前面被腹膜遮盖,为腹膜外位器官。肾的上端较靠近脊柱,距正中线为 3.5～4.0cm;下端倾向外下方,距正中线 5.5～7.5cm。左肾上端平第 11 胸椎体下缘,下端平第 2 腰椎体下缘。右肾因受肝右叶的影响,位置略低于左肾,其上平第 12 胸椎体上缘,下端平第 3 腰椎体上缘。如以肋为标志,可见第 12 肋斜过左肾后内侧面的中部;斜过右肾后内侧面的上部。肾门约平第 1 腰椎体,距正中线约 5cm。肾的位置存在个体差异,女性稍低于男性,儿童低于成人,新生儿更低,有的甚至可达髂嵴附近。临床上常将竖脊肌外侧缘与第 12 肋之间所形成的夹角处,称为肾区。患肾病时,叩击或触压该区,常引起疼痛。

3. 肾的毗邻　肾脏的后面有第 12 肋斜向下外,越过右肾的上部和左肾的中部;左肾后面的 1/3,右肾的 1/4 相当于第 11、12 肋间区与膈肌相邻。膈肌的后面为胸膜窦的膈肋窦。此窦的下界适对两侧第 12 肋中点之连线。因此做肾脏手术时要注意这一解剖关系,避免损伤胸膜。下 2/3 自内向外依次贴邻腰大肌、腰方肌及腹横肌。

肾脏的前毗邻,左、右不同。左肾前面的上 1/3 与胃底相邻;中 1/3 有胰尾及脾血管横越;下 1/3 有空肠覆盖。外侧缘的上 2/3 与脾相邻;下 1/3 与结肠脾曲相邻。内侧线距腹主动脉约 2.5cm。左肾手术时,应注意避免损伤胰尾。右肾前面上 2/3 与肝右叶相邻;下 1/3 与结肠肝曲相邻;其内侧近肾门处与十二指肠降部相邻,二者之间无腹膜相隔。右肾内侧缘极近下腔静脉。右肾手术时需注意保护十二指肠及下腔静脉。两肾之间上端内侧均由肾上腺覆盖。

4. 肾的被膜　肾被膜由内向外有纤维膜、脂肪囊和肾筋膜。

(1)肾纤维膜:为肾的固有膜,薄而坚韧。紧贴于肾实质的表面,具有保护肾实质和固定肾脏及肾蒂的作用。肾脏破裂修补或做肾部分切除术时,均靠缝合此膜以防肾实质撕裂。当肾脏充血性水肿时,由于肾纤维膜弹性差,压迫肾,使肾缺血加重。有时需剥离此膜减压。在正常情况下,肾纤维膜易于剥离;病变时常与肾实质粘连,不易剥离。肾下垂严重,有症状者,可行手术将肾纤维膜固定于第 12 肋或腰大肌上。

(2)肾脂肪囊:又称肾床,为纤维膜外面的囊状脂肪层,有固定肾脏和保护血管的作用。在成人,其厚度可达 2cm。肾后多于肾前,以肾下端处最为丰富。在肾内侧,脂肪囊经肾门伸入肾窦,填充于肾窦各结构间隙内。手术剥离这些脂肪组织对某些肾窦内手术,如肾窦内肾盂切开术,在操作上提供了便利条件。肾囊封闭就是将药液经腹后壁注入此脂肪囊内。囊内脂肪化脓性感染,即成肾周围脓肿。脓液或局限于囊内或沿输尿管、肾筋膜向下蔓延,也可穿破肾筋膜至肾旁脂肪中。

(3)肾筋膜:来自腹膜外结缔组织。包裹着肾、肾上腺及周围脂肪组织,分前层和后层。在外侧,两层在肾的外侧缘处相互融合,续于腹横筋膜。在内侧,前层延至腹主动脉和下腔静脉的前面,与对侧前层相连接;后层向内附着于椎体和椎间盘的外侧面。在上方,两层于肾上腺的上端相互愈着,与膈筋膜相延续。在下方,两层相互分离,前层逐渐变薄,消失于髂窝的腹膜外结缔组织中;后层与髂筋膜和髂嵴相愈着,输尿管从两层间下行。自肾筋膜的深面还发出若干结缔组织小束,穿过脂肪囊连于纤维囊,起固定肾的作用。

肾的位置较恒定,正常时,随呼吸上下较轻移动,立位与卧位时移动不超过 3cm。肾的正常位置,主要靠肾筋膜、脂肪囊和邻近器管的支持。此外,腹内压、肾血管及腹膜对肾也有固定的作用。当肾的固定结构不健全时,由于肾筋膜为一向下开放的囊,故肾可向下移动,形成肾下垂或游走肾,但此时,肾上腺并不随之下降,因二者之间有脂肪组织相隔。

5. 肾的血管、神经与淋巴 肾脏的动脉一般为一条总干,于肠系膜上动脉下方发自主动脉,约有 1/4 的肾脏接受多于一条来自主动脉的分支供应。肾动脉在进入肾门之前分出肾上腺下动脉,及供应肾盂和输尿管上段的分支。右肾动脉于下腔静脉后方和肾静脉的后方走行,左肾动脉位于左肾静脉的后方和稍上方。肾动脉分成前后两支进入肾窦。后支于肾盂后方经过,供应后肾段,前支于肾盂和肾静脉间走行,分支供应肾上、中、下段。肾的动脉间无明显的交通支。

肾静脉的肾内和肾外分支与肾动脉伴行,但有无数的吻合支,肾静脉汇成一至数条总干,位于肾动脉的前方。右肾静脉较短,汇入下腔静脉,极少有接受来自肾外的分支;左肾静脉较长,通常跨过主动脉前方,偶有一至数条畸形的肾静脉行经主动脉后方汇入下腔静脉。膈下静脉和肾上腺静脉于上方、性腺静脉于下方、腰静脉于后方汇入肾静脉。

支配肾脏的神经来自脊髓的胸下段及腰上段,通过腹腔神经丛到达肾神经丛,伴随肾血管进入肾实质。肾脏的淋巴分深浅两组,互相交通。深组引流肾实质,在肾蒂处汇成较粗的淋巴管;浅组引流肾包膜及脂肪囊。深、浅两组均注入肾盂后淋巴结,再汇入腹主动脉及下腔静脉周围腰淋巴干。在腹膜后淋巴系统由于机构性或炎症性损伤造成淋巴管及瓣膜的破坏后,淋巴管扩张,淋巴引流迟滞,反流坠积,经肾内破裂口流出而发生乳糜尿。肾恶性肿瘤时,肾门淋巴结易被侵犯。

(二)输尿管

1. 输尿管分部 输尿管是一对细长的肌性管道,位于腹膜之后,上端接肾盂,下端终于膀胱,长 25～30cm,管径 5～7mm。依其行程可分为腹段、盆段和壁内段。

输尿管腹段由肾盂起始后,沿腰大肌前方向内下行,至该肌中点稍下方处,在睾丸动脉或卵巢动脉的后方交叉,继续向下,在小骨盆入口处,左输尿管越过左髂总动脉末端的前方,右输尿管越过右髂外动脉起始部的前方进入盆腔。输尿管盆段先沿盆腔侧壁行向后下,再转向前内。在男性绕过输精管的后方,于输精管与精囊腺顶端间斜穿膀胱壁,进入膀胱。在女性则经子宫阔韧带底至子宫颈外侧 1～2cm 处,与横过其前方的子宫动脉交叉后,向前内方斜穿膀胱壁,进入膀胱。两侧输尿管在膀胱底的外上角斜穿其壁,以输尿管口开口于膀胱内,此段称为壁内段,长 1.5～2cm。当膀胱充盈时,内压增高,壁变薄,此时输尿管壁内段也被压扁而闭合,可防止尿液反流入输尿管,但由于输尿管壁的蠕动,仍可推迟尿液进入膀胱。

输尿管有 3 个生理性狭窄,又名峡。它们是:①上狭窄部:位于肾盂与输尿管的移行处,名上峡,直径约 2mm;②中狭窄部:位于输尿管跨越髂

动脉处,名下峡,直径为 3mm;③下狭窄部:在膀胱壁内,名壁内峡,直径
1～2mm,是输尿管的最狭窄部。但有人认为输尿管的最狭窄部不在壁内
部,而是在输尿管壁内部的稍上方,称膀胱旁部。三个狭窄部是最常见的
结石嵌塞部位。结石嵌塞时,可引起平滑肌痉挛,发生剧烈疼痛,甚至尿
路梗阻。

2. 位置与毗邻　输尿管位于腹膜后的后方。输尿管腰段沿腰大肌前面
下降过程中,左侧输尿管的前方与下列器官相邻:十二指肠空肠曲、左结肠血
管、左侧睾丸(卵巢)血管、乙状结肠及其系膜,经左髂总动脉下端的前面入盆
腔;右侧输尿管的前方与十二指肠降部、右结肠血管、回结肠血管、小肠系膜
根、右侧睾丸(卵巢)血管、回盲部及阑尾等相邻,经髂外动脉的前方入盆腔。
因此,髂窝脓肿、盲肠后位的阑尾炎时,炎症可波及输尿管。此时,尿中可出
现红细胞和白细胞。左、右输尿管盆段沿盆腔侧壁,先向下后外方,至坐骨棘
平面,转向前内方,经盆底上方的结缔组织直达膀胱底。

输尿管腰段在近腰大肌中点稍下方,与在它前面经过的精索内血管呈一
锐角交叉。如显露此段输尿管时,可采用腰部斜切口,并以腰大肌为标志,仔
细分离,避免损伤该血管。

3. 输尿管的血管、神经与淋巴

(1)输尿管的动脉:输尿管上 1/3 段由肾动脉分支供应;中 1/3 段由腹主
动脉、髂总动脉、睾丸(卵巢)动脉分支供应;下 1/3 段由髂内动脉的膀胱下动
脉、子宫动脉等分支供应。每侧动脉分支数最少为 3 支,最多为 9 支,平均 5
支。腰段输尿管的动脉分支少于盆段。分支达输尿管管缘或距管缘 2～3mm
处分为升、降两支,并与相邻的分支彼此吻合,形成输尿管动脉网。因此,手
术或外伤时,如果损伤其中一个分支,不会引起输尿管缺血坏死。此外,输尿
管腰部动脉多来自内侧,故手术显露以在其外侧为宜。

(2)输尿管的静脉:与动脉伴行,汇入同名静脉。

(3)输尿管的神经:由肾神经丛、精索丛及腹下丛支配。输尿管的传入神
经十分丰富,是输尿管结石产生剧烈疼痛的主要原因。

(4)输尿管的淋巴:上部与肾的淋巴管联合,腰段的其余部分注入髂总淋
巴结和腰淋巴结。

(三)膀胱

1. 膀胱的形态　膀胱空虚时呈三棱锥形,可分为顶、底、体、颈 4 部分,各
部间分界不明显。膀胱顶朝向耻骨联合,借脐尿管闭合形成的纤维索(脐中
韧带)与脐相连;膀胱底朝向下,呈三角形。底的两个外角有输尿管穿入,下
角接尿道。顶底之间为膀胱体。膀胱体与尿道相接处为膀胱颈,该处的管腔
为尿道内口。膀胱伸缩性较大,可因性别、年龄及充盈程度不同在形状、大

小、位置上发生较大的变化。成人膀胱正常容积为350～500ml,最大容积可达800ml。新生儿膀胱容积约为50ml,老年人由于膀胱逼尿肌张力减退而容积增大,女性容积较男性小。

2. 膀胱的毗邻 膀胱前方与耻骨联合及闭孔内肌之间为膀胱前间隙。该间隙下界,男性为耻骨前列腺韧带;女性为耻骨膀胱韧带。内有丰富的静脉丛及蜂窝组织。膀胱两侧与肛提肌、闭孔内肌、盆壁筋膜相邻,男性尚有输精管,女性与子宫圆韧带相邻。膀胱后下壁(底)与直肠相邻,在男性,二者之间有精囊腺、输精管、输精管壶腹和腹膜会阴筋膜。在女性,膀胱后面为膀胱子宫陷窝及子宫体。其后下壁即在陷窝的下方借疏松结缔组织与阴道和子宫颈紧密结合。膀胱的上面被以腹膜、常附以小肠袢和乙状结肠,有时为横结肠、盲肠和阑尾。

3. 膀胱的韧带

(1)耻骨前列腺韧带和耻骨膀胱韧带:在耻骨后面和盆筋膜腱弓前部与膀胱颈,或前列腺前外侧部之间,连有两条结缔组织韧带,男性的称为耻骨前列腺韧带,女性的称为耻骨膀胱韧带。它们是成对的,其间仅为一孔隙分离,孔隙中有阴茎(蒂)背深静脉通过。该韧带对膀胱或前列腺起固定作用。

(2)膀胱外侧韧带:在膀胱或前列腺外侧腹膜下的结缔组织中,含有至膀胱的血管和神经,一部分输尿管和输精管,这些结缔组织、血管和神经形成膀胱的血管神经蒂,常称此为膀胱外侧韧带。该韧带起于膀胱与前列腺外侧,向外方连至肛提肌表面的筋膜。

(3)膀胱后韧带:位于膀胱两侧,由前向后的膀胱静脉丛及其汇成的膀胱静脉、膀胱下动脉、膀胱神经丛等被其周围的结缔组织束包裹而成,有承托膀胱的作用。

(4)脐正中韧带:脐正中韧带为胚胎期遗留的脐尿管索,由膀胱顶连至脐部,贴附于腹前壁下部内面正中线,被腹膜遮盖形成脐中壁。在胚胎7周左右,膀胱位于脐区,逐渐沿腹前壁下部内面下移,终降至盆腔,其上部逐渐缩小一管状结构,名脐尿管。生后管腔大部分闭锁,形成一结缔组织索条。如生后管腔未全闭锁,则称开通脐尿管。这种发育异常必将导致脐部瘘口间歇流尿,临床称为脐尿管闭锁不全或先天性脐尿管瘘。后天性脐尿管瘘也是由于脐尿管在发育中存在潜在的缺陷,多因男性尿道梗阻而诱发。如生后脐尿管中段仍保留着管腔,则可形成脐尿管囊肿,这种囊肿可发展至很大,并有癌变的可能。

4. 膀胱的血管

(1)动脉:膀胱上动脉由脐动脉未闭合部分发出,供给膀胱上外侧壁。膀胱下动脉由髂内动脉发出,分布于膀胱下部和底部。直肠下动脉的膀胱支分布于膀胱后面和精囊腺的一部分。在女性,子宫动脉发出分支到膀胱底。有时尚有膀胱中动脉,由髂内动脉或膀胱上动脉发出,分布到膀胱的后面。这些动脉在膀胱周围形成一网,其分支深及膀胱黏膜。

(2)静脉:在膀胱壁上构成静脉网,主要位于膀胱底部,汇入膀胱下静脉,入髂内静脉。在男性与前列腺和精囊腺的静脉相连,构成膀胱前列腺丛。此静脉网向后与直肠丛或子宫阴道丛吻合,并向前与膀胱前间隙内的阴部丛吻合。

5. 膀胱的淋巴 膀胱前壁的淋巴沿脐动脉到髂内淋巴结。膀胱后壁的淋巴流入髂外淋巴结,之后注入髂内淋巴结、髂总淋巴结和骶淋巴结。膀胱三角区的淋巴注入髂外淋巴结和髂内淋巴结。膀胱颈的淋巴,有些直接注入主动脉旁淋巴结(腰淋巴结)、主动脉前淋巴结或主动脉后淋巴结。

6. 膀胱的神经 膀胱的神经主要有下腹下丛的交感神经和盆神经的副交感神经形成的膀胱丛组成。膀胱丛分两部,即位于膀胱两侧的膀胱旁丛和膀胱壁内的固有膀胱丛。两丛均含有内脏运动(交感和副交感)和感觉两种纤维。副交感神经起自骶2~4脊髓节,经盆内脏神经至膀胱,可兴奋膀胱逼尿肌,抑制膀胱括约肌,使膀胱颈松弛、膀胱排空。交感神经起自下胸11~12脊髓节段和腰1~2脊髓节段,经上腹下丛和下腹下丛到达膀胱,抑制逼尿肌,使膀胱松弛兴奋膀胱括约肌,使膀胱颈收缩而储尿。尿道膜部括约肌(尿道外括约肌)为骨骼肌,它由阴部神经支配,可使尿道外括约肌收缩,控制排尿或使会阴各肌收缩,辅助控制排尿。

(四) 尿道

1. 男性尿道 成人男性尿道长约17~20cm,自然状态下呈"S"形弯曲。全长自内向外分为3部:

(1)尿道前列腺部,自尿道内口穿过前列腺达尿生殖膈上筋膜,平均长约3cm,其背侧壁上有一凸起,即精阜,其上正中有一隐窝,称前列腺囊。囊的两侧有射精管开口。前列腺管开口于精阜两旁的沟中。

(2)膜部,穿过尿生殖膈的一段尿道长约1.2cm,在会阴深袋中,为尿道外括约肌所围绕,是三部分中的固定部。

(3)海绵体部或称阴茎部,自尿生殖膈下筋膜至尿道外口,于膜部相接处管腔最大称尿道球部,有尿道球腺的导管通入其中。在接近尿道外口处,管腔又复扩大称舟状窝。在此段,尿道黏膜及黏膜下层中有Litte腺存在。

临床上常将尿道前列腺部和膜部称为后尿道,尿道海绵体部称为前尿道。尿道有 3 个狭窄部即外口、膜部和内口,及 3 个膨大部即舟状窝、球部和前列腺部。膨大部分为结石易停留之处。成人正常尿道可通过直径 10mm 的器械,尿道全程有两个弯曲:第 1 个弯曲位于尿道膜部,称耻骨下弯;第 2 个弯曲位于耻骨前部,称耻骨前弯。当阴茎向前提向腹壁时,耻骨前弯即消失,但耻骨下弯不能人为将其拉直。故放入器械时,应顺此弯曲轻轻插入,不可粗暴,以免损伤。

当尿道外伤在尿生殖膈以上发生破裂时,尿液将渗于腹膜外间隙内。若尿道膜部破裂,尿液遂渗入会阴袋内,该处筋膜坚强且无裂隙与周围相通,故尿液不易向外扩散。如尿道球部破裂,尿液即渗入会阴浅袋内;由于会阴浅筋膜与内膜相融合,向上包绕阴囊、阴茎,并越过耻骨联合与腹下部浅筋膜深层相续。因此,尿液渗入袋内后,除向阴囊、阴茎蔓延外,并可向上扩展至腹壁前。假如尿道破裂在海绵体部,由于阴茎筋膜仅包被所有海绵体,故渗出的尿液可以仅限于阴茎的范围之内。

尿道表层为黏膜,前列腺部尿道为移行上皮细胞,膜部、球部及阴茎部尿道的近侧段为复层柱状细胞,阴茎部尿道之远侧段与阴茎头部尿道为鳞状上皮细胞。

后尿道的血供来自膀胱下动脉的前列腺支,并有痔中动脉及阴部内动脉的分支,它们之间有吻合支。前尿道的动脉是阴部内动脉、尿道球动脉及尿道动脉的分支。后尿道的静脉回流至膀胱前列腺静脉丛,前尿道的静脉回流至阴部内静脉,再至髂内静脉。尿道的淋巴十分丰富,在尿道黏膜下为淋巴网,前尿道引流至腹股沟浅淋巴结,进而至腹股沟下深淋巴结,并沿髂外淋巴结向上引流。后尿道淋巴引流至髂外淋巴结、闭孔淋巴结及盆腔淋巴结。

2. 女性尿道 成年女性尿道长 3.5~5cm,尿道外口最细,在排尿时尿道内口扩张,尿道呈圆锥形。女性尿道可分为上、中、下三段,彼此相互延续。上段尿道称近端尿道,下段尿道称远端尿道。尿道内层为黏膜,尿道口为复层扁平上皮,其余部分为复层柱状上皮。尿道黏膜及黏膜下形成多数皱襞及陷窝,尿道黏膜下有许多小的尿道腺,开口于黏膜表面。尿道旁腺(Skene 腺)开口于尿道口黏膜上。尿道肌层主要由平滑肌构成。上段尿道环状平滑肌与膀胱颈环状肌相连贯,在颈部特别肥厚,形成收缩力较强的内括约肌,对控制排尿起着重要作用。中段尿道除平滑肌层之外,还有少量随意环状肌,起部分外括约肌作用。下段尿道无肌肉,只有2~3 层纤维组织。

女性尿道淋巴十分丰富,下段尿道淋巴引流至腹股沟浅淋巴结,进而至腹股沟深淋巴结及髂外淋巴结。中、上尿道淋巴经尿道旁淋巴管进入盆腔,引流至髂外淋巴结、闭孔淋巴结和盆腔淋巴结。故女性尿道癌在腹股沟淋巴结未曾转移时,盆腔淋巴结可能已有了转移。

二、肾脏生理

肾脏的生理功能包括排泌功能和内分泌功能。

(一)肾脏的排泌功能

1. 排泄功能　肾脏生成尿液,从尿中排出大量的代谢废物,主要是蛋白质和核蛋白的代谢终产物,如尿素、肌酐、尿酸、氨以及硫酸盐,还排泄核蛋白和磷脂的代谢产物磷酸盐。此外,还要排泄肠中腐败产物和肝脏解毒后的产物,如酚、马尿酸等,以及某些药品和毒物。

2. 保持内环境的相对稳定　通过激素及神经对尿生成的调节,肾脏随时改变对水、盐类、酸类和碱类的排出量,从而维持体液的容量、成分、渗透压和酸碱度方面的相对稳定。可见,肾脏不仅是一个重要的排泄器官,也是一个维持内环境稳定的重要调节器官。一旦肾功能发生障碍,首先出现的临床表现是水、电解质和酸碱平衡紊乱。

(二)肾脏的内分泌功能

肾脏分泌的生物活性物质,主要有促红细胞生成素、肾素、羟化的维生素 D_3 和前列腺素。促红细胞生成素的作用是刺激骨髓加速生成红细胞。肾素是由近球细胞分泌的,对于调节醛固酮的分泌、调节小血管口径、调节血量以及血液中 Na^+、K^+ 浓度等都有重要作用。维生素 D_3 在肝内羟化生成 25-OH-维生素 D_2 后还必须在肾内进一步羟化成 1,25-$(OH)_2$-维生素 D_3,才具有高度活性,它的作用主要是调节 Ca^{2+} 代谢。肾脏分泌的前列腺素,主要是前列腺素 A,是一种强力的舒血管物质。肾脏分泌的前列腺素,绝大部分在髓质中合成,在皮质中降解,前列腺素有增加肾血流量,特别是肾皮质血流量的作用,而且有降低全身血压的作用。

第四节　肠造口术后的消化生理改变

肠造口有回肠造口和结肠造口之分。回肠造口多用于溃疡性结肠炎、克罗恩病、多发性结肠息肉或结肠憩室病的治疗。结肠造口主要用于结直肠肿瘤的治疗。肠造口术后不仅患者心理变化较大,消化道功能也会发生相应改变。了解这些变化,有助于帮助患者克服心理恐惧,尽快适应术后的生活,也有助于及时有效地纠正造口对消化道生理的不利影响,避免或减少造口并发症的产生。

一、回肠造口

1. 排出量 术后早期回肠造口排出液为胆汁性液体。进食固体食物后，排出液变稠，每日排出量逐渐增多，至 10 天左右趋于平稳。小肠能够逐渐适应造口前每日进入结肠的 1500～2000ml 液体。造口功能良好时，每天排出量 200～700ml。粪便的含水量决定了粪便的稠度及体积，饮食的改变也会使每日排出量发生相应改变。术后 6 个月，回肠造口排出量逐渐变少，排出液似粥样黏稠，呈黄棕色，有食物颗粒。由于排出液中 90% 为水分，故成形粪便比较少见。气体及粪便的排出是间歇性的。餐后排出量较多、较快，感染、饮食不当及疾病复发(如克罗恩病)常致排出量增加。

2. 对营养和代谢的影响 回肠造口术后有时会发生渗透性腹泻，这与胆盐的吸收不良或胆盐存储量减少进而导致脂肪吸收不良有关。肠内水分的吸收取决于肠液内溶质经上皮细胞的转运，而钠的主动转运是决定小肠吸收水分的重要因素。一般情况下，每日经回肠造口排出液丢失的钠约为 60mmol(正常人为 2～10mmol/d)。由于末端回肠是吸收水分及钠的重要部位，广泛小肠切除将影响患者对回肠造口的适应能力。脂肪及氮的丢失在这类患者中较为明显。全大肠切除回肠肛管吻合，近端祥状回肠造口患者也有类似回肠切除的反应。这是因为行回肠储袋-肛管吻合后，约 100cm 的末端回肠无法与肠内食物充分接触。这类患者的粪便呈液状，排出量明显高于单纯远端回肠造口者。

全身性缺钾在无并发症的回肠造口患者少见。经回肠造口排出的钾每天为 6～12mmol。慢性失盐时，回肠钾的分泌量增加，以最大限度地在回肠内进行钠-钾的吸收交换。小肠广泛切除后将出现钾及氮的丢失过多。Cooper 发现，回肠切除长度 <40cm 时，正常体重、脂肪及水容量均可以维持，但可出现全身氮、钾及游离脂肪酸的减少。切除长度 >50cm 时，患者体内脂肪含量明显减少，体重下降。回肠造口时并无明显钙、镁的丢失。但是，回肠广泛切除后将导致食物中钙吸收不良及胆盐和维生素 D 代谢紊乱。

3. 肠道运动功能 Soper 等研究了回肠造口者的消化道运输时间，发现回肠造口者胃内容物排空速度并无改变，但胃肠运输时间较正常人明显延长(348 分钟对 243 分钟，$P<0.01$)。他们的结论是，全结肠切除、回肠造口后，小肠的运动速度减慢，与先前的一些观察结论一致。出现这种情况的原因尚不清楚，可能与结肠切除后近端小肠肠管代偿性肥厚，使吸收面积增大有关。

4. 细菌环境 回肠造口术后，回肠内细菌丛的组成与大肠相似。Gorbach 发现，造口术末端回肠细菌数量增加约 80 倍。大肠杆菌亦较正常回肠多见。但总的来说，回肠造口排出液中细菌数量较正常粪便少。葡萄球菌、链球菌及真菌增加,脆性类杆菌少见。

5. 全身反应　回肠造口者尿路结石较正常人多见,发病率为3%～13%,可能与体内水分及钠的丢失有关。回肠造口后的肠液高排出量及回肠广泛切除是诱发结石形成的重要因素,原因可能是尿量减少及尿液 pH 下降。预防的方法是增加水的摄入,进而增加尿量。回肠造口与胆石形成是否有关尚存在争议。一般情况下,适应力良好的回肠造口患者胆酸排出量与结肠功能良好时无明显不同。不过,末端回肠广泛切除或肠道炎症会造成胆汁肝肠循环紊乱,进而出现胆酸吸收不良或耗竭,胆汁饱和度改变,为胆石形成创造了条件。尽管如此,肠造口术后并无必要作预防性胆囊切除术。据 Ritchie 等的观察,与正常人相比,回肠造口术后因胆结石需行胆囊切除的患者数量并无增加。

二、结　肠　造　口

每天经回肠进入结肠的水分约 1500ml,钠约 120mmol。结肠本身的主要功能为储存粪便,最终缓慢将粪便排出,很少分泌液体。粪便从右半结肠到左半结肠过程中,每天吸收的水分＜260ml,钠＜25mmol。此外,胆酸主要在结肠内吸收。回肠切除后进入结肠的胆酸增多,可使结肠水及电解质的分泌量增加。

结肠造口术后初次排便时,排出物多为黏液。此后排便量逐渐增多,不规则。至术后 10～14 天粪便逐渐变稠。一般情况下,结肠造口术后的饮食不必限制,患者在自己的恢复中很快会知道哪些食物会增加粪便或气体地排出量。特别是近端结肠切除不多时,很少发生脱水及电解质紊乱。经造口注入药物很容易吸收(有肠衣的药物除外),在排出前多已吸收完全。近端结肠造口时则可能吸收不全。

1. 近端结肠造口　回肠的内容物进入右半结肠时主要呈液体状。其在右半结肠内的充分混合对水及电解质地吸收非常重要。盲肠及升结肠通过一系列环状收缩使肠内容物在其腔内滞留,并进行碾磨,而后通过较强的收缩将这些未完全成形的粪便推送至远端结肠。升结肠或近端横结肠造口将影响粪便的滞留时间及混合,进而影响结肠对水及电解质的吸收能力。因此,近端结肠造口时粪便的量较多,水及钠的含量较高,且排出无规律,不易控制。

2. 中段结肠造口　中段结肠的主要功能是肠内容物的运输和吸收。运动的特点是环状收缩,可使粪便向远端推进并作来回往复运动。与近端结肠造口相比,横结肠远端或降结肠造口的吸收面积更大,粪便可充分混合,可以有效地吸收钠,并形成渗透梯度,便于水分的被动吸收。因此,中段结肠造的粪便排出较近端造口少。

3. 远端结肠造口　远端结肠的主要功能是储存粪便并适时排出。此段肠管并不经常出现强烈收缩,每日仅出现 1~2 次,从而引发排便动作。粪便通常呈半固体或固体状态,由不被吸收的食物残渣及细菌组成。乙状结肠造口后,每日出现 1~2 次排粪。

综上所述,小肠及结肠是维持水及电解质平衡、保持人体内环境稳定的重要器官。造口后的代谢紊乱通常是逐渐发生的,程度并不严重。只要仔细调节水及电解质的平衡,便可预防肠造口带来的并发症。

（陈爱华　诸葛林敏）

第五章

造口手术相关疾病

第一节 胃造口术相关疾病

一、概　　述

　　胃造口术就是在胃前壁与腹壁之间建立一个通向体外的通道作为患者的营养供给途径或暂时性的胃引流措施。胃造口术分暂时性及永久性两类。暂时性胃造口的内壁是由胃浆膜层内翻形成的。瘘口内需放置一导管,拔除此管后即可自行愈合。永久性胃造口的内壁由胃黏膜构成。黏膜管道直接开口于皮肤,无需长期留置导管,可较长时间维持。各种病因所致吞咽困难或无法进食的患者可行胃造口术,用于提供肠内营养,可以避免长期静脉营养的并发症。

二、常见疾病

（一）食管癌

　　1. 临床表现　早期症状多不明显,逐渐出现进食后哽噎、停滞或异物感,胸骨后闷胀或疼痛。晚期症状主要表现为进行性吞咽困难,从进固体食物困难逐渐发展为进流质食物困难,并出现肿瘤外侵的症状,如胸背疼痛、刺激性咳嗽、声音嘶哑等,严重者可出现呕血。

　　2. 诊断方法　上消化道造影可显示食管的增粗狭窄、黏膜中断、管壁僵硬等表现;上消化道内镜检查可直接观察病变的形态和部位,并采取组织进行病理学检查;内镜超声可判断肿瘤浸润深度、局部淋巴结转移和周围组织结构受累情况;胸、腹 CT 检查能显示食管癌向管腔外扩展的范围、淋巴结转移及远处转移情况,对判断能否手术有帮助。

　　3. 治疗　采取以手术为主的综合性治疗。全身情况良好、无远处转移、无外周组织器官侵犯可行手术治疗;对有严重吞咽困难而肿瘤又不能切除或全身情况差、基础病多的患者,可以选择姑息治疗,如行胃或空肠造口术、食管支架植入术等。

(二) 中枢性疾病

1. 临床表现 脑血管病变急性期可表现为头痛、呕吐、意识障碍、偏瘫、失语、吞咽困难、饮水呛咳、精神症状等,严重者出现昏迷甚至死亡。

2. 诊断方法 神经系统查体可通过患者体征对脑血管病变做出定性和定位的初步判断;脑 CT 检查可以诊断和鉴别脑出血和脑梗死,并明确血肿或梗死的位置或范围;MRI 图像层次较 CT 更清楚,分辨率更高,核磁血管成像对脑动脉瘤和血管畸形诊断价值也高于 CT。其他检查如脑脊液检查,较少应用。

3. 治疗 保持静卧,维持呼吸、循环稳定,控制血压,维持营养、水电解质平衡,防治脑水肿,控制高热,促进神经功能恢复及康复治疗等。

(三) 其他疾病

腹部大手术患者恢复经口进食时间较长,或预计术后可能发生肺部并发症或营养障碍的患者,做临时性胃造口术代替插鼻胃管胃肠减压,以避免因置鼻胃管带来的不适及并发症;颌面部或食管的外伤引起经口进食困难、食管功能不良或良性肿瘤压迫引起食管管腔狭窄等情况,可暂时行胃造口术恢复营养。

三、适 应 证

1. 外伤 颌面部外伤或损伤性食管狭窄,最常见的原因为吞服强酸、强碱所引起的食管化学性腐蚀伤,患者多不能进食。食管贲门良性狭窄而引起的进食困难。

2. 食管肿瘤或功能不良 食管肿瘤生长压迫可以引起食管狭窄,如食管癌晚期常导致食管梗阻,可行胃造口术灌食。估计生存期短于 3 个月者行暂时性胃造口,生存期超过 3 个月者应行永久性胃造口术。贲门失迟缓症是最常见的食管功能性疾病,主要症状为吞咽困难,可行暂时性胃造口维持营养,为进一步手术治疗做准备。

3. 中枢性疾病 中枢神经系统疾病导致的吞咽障碍,如脑卒中、脑外伤或脑部手术后意识模糊等,可行暂时性胃引流。

4. 其他原因 某些腹部大手术的高危、高龄患者,预计术后可能发生肺部并发症或营养障碍的患者,做临时性胃造口术代替插鼻胃管胃肠减压以避免因置鼻胃管带来的不适及并发症。例如,年老患者伴有慢性肺部感染、肺气肿等,为避免长期放置鼻胃管引起肺部并发症,可能时可行胃造口术;迷走神经切断术、保留幽门的胰十二指肠切除术、重症胰腺炎手术等估计胃潴留时间较长,需较长时间放置鼻胃管减压者,均可在施行手术同时,附加一暂时性的胃造口术。

5. 禁忌 极度衰竭或不可纠正的凝血机制障碍者应视为禁忌。

(武颖超)

第二节 空肠与回肠造口相关疾病

一、概 述

小肠造口术按部位分可分为空肠造口术和回肠造口术。目前小肠造口的适应证很广泛,主要目的:一是引流肠内容物,暂时性肠道减压以促进肠道病变的恢复,如急性机械性肠梗阻上端造口减压;二是向肠管内注入营养物质,如幽门梗阻、食管癌晚期、重症胰腺炎等;三是永久性或暂时性粪便改道,如严重结肠病变、全结肠切除术后或结肠需暂时休息者。

二、空肠造口术

空肠造口术是通过剖腹或微创手术在空肠壁与腹壁之间建立一个通向体外的通道,目的是为了暂时性肠道减压,引流肠内容物和经空肠供给营养物质。目前多用插管式造瘘。空肠造口术的术式有很多,操作简便易行,瘘口可于造口管拔出后自行愈合。空肠造口术在严重胃肠道病变术后的肠内营养支持较其他方法更少发生并发症,明显改善手术的治疗效果,在临床上应用广泛。

(一)常见疾病

1. 幽门梗阻

(1)临床表现:主要表现为呕吐隔夜食物,且量大,一次 1000~2000ml,含大量黏液,但不含有胆汁。常引起幽门梗阻的疾病为十二指肠溃疡或胃窦癌。

(2)诊断方法:上消化道造影可发现胃排空障碍;上消化道内镜检查可直视下判断病变的部位及性质,并可取组织行病理学检查;腹部增强 CT 可判断病变的部位和性质,尤其对于胃窦部癌,可判断胃癌的侵犯深度、周围组织浸润、淋巴结转移和远处转移的情况。

(3)治疗:诊断明确的患者可行手术治疗,良性疾病多行胃大部切除术,胃癌患者中身体条件好、肿瘤分期早的可行胃癌根治术;部分胃癌患者行姑息手术如空肠造口术,以解除患者的症状如幽门梗阻、消化道出血或营养不良等。

2. 腹部手术并发症

（1）临床表现：常见的有十二指肠瘘、胃肠吻合口瘘等；表现为术后发生的腹部疼痛、发热、腹膜炎体征及血白细胞数升高等。

（2）诊断方法：通过引流液或腹腔穿刺液的性状和量判断是否为消化液；腹部 CT 可了解手术部位的情况，包括腹腔炎症反应情况、吻合口情况或腹腔内游离气体等；口服亚甲蓝稀释液后引流管引出蓝色液体也可确诊吻合口瘘。

（3）治疗：手术修补或瘘口处引流管置管，行腹腔冲洗；禁食，充分胃肠减压和引流；肠外营养支持，纠正水、电解质紊乱和维持酸碱平衡；使用广谱抗生素；行空肠造口术早期肠内营养支持。

3. 急性肠梗阻

（1）临床表现：腹痛、腹胀、呕吐、停止排气排便、水电解质和酸碱失衡、低血容量症状甚至休克。

（2）诊断方法：立位腹平片可见肠管扩张，部分呈阶梯状的气液平面。

（3）治疗：常规需进行胃肠减压、维持水电解质和酸碱平衡、抗感染等治疗；完全机械性肠梗阻需行手术解除梗阻、去除病因；肠梗阻部位病变复杂、患者情况差，不允许一期吻合的患者，可先行肠造口术如空肠或盲肠造口术，达到减压、解除肠梗阻引起的生理紊乱，再行二期重建肠道连续性。

4. 其他疾病　如因梗阻或进食困难行胃造口术的患者均可行空肠造口术；胆道梗阻性疾病将胆汁外引流后通过造瘘引入肠道，减轻体液流失。

（二）适应证

1. 空肠以上病变导致不能进食的情况。例如①食管狭窄，不能进食，全身营养不良，而狭窄又不能用手术解除者；②幽门梗阻，十二指肠瘘，胃肠吻合口瘘，营养不良者；③急性重型胰腺炎术后估计短期内不能进食，可经空肠造瘘补充营养。

2. 暂时性肠道减压或引流。例如①急性机械性肠梗阻时为引流肠内容物，可行上端造口减压；②胰头、壶腹癌致梗阻性黄疸，无法施行切除术，行胆道内引流术又无条件时，胆汁可经胆道外引流，再自空肠造瘘返入肠腔。

三、回肠造口术

回肠造口术是将回肠在腹壁适当位置上拉出并翻转，然后缝于腹壁，最后形成一个有开口、乳头状的肠黏膜，又称人工肛门。回肠造口术的主要目的是永久性或暂时性的粪便改道，少数情况下用于减压解除梗阻，通常是末端回肠造口。

（一）常见疾病

1. 结肠梗阻

（1）临床表现:引起结肠梗阻最常见的是结肠癌。主要症状表现为腹痛、便血、贫血、腹部肿块、肠梗阻等。

（2）诊断方法:粪便潜血检查可作为结肠癌的初筛手段;下消化道内镜检查可直视下判断病变的部位和性质,并取组织进行病理学检查;腹、盆部增强CT可判断结肠癌的部位、侵犯深度、淋巴结转移和远处转移的情况;癌胚抗原（CEA）对早期胃肠道肿瘤有提示意义,但特异性不高。

（3）治疗:分期较早的患者可行根治性手术治疗,TNM Ⅲ期根治性手术后患者应采用辅助性化疗;结肠梗阻严重、身体基础条件差一期吻合发生并发症可能高的患者可行回肠造口术,二期行手术重建肠道连续性;肿瘤分期晚,不能行根治性手术但有严重肠梗阻,可行姑息性回肠造口术。

2. 溃疡性结肠炎

（1）临床表现:常见症状为腹痛、黏液血便、里急后重、发热、呕吐、体重减轻等;部分可伴随关节炎、虹膜睫状体炎、肝功能障碍和皮肤病变。严重者可出现大出血、中毒性结肠炎、中毒性巨结肠、肠穿孔、肠道狭窄梗阻、癌变等。

（2）诊断方法:下消化道内镜检查可观察到结肠黏膜出现充血、水肿、溃疡或假息肉形成;气钡双重对比造影有助于确定病变范围和严重程度,可以发现结肠袋形消失、肠壁不规则、假息肉形成以及肠腔变细、僵直。

（3）治疗方法:内科治疗以药物治疗为主,常见种类为柳氮磺胺吡啶水杨酸制剂、皮质激素、免疫抑制剂等;发生严重并发症如大出血、中毒性结肠炎、中毒性巨结肠、肠穿孔或内科治疗无效有梗阻或癌变存在,需外科手术干预,可行全结直肠切除及回肠造口术或回肠肛管吻合术。

3. 家族性腺瘤性息肉病　家族性腺瘤性息肉病（familial adenomatous polyposis,FAP）以结直肠多发息肉为主要表现,癌变率高,手术治疗为主,多行全结直肠切除及回肠造口术。

（二）适应证

1. 结肠梗阻　引起结肠梗阻最常见的是结肠癌。若患者有以下情况,暂时不能行结肠癌切除、回结肠吻合术,可行回肠造口术。

（1）结肠癌分期较晚,与周围组织粘连紧密切除困难者。

（2）患者基础病多,身体条件差,有严重营养不良、低蛋白血症、贫血等情况,不能耐受手术者。

（3）患者肠道准备差,行回结肠吻合发生吻合口瘘的风险高时,可行暂时性粪便改道。

2. 溃疡性结肠炎和家族性腺瘤性息肉病（FAP）行全结直肠切除后,做回肠永久性造口。

（武颖超）

第三节　结肠造口相关疾病

一、概　述

结肠造口是在腹壁上作切口,并将一段结肠管壁拉出切口外,翻转缝于腹壁形成的肠造口。其作用是代替原来的会阴部肛门行使排便功能,实际上就是粪便出口改道。由于结肠靠近肛门,结肠造口对患者整体的消化功能影响不大。

二、盲肠造口术

盲肠造口术主要目的用于远端结肠梗阻或结肠吻合术中进行减压、顺行性结肠盥洗等。

（一）常见疾病

引起结肠梗阻的疾病如结肠癌(临床表现、诊断、治疗见回肠造口术章节)。

（二）适应证

1. 急性结肠梗阻(特别是升结肠或横结肠肿瘤所致的梗阻),患者全身情况较差,不能一期切除者。

2. 结肠吻合术中,如吻合不满意,可同时行盲肠造口,以利于减压,防止吻合口漏。

3. 溃疡性结肠炎患者不能耐受或口服药物治疗无效时,可行盲肠造口,经造口行药物灌肠。

4. 假性结肠梗阻保守治疗无效时。

5. 神经源性结肠动力缺乏。

6. 先天性肛门闭锁或发育不全所致便失禁或便秘。

7. 盲肠扭转。

三、横结肠造口术

横结肠造口术多采用双腔造口术。优点是手术简单、快速、无污染,关闭容易,可达到完全转流粪便的目的;缺点是造口大、护理难度高。

（一）常见疾病

左半结肠癌或直肠癌

(1)临床表现:多有便血、梗阻症状。

(2)诊断方法:便潜血、CEA、下消化道内镜、腹盆增强 CT 等。

(3)治疗:根治性手术一期吻合困难或并发症高,可行暂时性横结肠造口术转流粪便;姑息性手术行永久性横结肠造口。

（二）适应证

1. 不能切除的左半结肠癌,伴有梗阻者,需做永久性横结肠造口。

2. 伴有梗阻的左半结肠和直肠癌或狭窄者,行切除术的术前准备。

3. 左半结肠有炎性水肿,吻合后估计吻合口愈合不良或血液循环欠佳者,做暂时性横结肠造口。

4. 作为复杂性肛瘘、直肠膀胱瘘或者直肠阴道瘘等疾病的术前准备。

5. 左半结肠或直肠梗阻,为保证修补处的愈合,可行暂时性的横结肠造口术。

（三）禁忌证

凡近端结肠有梗阻性病变者,不宜行横结肠造口术。

四、乙状结肠造口术

（一）概述

乙状结肠造口简单易行,凡乙状结肠、直肠急性完全性梗阻或不完全梗阻,乙状结肠、直肠损伤、出血、穿孔,严重肛门失禁、直肠或肛门病变需完全切除者,都需要作乙状结肠暂时性或永久性造口,以达到粪便引流、解除梗阻的目的。有时某些疾病的术前准备也需要乙状结肠造口,如先天性或后天性直肠阴道瘘、直肠膀胱瘘、先天性肛门闭锁或狭窄等的术前准备。

乙状结肠造口术的术式较多,常见的有袢式造口术、双腔造口术、单腔造口术等,不同术式适用于不同的情况。

（二）常见疾病

直肠癌

（1）临床表现:①直肠刺激症状,如便意频繁、排便习惯改变、肛门下坠感、便不尽感、里急后重等;②肠腔狭窄症状:粪便变形、变细,严重时出现肠梗阻;③癌肿破溃感染症状:粪便表面带血或脓血便。

（2）诊断方法:便潜血、CEA、下消化道内镜、腹盆增强 CT 等。

（3）治疗:根治性手术一期吻合困难或并发症高,可行暂时性造口转流粪便;姑息性手术行永久性结肠造口。

（三）适应证

1. 袢式造口术

（1）直肠外伤、梗阻或狭窄,做暂时性结肠造口,以转流粪便,保证愈合。

（2）直肠癌伴急性梗阻时作为先期减压手术。

（3）晚期直肠癌呈冰冻骨盆、无法切除肿瘤者。

禁忌:乙状结肠或更近侧结肠有梗阻性病变者,不宜选作乙状结肠袢式造口术。另外,极度衰竭和不可纠正的凝血机制障碍患者应视为禁忌。

2. 单腔造口术

(1)一般适用于低位直肠癌根治术后,做永久性人工肛门,如直肠、肛管经腹会阴联合切除术后。

(2)有时切除病变后,由于肠壁水肿或全身情况不佳,不能做一期肠吻合或远端不能提出腹腔外行双腔造口时,可将远端闭锁,行近端单腔造口术(Hartmann术)。

(3)乙状结肠或近侧结肠有梗阻性病变者,不宜选作乙状结肠单腔造口术。

禁忌:极度衰竭和不可纠正的凝血机制障碍患者。

(武颖超)

第四节　泌尿系统造口相关疾病

一、肾　积　水

由于各种原因造成泌尿系统梗阻时,尿液由肾排出受阻,肾盂内压力增高,造成肾盂、肾盏扩张和肾实质压迫性萎缩,称为肾积水。肾积水可由泌尿系统内、外,先天和后天性各种病变引起。

引起肾积水的先天性病因可分为:①节段性输尿管发育不良:多见于肾盂输尿管交界处、上段输尿管和输尿管膀胱入口处,有节段性的肌层缺如、发育不全或解剖结构紊乱,影响了输尿管的正常蠕动,造成动力性的梗阻。②输尿管狭窄:多发生在肾盂输尿管连接处,产生不完全梗阻。在显微镜下可见在梗阻段的肌细胞周围及细胞中间有过度的胶原纤维,肌肉细胞损害形成以胶原纤维为主的无弹性狭窄段阻碍了尿液的排泄而形成肾积水。③输尿管扭曲、粘连、束带或瓣膜样结构:常发生在肾盂输尿管交界处、输尿管中段,可为先天性或后天获得性,儿童与婴儿占绝大多数。④异位血管压迫:多由于先天性肾脏发育不良导致,如马蹄肾、先天性肾旋转不良。肾脏的异位血管多位于肾盂输尿管交界处的前方,压迫肾盂输尿管连接部导致肾积水。⑤输尿管异位开口:多为先天性的,也可因肾盂周围纤维化或膀胱输尿管回流等引起无症状肾盂扩张,导致肾盂输尿管交界部位相对向上迁移。⑥先天性输尿管异位、囊肿、双输尿管等。⑦异位肾脏。

后天获得性梗阻导致的肾积水多见于成年人,病因有以下几种:①炎症后或缺血性瘢痕导致梗阻;②膀胱输尿管反流;③肾盂与输尿管的肿瘤、息肉;④肾脏或输尿管的结石;⑤外伤后的瘢痕狭窄;⑥女性生殖系统病变,如盆腔的肿瘤、炎症、子宫内膜异位等;⑦腹膜后病变,如腹膜后纤维化、出血、肿瘤等;⑧下尿路各种疾病造成的梗阻导致膀胱压力过高,上尿路排空困难形成肾积水,如前列腺增生、膀胱颈部挛缩、神经源性膀胱、尿道狭窄、肿瘤、结石等。

肾积水患者常无明显症状,直至出现腹部肿块和腰部胀感时才被注意。肿块多在无意中发现,一般有囊性感。疼痛一般较轻,甚至完全无痛。部分肾积水患者可出现肾绞痛,疼痛剧烈,沿肋缘、输尿管走行放射,伴有恶心、呕吐、腹胀、尿少。肾积水并发感染会出现严重的全身中毒症状,如寒战、发热、头痛以及胃肠功能紊乱,甚至出现感染中毒性休克。有些患者以尿路感染为最初症状,凡对尿路感染治疗效果不好的患者,一定要注意梗阻因素的存在。

肾积水的治疗目标在于需针对肾积水的病因安排治疗方法,消除梗阻,改善肾功能,缓解症状,尽可能修复其正常的生理结构。肾积水治疗应早期进行,合理地应用整形手术,纠正发育异常,争取肾功能较大恢复。肾积水严重,肾功能破坏十分严重对侧肾正常者,可作肾切除术。如在解除梗阻之前需先作肾引流时可作经皮肾穿刺并置入肾造瘘管。对于输尿管因周围严重病变(如宫颈癌、结肠癌)需作长久引流时,可经膀胱放入双J管,导管上端位于肾盂,下端位于膀胱,对输尿管起支撑和内引流作用,免除了携带体外造瘘管的不便。

二、尿 潴 留

尿潴留是指膀胱内充满尿液而不能正常排出。尿潴留可分为完全性和不完全性尿潴留。完全性尿潴留起病急骤,膀胱内突然充满尿液不能排出,患者十分痛苦,常需急诊处理;不完全性尿潴留指排尿后膀胱内残余尿量大于100ml。不完全尿潴留起病缓慢,病程较长,下腹部可触及充满尿液的膀胱,但患者由于疾病长期存在和适应痛苦反而不重。

尿潴留病因分为机械性梗阻和动力性梗阻。机械性梗阻是指参与排尿的神经和肌肉活动正常,但是膀胱颈至尿道外口某些部位存在梗阻性病变。膀胱颈病变例如胱颈挛缩、纤维化等,前列腺病变例如前列腺增生、前列腺肿瘤、急性前列腺炎或脓肿等,尿道病变例如尿道异物、结石、肿瘤、外伤等均可造成机械性梗阻。动力性梗阻指各种原因造成排尿中枢或周围神经损害,导致膀胱逼尿肌无力或尿道括约肌痉挛引起的梗阻。如脊髓或马尾损伤、盆腔手术损伤支配膀胱的神经以及糖尿病外周神经病变等造成神经性膀胱功能障碍。此外还有松弛平滑肌的药物如阿托品、东莨菪碱等亦可引起尿潴留。

急性尿潴留发病突然,膀胱内充满尿液不能排出,胀痛难忍,辗转不安,有时从尿道溢出部分尿液,但不能减轻下腹部疼痛。慢性尿潴留多表现为排尿不畅、尿频,常有尿不尽感,有时有尿失禁。少数慢性尿潴留的患者会发展为肾积水,甚至出现肾功能不全乃至尿毒症。

急性尿潴留的治疗原则是解除病因,恢复排尿。如病因不明时应先做导尿或耻骨上膀胱造瘘引流膀胱尿液解除病痛,然后做进一步检查明确病因。如果梗阻病因无法解除,可永久引流尿液,定期更换造瘘管。慢性尿潴留若有肾积水、肾功能损害者,应先引流膀胱尿液,待肾积水缓解、肾功能改善后,针对病因解除梗阻。

三、膀　胱　癌

膀胱癌是我国泌尿系统中最常见的肿瘤,在欧美国家仅次前列腺癌,居第二位。膀胱癌多为移行上皮细胞肿瘤,多发生在膀胱侧壁及后壁,其次为三角区和顶壁,肿瘤可呈多中心分布。男性发病率为女性的 3~4 倍,年龄以 50~70 岁居多。

膀胱肿瘤的病因尚不明确,目前认为明确的致病因素有:①吸烟;②长期接触芳香族类化合物,如染料、皮革、橡胶、油漆等;③体内色氨酸代谢异常;④膀胱黏膜局部长期遭受炎症、结石等刺激;⑤某些特定的药物,如含有马兜铃酸的中草药;⑥寄生虫病,如膀胱内的血吸虫病。

膀胱癌的临床表现:①血尿:反复发作的无痛性全程肉眼血尿是膀胱癌最常见的症状。出血量可多可少,轻时可表现为镜下血尿,严重时带有血块。血尿出现时间及严重程度与肿瘤严重程度并不呈正比。②膀胱刺激症状:肿瘤细胞浸润、组织溃疡、坏死及感染等均可使膀胱肌肉收缩而产生尿意;出现尿频、尿急、尿痛及持续性尿意感。原位癌的膀胱刺激症状者较为明显。③肾积水:膀胱癌侵及输尿管口时,可引起肾盂及输尿管扩张积水,甚至继发感染,而引起不同程度的腰痛、发热等。如双侧输尿管口受累,可发生急性肾功能不全。④下腹部包块:多为膀胱顶部腺癌或其他部位恶性度高的膀胱癌。直肠(或阴道)指检或触及高低不平之硬块,用以了解肿瘤侵犯周围脏器的情况。⑤全身症状:恶心、食欲不振、发热、消瘦、贫血、衰弱、恶病质等。⑥转移症状:膀胱癌以盆腔淋巴结转移多见,可压迫静脉导致下肢水肿。肿瘤侵犯直肠可引起便血、直肠刺激症状等。转移到肝、肺、骨而引起各脏器相应的临床症状。

尿常规检查可明确尿液中红细胞情况。尿脱落细胞学检查选取患者新鲜尿液中段,离心后镜检观察尿液中脱落细胞有无疑似肿瘤细胞,简便易行,可作为血尿的初步筛选,反复多次检查可以提高阳性率。腹部 B 超检查对诊断膀胱肿瘤的准确性与肿瘤的大小和位置有关,此外还可以提供初步的分期诊断,可作为患者的初步筛查手段。静脉肾盂造影能排除肾盂和输尿管的肿瘤,同时还可以了解双侧肾功能情况。泌尿系统增强 CT 检查能够了解膀胱肿瘤的浸润深度、与周围脏器的关系、区域淋巴结及远隔器官是否有转移、是否合并上尿路肿瘤等,对制订治疗方案很有帮助。膀胱镜检查在膀胱肿瘤诊断中占有极重要的地位,它可在直视下观察到肿瘤的数目、位置、大小、形态和输尿管口的关系等,同时可做活组织检查以明确诊断。

对于非肌层浸润的膀胱癌,首选经尿道膀胱肿瘤电切(TUR-Bt)术,术后辅助膀胱内灌注化疗药物(如表阿霉素、吡柔比星)或卡介苗以减少复发。肌层浸润性膀胱癌首选根治性膀胱全切加盆腔淋巴结清扫术,术中可根据患者情况选择尿流改道或原位新膀胱,术后可根据患者病理分期情况辅助放、化疗及免疫治疗。

(赵　峥)

第六章

造 口 手 术

第一节 胃造瘘术

一、传统胃造瘘术

（一）概述

传统胃造瘘术是通过剖腹手术切开腹壁建立胃腔与体外的通道。研究表明,传统胃造瘘术与经皮内镜下胃造瘘术(percutaneous endoscopic gastrostomy,PEG)在病死率上没有显著差异。然而,PEG 术相比传统手术经济和时间成本更低,因此,传统胃造瘘术目前使用率在下降,一些接受剖腹手术的患者如需要行胃造瘘可选取该术式。此外,若存在无法行 PEG术的情况,如食管梗阻、严重腹水等,可行剖腹胃造瘘术。

（二）手术步骤

胃造瘘术有很多术式,如 Stamm 法、Witzel 法、Janeway 法等,以最常用的 Stamm 法为例,步骤如下:

1. 行腹正中切口。
2. 显露胃体,于胃前壁中部或偏左侧作浆肌层荷包缝合。
3. 于荷包缝线中央切开胃壁,吸净胃内容物。
4. 置入胃造瘘管,结扎、剪断荷包缝线。
5. 距原荷包缝线外 1cm 处做第 2 层荷包缝合,结扎、剪断缝线。
6. 造瘘管穿过大网膜,使大网膜覆盖于造瘘处,引出体外并固定。
7. 关腹。

（三）并发症

1. 造口瘘 在进行置管胃造口术时,造口胃壁要仔细地缝合在前腹壁上,否则胃内容物可能会自造口管周围漏出而进入腹腔,引起严重的腹膜炎。

2. 伤口感染　胃内容物沿造口管周围渗漏,导致皮肤糜烂感染。

3. 造口胃壁出血　与术中操作技术不良、止血不彻底有关。

4. 造口管滑脱　术后早期发生的滑脱,常需立即剖腹重新置管;1 周后发生者,可通过造口瘘道插入导尿管补救。

（武颖超）

二、经皮胃镜下胃造瘘术

（一）概述

胃造瘘的目的在于针对胃肠道功能正常但无法进食的患者实施肠内营养,可有效维持肠道功能与营养支持。经皮内镜下胃造瘘术（Percutaneous Endoscopic Gastrostomy,PEG）是一种通过胃镜引导下的非外科微创手术,通过在患者体内置入造瘘管,提供摄入营养的通道。这种手术远期费用低于静脉营养,且为肠内营养途径,不存在肠外营养相关并发症,与传统的鼻饲营养相比效果更好,可明显减少留置鼻饲管引发的出血、鼻腔咽喉糜烂及误吸引发的吸入性肺炎等。与传统开腹胃造瘘术相比具有创伤小、费用低、恢复时间短等优势。对意识障碍、头颈部肿瘤、术后等不能经口进食的病人具有重要作用,是替代鼻饲营养、取代传统外科开腹胃造瘘术的主要手段。

（二）适应证

PEG 适用于因各种原因造成的长期或较长期（1 个月以上）经口进食困难,而胃肠功能正常的患者。具体的适应证包括:

1. 中枢神经系统疾病或全身疾病导致的吞咽不能或吞咽困难影响生活质量。如:脑血管意外、脑干病变、脑肿瘤及脑外伤;急性呼吸衰竭、重症肌无力、系统性硬化症、神经性呕吐或完全不能进食的神经性厌食等。

2. 各种原因导致的机械性咽喉食管腔狭窄,如:口、咽、食管部肿瘤,食管广泛瘢痕者。

3. 头颈部肿瘤放疗期间需长时间营养支持者。

4. 需长期留置胃管者（超过 1 个月）,如:长期胃肠减压、严重胆外瘘需要胆汁回输等。

（三）绝对禁忌证

1. 完全性口咽及食管梗阻,内镜不能通过者。

2. 幽门梗阻、十二指肠梗阻及下消化道梗阻者。

3. 严重而无法纠正的凝血机制障碍者。

4. 胃前壁有巨大溃疡、肿瘤,或穿刺部位广泛损伤,创面感染者。

5. 胃瘫患者。

6. 器官变异或胃大部分切除术后残胃极小者。

7. 全身状态较差不能耐受胃镜检查者。

8. 患者及家属不配合者。

（四）相对禁忌证

1. 肥胖。

2. 腹水。

3. 肝肿大。

4. 腹壁广泛损伤者。

（五）术前准备

1. 患者准备

（1）术前检查血常规、肝功能、肾功能、凝血常规、心电图、胸部 X 线片等。

（2）术前禁食 8 小时以上，禁水 4 小时以上。

（3）术前 30 分钟肌注丁溴东莨菪碱 20mg（或山莨菪碱 10mg），患者如躁动不安，可同时肌注安定 10mg。

（4）术前已有感染的患者可在感染控制的情况下进行，无感染的患者术前预防性应用抗生素。

2. 器械准备　普通胃镜、圈套器或持物钳，小手术开皮包，经皮胃镜下胃造瘘术配套包。

（六）手术方法及步骤

1. 牵拉式造瘘法（pull 法）　牵拉式造瘘法为 Ponsky 和 Gauderer 在 20 世纪 80 年代所创，较安全，技术成熟。操作方法如下：

（1）腹壁定位：常规胃镜检查，检查完成后，患者转平仰卧位，头抬高 30°，偏向左侧防止误吸。胃腔持续注气使其充分扩张，胃镜头端对向胃前壁窦体交界处。调暗室内照明，根据内镜在腹壁的透光点选择穿刺部位，或用手指压迫腹壁，在内镜下所见胃前壁运动明显及手指压迹处为穿刺点（通常位于左上腹、肋缘下、中线外 3～5cm）。

（2）留置套管针：穿刺点常规消毒铺巾，局部逐层麻醉至腹膜，将注射器刺入胃腔，可抽出气体，胃镜下也可看到穿刺针头。拔出注射器，穿刺点皮肤切开 0.5～1.0cm，钝性分离皮下筋膜至肌膜下，穿刺套管针经皮肤切口垂直刺入胃腔。

（3）牵拉导线：助手固定套管针外套管，拔出金属针芯并将引导线送入胃内。圈套器(持物夹)经胃镜工作孔道插入胃腔内，圈套器(持物夹)套紧(夹住)引导线后随胃镜退出口腔，引导线另一端在腹壁外。

（4）留置造瘘管：引导线与造瘘管导管呈"8"字交叉套牢，牵拉腹腔外引导线将造瘘管经口、咽、食管逆行拉入胃中。当造瘘管拉至穿刺外套管处时有阻力增大的感觉，此时用力将造瘘管连同外套管一同拉出腹壁外，使造瘘管蕈状头端适度贴紧胃内壁。

（5）固定造瘘管：胃镜再次进入胃内，观察造瘘管蕈状头固定情况，确认无误后，腹壁上用皮肤垫盘固定造瘘管腹外段，剪去尾端，安装接头，结束手术。

2. 直接置管法

（1）腹壁定位：参阅牵拉式造瘘法。

（2）留置套管针：参阅牵拉式造瘘法。

（3）留置造瘘管：直接置管法用的造瘘管为头端带气囊的导管。将套管内芯拔去，立即用手指压住套管口避免漏气，将造瘘管插入套管。

（4）固定造瘘管：向造瘘管气囊打入蒸馏水，剥离外套管，牵拉造瘘管使之松紧适宜，用固定板固定造瘘管。

（七）术中注意事项

选好选准穿刺点，并穿刺成功是 PEG 操作顺利进行的关键影响因素。PEG 标准位置是体表在左上腹部，胃内位置在胃体中下部或胃窦—体交界的胃前壁，进胃镜后可在标准位置直接选点和穿刺，这样可减少胃镜在胃腔内时间，尤其适用危重患者。有时因无法找到腹壁外透光点，会导致选定 PEG 穿刺点困难，特别是肥胖患者。主机如果有"短暂增强光亮度"功能并启动强光，用此方法可增加找到合适的穿刺点的概率。肥胖患者胃位置上移情况多见，故腹壁外确定的穿刺点时常不在标准位置而向上向右偏移；胃内穿刺点可能偏向大弯侧。有时穿刺针刺入深度及角度均觉合适，但胃腔内未见穿刺针出现，此时不宜急忙退针重新穿刺，以免造成更多不必要损伤，可用手持穿刺针，小范围内向胃腔方向缓慢拨动针的方向，同时观察胃内有无针的拨动挤压迹象，一旦发现即刻调整穿刺针的刺入方向和深度，向胃腔内刺入，以求取得成功。

（八）术后管理

1. 术后营养 PEG 术后当天静脉营养，24 小时后经造瘘管给予要素饮食。喂养前先从造瘘管给予少量生理盐水，观察患者有无不适。喂养时抬高患者床头，并在喂养结束后至少保持 30～60min，以防止反流和误吸。喂食前后给予清水冲洗造瘘管防止堵塞。

2. 术后用药 PEG 术后 3 天常规给予抗生素治疗，同时给予止血、抑酸等对症处理。

3. 术后造瘘口护理 牵拉固定时间约 1～3 周，是胃壁和腹壁间粘连愈合形成瘘管，术后 7 天内造瘘口处每日换药，保持造瘘口清洁干燥；调整造瘘管外翼，保持适当的胃壁与腹壁挤压张力。

造瘘管发生脱管或置入时间久（4～6 个月），需更换造瘘管，可剪掉体外端，用胃镜将造瘘管经口取出,然后用持物钳将新造瘘管送入胃内,沿瘘管重新送入。

(九) 并发症处理与预防

PEG 的总并发症 <10% ,严重并发症约为 3% 。

1. 出血 包括腹腔内出血、消化道出血及造瘘管周边出血。造瘘管周边出血可给予压迫止血。术后严密观察患者病情变化,必要时行超声或 CT 检查,如腹腔内出血或消化道出血保守治疗无效,应及时考虑手术治疗。

2. 脏器损伤 包括空腔脏器损伤和实质性脏器损伤。空腔脏器损伤如穿刺时导致的横结肠损伤,或造瘘术后造瘘管长期压迫结肠引起结肠缺血、坏死,形成穿孔。损伤较小,拔管后可自愈,而瘘较大时,多引起严重的感染症状,需手术治疗。实质性脏器损伤多为穿刺时由于肝左叶较大造成的肝损伤,处理方法同腹腔内出血。

3. 造瘘口周围炎、脓肿形成及坏死性肌膜炎 轻者为局部皮肤红、肿、热、痛,重者形成脓肿。因此术后 7 天内应每天创口碘伏换药,如有局部皮肤红肿渗液,可加用磺胺吡啶银外搽,如有脓肿形成,则要及时切开排脓。术前应纠正低蛋白血症、严重贫血等营养不良的状况,术后给予充分的营养支持。术前半小时预防性使用兼顾革兰氏阳性菌的广谱抗生素,如术后造口周围严重感染,形成腹壁蜂窝织炎和皮下气肿,出现全身中毒症状,应根据具体情况行手术切开引流,清除坏死组织,并根据药敏结果合理应用抗生素。

4. 造瘘管漏 由于造瘘口大于造瘘管,或因造瘘管移位,胃内容物及灌入营养液沿管周漏出,即外漏。也可漏入腹腔内,即内漏。前者可予禁食、抑酸、创口换药或更换大号造瘘管处理,后者为一种严重的并发症,应手术处理。

5. 包埋综合征 是指过度牵拉 PEG 导管,导致胃黏膜坏死,内垫片从胃腔移行至胃壁内或腹壁内,内镜下无法找到内垫片,是一种 PEG 特有的严重并发症,其发生率为 1.5% ~1.9% 。预防的关键是 PEG 术后窦道形成后,每天创口换药时均需要将外垫片松开,转动导管 1 周,并将导管小心推进 1 ~2cm 再拉紧重新固定。

6. 吸入性肺炎 有些患者因 PEG 后出现胃食管反流,导致误吸发生。对于 PEG 的患者,建议坐位或半卧位喂养直至餐后半小时,控制每次喂养量不超过 250ml,避免喂食后拍背吸痰,这些是预防反流误吸的关键。

7. 造瘘管滑出 大多为后期并发症,主要由于后期造瘘管固定过紧,窦道过大引起,一旦滑出,可以尝试原位送入,无法原位送入者则需要换管。如早期发生造瘘管滑出,则会导致严重的腹腔感染,可能需手术治疗。

8. 瘘口肉芽组织生长过度 局部清洁消毒后,用无菌剪刀减除,并用苯酚或硝酸银灼烧创面。

(王大广 国瑀辰)

第二节　空肠造瘘术与回肠造口术

一、空肠造瘘术(空肠营养管置入术)

(一)适应证

1. 幽门梗阻,十二指肠瘘,胃肠吻合口瘘,营养不良者。

2. 食管狭窄,不能进食,全身营养不良,而狭窄又不能用手术解除者。

3. 急性重型胰腺炎术后估计短期内不能进食,可经空肠造瘘补充营养。

(二)手术步骤

1. 左上腹经腹直肌切口。横结肠系膜根部探查十二指肠悬韧带,距起始部 15～25cm 处选定造瘘部位。

2. 在选定造瘘处的肠系膜对侧肠壁上,用细丝线作一荷包缝合,直径 1～1.5cm。用尖刃刀在荷包缝合的中央将肠壁戳一小孔,向肠腔远端置入一条尖端有 2～3 个侧孔的 16 号胶管,尖端进入空肠远端 10～15cm,将荷包缝线收紧结扎。

3. 埋藏导管,将导管顺肠管纵轴平置于近端肠壁上,沿导管两旁以细线作浆肌层间断缝合,将导管连同荷包缝合口埋于两侧肠壁折叠而成的沟内,埋藏长度 >5cm。

4. 固定肠管和胶管。将导管穿过大网膜,并将网膜覆盖造瘘处,经左上腹另戳口引出胶管。将造瘘肠管的浆肌层和壁层腹膜固定数针,胶管和皮肤固定缝扎一针。逐层缝合腹壁切口(图 6-1)。

(三)术后注意事项

1. 术后继续胃肠减压。

2. 术后 6～10 小时,可自导管滴入糖水、肠内营养液等液体。开始每小时 50～60ml,以后逐渐增加。需根据患者情况,随时调整营养液浓度、温度、速度和用量,避免肠蠕动加快或痉挛所致的腹泻、腹痛。肠蠕动恢复后开始进食。

3. 不需继续造瘘时,可将造瘘管拔除,但必须在术后 10 日以上,造瘘口周围已有瘢痕粘连后。导管拔出后,造瘘口可在数日内自行愈合。

二、回肠单腔造瘘术

(一)适应证

1. 家族性结肠息肉病,需行全结肠切除者。

2. 慢性广泛溃疡性结肠炎患者,不能耐受一期结肠切除,可先作回肠造

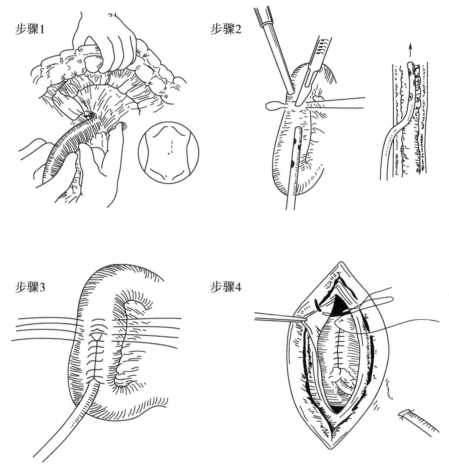

图 6-1 空肠造瘘术手术步骤

瘘,待病情好转,再作切除。

3. 作为多发性结肠息肉病分期结肠切除术前或术中的一个步骤。

4. 结肠癌或结肠疾患伴有结肠梗阻行一期结肠吻合,可行预防性回肠造瘘。

(二)手术步骤

1. 左下腹旁正中切口。将回肠末端提至切口外,在距回盲瓣约 15cm 处,选一处对近、远端肠管均能充分供应血运的血管弓,将其切断。用两把肠钳夹住肠系膜分离处的回肠,在两钳间切断回肠。

2. 近端回肠封闭保护,远端回肠用细丝线作全层连续缝合,加浆肌层间断缝合予以封闭包扎近端。

3. 作右下腹小切口,一般以右下腹部相当于脐与髂前上棘连线中点的内侧为宜,切口大小应能容纳二指而不紧。

4. 将近段回肠引出切口约6cm,使系膜没有张力。在腹腔内将肠系膜的游离缘缝合于腹前壁腹膜上,以防发生内疝。

5. 将回肠系膜与小切口腹膜缝合固定。

6. 将引出的肠壁黏膜外翻,套住回肠外壁,将外翻的黏膜边缘与切口皮肤缝合固定。

7. 造瘘处用凡士林纱布包裹,缝合腹壁切口(图6-2)。

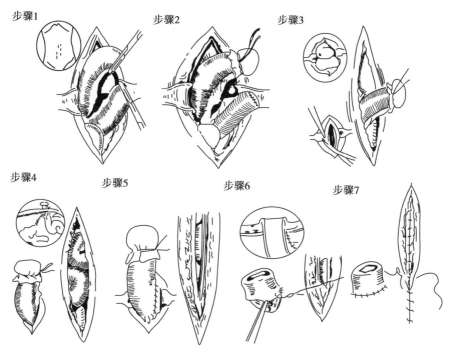

图6-2　回肠单腔造瘘术手术步骤

（三）术后注意事项

1. 观察造口有无缺血、水肿。

2. 回肠单腔造瘘口排出物较稀,且量较多,内含少量酶对皮肤的刺激性较强,造瘘口周围皮肤应用氧化锌软膏保护。术后2周起每日或隔日用手指扩张造瘘口1次,以防造口狭窄。

三、回肠双腔造瘘术

（一）适应证

1. 绞窄性肠梗阻、肠坏死或外伤性肠破裂,有严重休克、衰竭、不能耐受一期切除者。

2. 结肠吻合（或修补）术前或术后，需要减压以保证吻合口的愈合。

（二）手术步骤（以小肠部分病变为例）

1. 左或右经腹直肌切口。将有病变（坏死、破裂、损伤或感染）的肠袢轻柔提出腹腔，置于切口外，肠袢外置部分应包括病变肠袢两端的正常肠管约3cm，用温生理盐水纱布垫围护包盖。

2. 将外置肠袢的肠系膜与切口腹膜缝合固定。缝合腹壁腹膜、腹直肌鞘用中号丝线间断缝合，皮肤用细丝线缝合。外置肠袢周围用凡士林纱布包裹。若系肠破裂，可经破口放入蕈状导管，用丝线间断或荷包缝合肠壁。

3. 若肠管坏死，可将坏死部位切除。切除坏死肠袢。

4. 为使部分肠腔内容物能继续进入远段肠管，可于4~5天后在造瘘口肠管间加以钳夹，使受夹部位肠管坏死后，近、远段肠管互相连通（图6-3）。

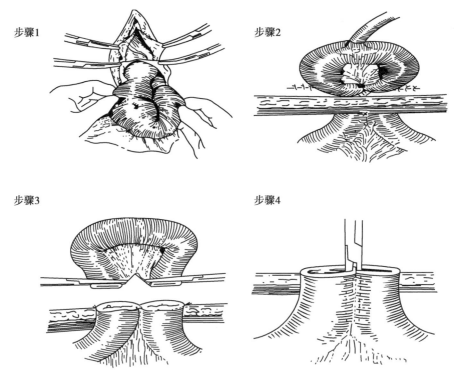

图6-3　回肠双腔造瘘术手术步骤

（三）术后注意事项

1. 术后用弧形玻璃管或胶皮导管连接远、近端肠管，减少肠液外漏，以预防严重的水与电解质平衡失调。

2. 待患者一般情况好转后,及早手术,闭合造瘘口。

(陈国卫)

第三节 结肠造口术

一、概　　述

根据用途结肠造口分为永久性造口和暂时性造口。永久性造口又称为腹部人工肛门,患者将终生使用。暂时性造口又称为预防性粪便转流性造口,待转流功能结束后,需行造口还纳术恢复结肠肠道的连续性。

结肠造口一般置于移动性较大的结肠,如盲肠、横结肠和乙状结肠,分别为盲肠造口、横结肠造口和乙状结肠造口。根据结肠造口的形态,可分为单腔式造口、双腔式造口和袢式造口。

二、单腔式乙状结肠造口术

(一)适应证

1. 直肠癌行腹会阴联合切除后行永久性腹部人工肛门。

2. Hartmann 手术后近端肠管造口。可为永久性的,也可为暂时性的。

(二)术前准备

确定造口位置需根据 Turnbull 提出的五项原则:

1. 位于脐下。

2. 位于腹直肌内。

3. 位于腹壁皮下脂肪最高处。

4. 避开瘢痕、皱折、皮肤凹陷和骨性突起。

5. 患者眼能看到、手能触到。

除上述 5 项原则外,具体到每一患者,还应根据其胖瘦、腹部外形是平坦还是凹凸、腹肌紧张还是松弛等来进行判断。必要时还要考虑到患者职业的方便、嗜好、惯于用左手还是右手,是否坐轮椅或用拐杖等因素,另外,造口位置还应距预定剖腹切口线 5cm 以上。

(三)标记造口位置

1. 患者仰卧,以龙胆紫标出脐孔、腰线、腹中线、腹直肌、髂嵴和耻骨、腹壁瘢痕处、脐下腹壁脂肪最高处等,参考预定的手术切口位置,并用手触摸腹直肌的位置、紧张度及其边缘,于平卧位根据上述 5 项原则选择一个最合适的造口位置,作出第一个标记。

2. 患者坐起,在坐位重复以上各项检查,根据 5 项原则判断在坐位最合适的造口位置,作出第二个标记。

3. 再让患者站起,再立位重复以上各项检查,根据 5 项原则判断在立位最合适的造口位置,作出第三个标记。

4. 再让患者仰卧,比较所有标记点,选择一个最合适的位置。

5. 于已确定的造口位置处消毒皮肤后滴一滴亚甲蓝,然后用消毒的皮下注射针头刺入数次使颜料渗入皮下,以干棉球擦去亚甲蓝,检查标记记号的清晰程度。

6. 必要时可标记两个造口位置,以便一旦手术过程中发现第一个造口位置不合适时,可使用第二个造口位置。

(四)手术步骤

1. 切开皮肤 夹起皮肤,切去直径约 3cm 的圆形皮肤,同样范围切除皮下组织,达腹直肌前鞘。切口过大容易发生切口旁疝,过小则容易发生狭窄。

2. 切开腹直肌 十字形切开腹直肌前鞘,切开部分腹直肌纤维,再十字形充分切开腹直肌后鞘。切开的通路能轻松容二指。切开后鞘时注意勿切破腹膜。

3. 打通腹膜后隧道 夹起左侧后腹膜切缘并向上提起,用手指于腹膜外打出大约能容三指的隧道,直通至腹壁造口切开处,注意勿撕破腹膜。

4. 经腹膜后拖出结肠 将乙状结肠断端经腹膜后隧道向造口切开处拉出,高出皮肤 3cm,将造口肠管浆肌层与腹直肌前鞘缝合固定 4 针。

5. 缝合后腹膜 仔细缝合乙状结肠系膜的切离缘与后腹膜之间的裂隙。继而缝合盆底腹膜,重建盆底。

6. 造口肠管与皮肤缝合 用可吸收线行肠管全层与皮肤的一期缝合。先缝 4 针作为定位,再在 4 针之间加针。为使人工肛门制成后稍高于皮肤,可于皮肤进针后,先平行挂造口肠管浆肌层一针,然后再穿过造口肠管末端的全层,形成突出型人工肛门,使人工肛门高于皮肤约 1.5cm,便于造口器具的使用。

7. 覆盖造口袋 用干纱布擦净造口周围皮肤,然后覆盖已准备好的消毒的黏着性透明造口袋。

(五)术后处理

1. 造口的观察 术后应每日观察造口的颜色,以了解造口存活情况。正常造口应为肌肉样红色或暗红色,由于术中肠钳的损伤,会有一定的水肿。造口呈粉红色提示有贫血,应注意补血;造口颜色呈暗紫色或黑色,则表示造口有可能发生坏死,应严密观察及时采取补救措施。可用针刺造口肠管,若造口出血表示造口存活,若连刺两次都无出血则很可能造口已坏死。

2. 帮助患者使用造口器具 术后应由造口治疗师或造口专科护士耐心、

细致地指导患者及家属如何正确使用造口器具,要保持造口周围皮肤的清洁与干燥,皮肤有损害时及时请造口治疗师或造口专科护士处理,排便次数过频也可适当使用止泻剂。

三、袢式横结肠造口术

袢式结肠造口主要用于暂时性造口,应用较广泛,其中袢式横结肠造口使用最多。

(一)适应证

1. 左半结肠、直肠切除吻合术后,为预防吻合口瘘的发生而使用的预防性造口。

2. 左半结肠、直肠发生外伤、穿孔、吻合口瘘等病变时作为治疗措施的粪便转流性造口。

3. 急性左半结肠梗阻,不宜行一期切除手术时的紧急粪便转流性造口。

(二)手术步骤

1. 切口　取右上腹经腹直肌横切口,长7~8cm。

2. 提出横结肠　根据横结肠上附着有大网膜,很容易找到横结肠。将横结肠提出切口外,沿结肠壁游离大网膜,将游离的大网膜放回腹腔。

3. 固定横结肠　于横结肠系膜无血管区穿一小孔,穿过一玻璃棒防止肠管内陷。为防止边缘动脉弓被玻璃棒压迫造成肠管血供障碍,应在边缘动脉弓远侧直动脉之间植入玻璃棒。或先用胶管提起肠管,防止回缩,缝合固定后再引入玻璃管。自两侧向中央缝合腹壁切口,直至提出的袢状横结肠两袢之间有能轻松插入示指的间隙为止。缝合时要注意不使口侧肠袢受挤压。将袢状横结肠的口侧袢与肛侧袢的浆肌层分别与腹直肌前鞘固定数针,一般各固定4针即可。

4. 缝合固定肠袢　将腹膜及肌鞘与肠系膜及肠壁缝合固定。

5. 切开横结肠　沿结肠带纵行切开横结肠。若有肠梗阻,为防止污染,应用数层纱垫保护好切口后,先于结肠上作荷包缝合刺小口置入肠梗阻减压器吸净肠内容物,待肠管萎瘪后,再切开肠管。为了使口侧开口能呈乳头状突起,切口应偏向口侧肠袢充分切开,而肛侧肠袢仅切开一部分即可,这样可使口侧开口较大,肛侧开口较小。

6. 造口与皮肤一期缝合　以可吸收线与单腔式乙状结肠造口同样方法行造口肠管全层与皮肤的一期缝合。

7. 覆盖造口器具　为防止固定肠管的玻璃棒脱出,可于玻璃棒的两端套入乳胶管形成环状,乳胶管可放入造口袋内,然后于造口处贴上已消毒的合适大小的黏着性透明造口袋。腹壁切口其他部分则覆盖无菌敷料。

（三）术后处理

术后处理同单腔式乙状结肠造口。玻璃棒可于术后 7~8 天除去。

四、盲肠造瘘术

盲肠造瘘术不是将盲肠与皮肤直接缝合而是插入一根引流管将盲肠与腹壁悬吊固定,因而不是造口术而是造瘘术。

（一）适应证

盲肠造瘘主要用于急性结肠梗阻,盲肠高度扩张,易发生盲肠穿孔时。近年来也有些用于直肠前切除术后预防吻合口瘘的预防性转流性造瘘。

（二）手术步骤

1. 切口　右下腹麦式切口,6~8cm。依次切开腹壁各层,进入腹腔。

2. 盲肠造瘘　以血管钳夹起切开的腹膜边缘,将膨胀的盲肠引出腹壁切口。盲肠周围以纱垫保护。于盲肠前壁作一直径 2~2.5cm 的荷包缝合,于荷包中央切开小口插入肠梗阻减压器,尽量吸净结肠内气体与液体,使盲肠萎陷。自盲肠切开处放入一蘑菇头引流管,收紧结扎荷包缝线。于第一个荷包外方 1cm 再做一荷包,收紧结扎,将第一个荷包埋入。

3. 固定盲肠　将腹膜与蘑菇头引流管周围的盲肠浆肌层缝合固定数针,然后关闭腹膜,使盲肠紧贴于腹膜。

4. 逐层缝合腹壁切口。

（三）术后处理

1. 引流管护理　术后注意引流物的性状,及时更换引流袋。注意引流管的畅通,若有粪便堵塞时可用生理盐水冲洗。

2. 拔除造瘘管　一般术后三周左右可拔除造瘘管,瘘管多能自行闭合,一般不需要二期手术。

五、全盆腔脏器切除术

全盆腔脏器切除术(total pelvic exenteration,TPE)指整块切除直肠、膀胱、输尿管下段、内生殖器官(男性为前列腺、精囊,女性为子宫、阴道),若髂内血管受侵可一并切除。泌尿系重建一般采用回肠膀胱,消化道重建一般采用永久性乙状结肠造口,对位置较高的肿瘤可行保留肛门的 TPE。

（一）适应证

适用于膀胱、输尿管、前列腺及后尿道受侵,通过 TPE 可望达到根治性切除的局部进展期直肠癌或局部复发直肠癌。肾盂积水、S_2 水平以下骶骨或一侧骨盆受侵不是手术禁忌证。对于可切除的肝、肺孤立转移灶,若全身情况良好,可先行 TPE,二期切除转移灶。

远处多发转移、腹水、S$_2$以上骶骨或双侧骨盆受侵、下肢进行性水肿或坐骨神经痛,是手术禁忌证。

(二)手术步骤

1. 体位、腹部切口、游离肠管等步骤参见单腔式乙状结肠造口术相关内容。

2. 腹腔探查 证实无肝脏及腹膜广泛转移,确定或高度怀疑直肠肿瘤侵犯输尿管下段、膀胱或前列腺,决定行 TPE。

3. 游离直肠及膀胱侧方 沿小骨盆内侧壁向前下延长腹膜后切口,切开膀胱侧方腹膜。游离输尿管。距癌肿 2cm 以上切断输尿管下段,将 8 号导尿管插入其近端。若髂内血管受侵犯,可于臀上动脉远侧切断、结扎髂内动脉及其各分支,与直肠侧韧带一并切除。分离膀胱外侧与盆壁间的疏松组织,结扎切断输精管、膀胱血管,游离至前列腺侧方,使膀胱与盆壁间完全游离。直肠侧壁、后壁游离参见经腹会阴联合切除术(APR)相关内容。

4. 游离膀胱、前列腺侧方、前方 沿盆侧壁切开前列腺外侧盆内筋膜,此时可见前列腺与盆壁肌肉间的疏松结缔组织,在此间隙内游离前列腺侧壁,该处筋膜内常有 1~2 支静脉,穿行进入前列腺,应先结扎切断。分离膀胱前壁与耻骨联合间的疏松组织,显露耻骨后的耻骨前列腺韧带,其内有阴茎背静脉丛及膀胱前列腺静脉丛,此处极易撕裂出血,小心分离结扎切断。向下继续分离至尿道膜部,术者左手指引导下,于直肠前壁前方,用直角钳分离出尿道,切断,结扎其远端(或留待会阴部操作时切断)。若为女性,则尽可能向远端分离,以便切除全部尿道。

5. 会阴部操作 参见腹部会阴切除术相关内容,会阴部切口向前延长,女性患者切口范围应包括阴道、尿道。若尿道尚未切断,此时可予切断,结扎其远端。向上切开尿生殖膈,与腹部切口会师,整块移除标本。

6. 截取回肠 距回盲瓣 10~15cm 处截取长 15~20cm 的带血管蒂回肠。用链霉素溶液和生理盐水灌洗该段回肠。于该段回肠前方对端吻合远近侧回肠,缝闭回肠系膜的裂隙。

7. 输尿管回肠吻合 可将两侧输尿管分别与回肠行端侧吻合,或将输尿管融合后与回肠吻合。

(1)两侧输尿管分别与回肠行端侧吻合:一般先行右侧输尿管与回肠的吻合。距回肠膀胱近侧断端 3~4cm 处对系膜缘浆膜,用蚊式钳由里向外戳一小孔,将右输尿管内导管及输尿管断端自肠外引入肠腔内。于回肠黏膜面用可吸收 5-0 肠吻合线行回肠与输尿管的全层间断缝合,8~12 针,针距 1~1.5mm,一般先于四角处缝合 4 针,再于每 2 针间缝合 3 针。同法于距右侧吻合口2cm处肠壁行左侧输尿管回肠吻合。然后将两侧输尿管内导管经回肠远端引出,双层缝闭回肠膀胱近端。

(2)输尿管融合后与回肠吻合:靠拢两侧输尿管断端,分别纵向切开下端并行部分1~1.5cm,以可吸收5-0肠吻合线间断缝合,将两侧输尿管下端融合成杯口状,与回肠膀胱近侧断端用可吸收5-0肠吻合线全层间断缝合,3-0丝线间断缝合浆肌层。

8. 回肠膀胱造口 造口部位设置于脐与右髂前上嵴连线中点,直径约2cm,自末段回肠和盲肠后方将回肠膀胱远端拉出腹壁外,注意保证系膜无张力。分别将腹膜、腹直肌后鞘、前鞘与造口肠壁缝合固定,再将造口回肠断端全层外翻缝于真皮,造口高出腹壁1cm左右为宜。左右输尿管内导管经造口引出体外并分别标记。

9. 手术创面及切口处理 缝合相应系膜切口,关闭造口肠管与侧腹壁间隙,尽可能关闭盆底腹膜。如果盆底腹膜缺损过多,则不必勉强缝合,可用带蒂大网膜填塞,无条件者盆底开放即可。逐层缝合腹部切口。于骶前间隙放置引流管,经会阴部另行小切口引出。

(三)术中注意事项

1. 预防和处理术中大出血 局部进展期直肠癌或复发直肠癌常与骶前、盆腔侧壁间形成严重粘连,分离过程中可能引发致命性的大出血。在施行TPE时应遵循下述原则。

(1)术中出血部位常位于骶外侧静脉和髂内静脉的分支处,手术先从中线分离再向两侧延伸较为安全。

(2)分离侧方时应先显露髂内血管,再沿其锐性分离,必要时可进行预防性结扎或缝扎。

(3)肿瘤常与盆壁粘连固定,一旦发生出血,在显露不良的情况下,若强行钳夹缝合止血常加重血管的撕裂,导致难以控制的大出血。此时应先准确压迫暂时止血,改换别处分离,切除肿瘤,移出瘤体后显露改善,可从容止血。

(4)若缝扎止血等方法无效,可用纱条进行盆腔填塞止血,简单有效,尤其是患者循环不稳情况下更为实用。

2. 保肛TPE 一般而言,直肠癌灶距肛门8cm以上、女性患者在6cm以上者,可考虑行保肛TPE,最终能否保肛则取决于术中的判断。在盆腔病灶完全游离、尿道横断后,若肛提肌以上正常肠管超过3cm,可行保肛TPE,使部分患者最终可保留肛门。

3. TPE联合骶骨或半骨盆切除 若肿瘤与骶前粘连固定或侵犯骶骨,为了保证足够距离的无瘤切缘,可行TPE联合骶骨切除。骶骨切除范围不能超过S3上缘,否则会影响骨盆结构的稳定性。对于一侧骨性骨盆受侵犯但尚能根治切除者可考虑行 TPE 联合半骨盆切除术。

4. 盆腔残腔的处理　TPE 应尽可能关闭盆底腹膜,如果盆底腹膜缺损过多,则不必勉强缝合。对于过大的残腔可以采用大网膜填塞、可吸收网修补、臀大肌肌瓣填塞等方法处理,其中大网膜填塞较为常用。

（四）术后处理

1. 将左右输尿管内导管分别标记,并注意保持通畅,术后 10 ~ 14 天可拔除。若支架管拔除有困难,可待自行脱落后取出,不可强行拔除以免输尿管吻合口撕裂。

2. 若盆腔内填塞了纱条,可于术后 5 ~ 7 天在手术室拔出;若患者高热,应提前取出,若仍有出血,可换纱条继续填塞,但这种情况少见。其余参见经腹会阴联合切除术(APR)相关内容。

（五）并发症处理与预防

1. 会阴切口感染、不愈合　TPE 术后盆腔残腔较大,容易发生感染及会阴部切口不愈,是 TPE 术后最常见的并发症。TPE 术中采用大网膜填塞等方法消除盆腔残腔,可以减少此类并发症。

2. 肠梗阻　TPE 术后小肠梗阻的发生率约20%,多数患者经胃肠减压等保守治疗可缓解,个别患者需再次手术处理。

3. 肠瘘　少数患者 TPE 术后发生肠瘘,多见于复发癌,术前放疗也是导致肠瘘的重要原因,一般需再次手术处理。

4. 泌尿系并发症　包括泌尿系逆行感染、尿瘘、尿路狭窄、肾功能不全等,多数患者经保守治疗可缓解。

（姜　勇）

六、临时性造口还纳术

（一）概述

患者在一期手术行肠造瘘术后,待患者进食良好、营养状态恢复、一期吻合口愈合良好后,多需要行造口还纳术。根据一期手术造口情况不同,造口还纳术可大致分为横结肠造口还纳术、乙状结肠造口还纳术和末端回肠造口还纳术。

（二）适应证

1. 患者一般状况良好,能够耐受二次手术。

2. 二次手术术前检查提示远端肠管通畅。

3. 末端回肠造瘘术后 3 ~ 6 个月,横结肠或乙状结肠造瘘术后 6 个月以上。

（三）绝对禁忌证

1. 术前检查提示远端肠管梗阻。

2. 患者肿瘤腹腔内复发，生存期较短。

3. 患者第一次手术存在肠瘘等并发症，第二次手术窗口期仍未愈合。

4. 患者存在腹腔结核、克罗恩病等已形成肠瘘的基础疾病。

5. 患者及家属拒绝行闭瘘术。

（四）相对禁忌证

1. 患者一般情况差，不能耐受二次手术，如严重的心肺功能异常、肝肾功能异常、大量腹水等。

2. 第一次手术见患者腹腔粘连极重，或根据第一次手术情况，预测患者第二次手术时腹腔粘连极重。

（五）术前准备

1. 术前检查

（1）血常规、尿常规、凝血常规、心电、胸片等常规检查。

（2）全腹部 CT，如患者第一次手术为恶性肿瘤手术，则需行增强 CT。

（3）造瘘口以下消化道造影或肠镜检查，确保下端肠管通畅。

2. 术前用药及护理

（1）术前 3 天行肠道准备，口服庆大霉素注射液和甲硝唑片。

（2）术前 1 天应用泻药清洁肠道，术晨清洁灌肠，备皮，如为 Hartmann 闭瘘，需酌情留置导尿管。

（3）术前预防性应用抗生素。

（六）手术步骤

1. 切口选择　患者平卧位，常规消毒，铺方巾及洞巾，7 号线全层缝闭造瘘口肠管，防止术中粪便溢出污染术区，距造口边缘约 0.5cm 皮肤行环周梭形切口，切开皮肤及皮下组织，直至造瘘口内环，进入腹腔。如患者一期手术行横结肠或乙状结肠造瘘术，则可能需追加腹正中探查口。

2. 游离肠管　分离腹腔内造口周边粘连肠管，使造口输入袢和输出袢肠管足够游离，如患者第一次手术接受的是单腔造瘘术，则需找到远端肠管并进行充分游离，使接下来的吻合无张力。

3. 肠切除及肠吻合　确定参与造瘘部分的肠管范围，用电刀标记预切除肠管长度，结扎相应的系膜血管，切除造瘘口部分肠管。肠管吻合可用可吸收线内翻缝合，并行浆肌层包埋缝合；也可用吻合器或切割闭合器进行吻合，并行浆肌层包埋缝合。吻合方法可以为端端吻合或端侧吻合，依据术中情况而定。

4. 冲洗腹腔及关腹　更换手套，重新消毒手术区皮肤，更换污染器械，避免污染腹腔和切口。大量温盐水冲洗腹腔，检查无活动性出血后，酌情留置引流管,逐层关腹。

（七）术后处理

如为结肠闭瘘,术后患者排气后,可给予少量温水,无不适可给予无渣饮食,并根据患者进食情况向半流食和普食过渡。如为末端回肠闭瘘,尤其当回肠吻合口距离回盲瓣较近时,建议暂时禁食水,术后第 3 天开始给予全流食。术后需定期换药,观察切口愈合情况。术后用药包括补液、抗炎、镇痛治疗。密切观察患者病情,警惕肠梗阻、腹腔出血及吻合口瘘的发生。

（八）手术相关并发症

1. 切口感染、裂开及切口疝。
2. 腹腔出血。
3. 肠梗阻。
4. 吻合口漏。

（王大广　国瑀辰）

第四节　泌尿系统造口术

泌尿系统某一器官发生病变,不能从尿液引流的正常通路排尿,将尿路直接或间接开口于腹壁,暂时性或永久性使用新的途径将尿液排出体外,称为泌尿系造口术或尿流改道术。暂时性泌尿系造口术的适应证包括:①输尿管或膀胱梗阻性疾病,不能经尿道插管引流梗阻上方尿液;②某些尿路手术后,为减少术后并发症可行近端尿路暂时性造瘘;③尿路梗阻继发严重感染或肾功能损害者;④某些尿路梗阻性疾病无法一期处理者。永久性泌尿系造口术的适应证包括①膀胱全切术后;②神经源性膀胱;③尿路梗阻的原发疾病无法处理时。

一、肾造瘘术

肾穿刺造瘘术是为了引流肾盂积水、缓解梗阻、改善肾功能、减轻肾盂和肾实质感染。适用于各种原因的尿路梗阻、肾积水合并肾盂肾炎、肾积脓、尿外渗或尿瘘、肾结石取石术后等。

（一）方法

患者取俯卧位,腹部垫枕,超声引导或在 X 线透视下,确定穿刺部位,做好标记。术者严格按无菌操作要求,戴无菌手套,消毒皮肤,铺无菌孔巾,穿刺部位行局部麻醉(局麻)。一般穿刺点应选在第 12 肋缘下肋脊角处,在超声或 X 线引导下进行穿刺。穿刺后见尿液流出,可留取尿液送检验,如需造影可注入适量造影剂进行肾盂、输尿管造影。如需测定肾盂内压者,接以无菌测压设备。将导丝通过穿刺针置入肾盂内,在穿刺部位作一皮肤小切口,将套管刺入,采用经皮肾穿刺扩张技术,留置引流导管,并妥善固定。

(二)禁忌证

1. 严重的凝血机制障碍、口服抗凝或抗血小板药物的患者。

2. 脊柱严重后凸畸形。

3. 身体条件差,不能耐受检查者。

(三)注意事项

1. 术后定期更换造瘘管,一般每月更换一次。

2. 长期留置造瘘管需拔除前,需行肾盂造瘘管造影,观察肾盂及输尿管有无梗阻。暂时性肾造瘘管拔出之前需先夹管 24 小时,在夹管期间,无腰胀、腰酸、发热,可拔除导管。瘘管在 1~2 天内将自行愈合。

3. 术后肉眼血尿明显时,可将造瘘管夹闭 30~60 分钟,出血一般可自行停止。极少数患者由于血管损伤发生严重出血,需要输血、选择性血管栓塞,甚至手术止血。

二、输尿管造口术

输尿管造口术常用于输尿管和膀胱疾病的手术治疗。输尿管的供应血管很细,在通过腹壁时常导致坏死和狭窄。输尿管皮肤造口术的优点在于简单易行,手术时间短,创伤小;不扰乱腹腔,肠道相关并发症少。其缺点为很多患者术后输尿管皮肤吻合口缺血导致狭窄,须长期留置引流管;若行双侧输尿管皮肤分别造口,术后有两侧各有一个造口,为以后的生活增加更多的不方便。尽管如此,对于高危膀胱癌患者(高龄、严重的内科相关疾病),膀胱癌根治术后输尿管皮肤造口仍为非常好的尿流改道方式。孤立肾患者也更宜采用此术式。

(一)方法

多采用下腹斜切口,经腹膜外施行手术。如同时需行膀胱切除手术,采用下腹正中切口。在腹膜后游离输尿管中下段,注意保存其血液供应。近膀胱处切断输尿管,远端用丝线结扎,近端插入相应粗细的单 J 管至肾盂,并予以固定。在相当于髂嵴上缘水平将输尿管拉出,根据输尿管管径大小切除部分皮肤,切开通过部位之肌肉、腱膜,但不宜切开过多,以免术后发生腹壁疝。4-0 丝线将输尿管外膜固定于腹外斜肌腱膜。将输尿管外翻成乳头式,用丝线与皮缘固定缝合。

如需双侧输尿管皮肤造口,对侧可按同法进行。由于双侧造口,给患者带来不便,可将管径较细的一侧通过骶前、乙状结肠系膜后方拉至对侧,做两个相邻的皮肤造口。为了术后更换单 J 管方便,不建议将两侧输尿管吻合后

做皮肤造口

（二）禁忌证

1. 可用的输尿管长度较短,难以拉出体外者。

2. 身体条件差,不能耐受手术者。

（三）注意事项

1. 应在输尿管跨越髂血管处寻找输尿管,输尿管位置较浅且紧贴在腹膜上,肥胖患者会增加寻找输尿管难度。

2. 若输尿管长度不够,则应尽量向肾盂方向游离。如输尿管长度不够行皮肤造口,则应改行肾造瘘。如术中吻合张力过高,术后则可能出现输尿管回缩至腹腔。

3. 游离输尿管时,应尽量多保证输尿管血液供应,防止输尿管末端坏死。术后如出现输尿管皮肤吻合口狭窄,则应长期留置输尿管内引流管。

三、膀胱造瘘术

膀胱造瘘术适用于急性尿潴留的患者导尿失败、尿道手术为预防感染或尿外渗、经尿道行前列腺电切术中冲洗和减压、经穿刺采取膀胱尿液作检验及细菌培养、小儿和年老体弱不宜留置导尿者。

膀胱造瘘术可采用耻骨上穿刺和开放手术的方法。耻骨上膀胱穿刺造瘘操作简单、创伤小、并发症少、对麻醉要求低,患者恢复快,能及时解除尿潴留。因此暂时性尿流改道应尽可能采用耻骨上膀胱穿刺造瘘。但耻骨上膀胱穿刺造瘘受穿刺通道的限制,造瘘管周径相对较小,会影响引流。开放性耻骨上膀胱造瘘术可同时了解膀胱内的情况,缝合止血较好,出血、漏尿和尿外渗发生率相对较少。以下情况应选择开放性耻骨上膀胱造瘘术:①膀胱空虚,术前无法使之充盈;②有下腹部及盆腔手术史,穿刺膀胱估计有损伤腹腔脏器的危险;③膀胱内充满血块或黏稠脓液,穿刺造瘘管周径小,不能满意引流;④出血性疾病;⑤膀胱挛缩;⑥过于肥胖,腹壁太厚。

（一）耻骨上膀胱穿刺造瘘的方法

穿刺前,膀胱必须保持充盈状态。术者严格按无菌操作要求,下腹部皮肤消毒,在耻骨联合上缘一横指正中处采用2%利多卡因进行局部麻醉。选好穿刺点,以穿刺针向后下方倾斜刺入膀胱腔内。拔出针芯,即有尿液溢出。在此部位做1cm的皮肤切口达腹白线。拔出穿刺针换套管针,按照同一方向穿刺膀胱,拔出针芯,再将导管经套管送入膀胱。观察引流通畅后,拔出套管,将尿管气囊注水10ml并用丝线固定。

（二）开放性耻骨上膀胱造瘘术的方法

在下腹部正中、耻骨联合稍上方做纵形切口,长3~5cm,切开皮肤和皮下组织。切开腹白线,于中线钝性分开两侧腹直肌和锥状肌,将膀胱前脂肪组织和腹膜反折向上推开,显露膀胱前壁和顶部。于膀胱前壁顶部用两把组织钳夹住膀胱前壁并提起,或缝两针牵引线提起,先用注射器做膀胱穿刺,如有尿液抽出则证实为膀胱。牵引线之间用血管钳戳穿膀胱,再行钝性撑开创口。插入吸引器吸尽膀胱内尿液。用血管钳将 Foley 尿管插入膀胱内。膀胱切口用 2-0 号可吸收线做肌肉全层荷包缝合,结扎荷包缝线。再以丝线间断缝合膀胱浆肌层。将造瘘管稍向外拉出,至管子膨大部分刚抵达膀胱切口之下,然后用可吸收线固定尿管。膀胱前间隙放置引流,缝合腹壁切口,用丝线将造瘘管固定于皮肤。

(三)禁忌证

1. 有全身出血倾向、身体条件差,不能耐受检查者。
2. 膀胱未充盈的患者。
3. 有膀胱肿瘤的患者。
4. 尿路梗阻可用其他手术方法解决者。
5. 下腹部手术病史、腹膜反折耻骨后粘连严重者。

(四)注意事项

1. 膀胱穿刺造口术必须在膀胱充盈状态下进行。
2. 操作应按无菌要求进行,引流尿管粗细适当,并妥善固定防止滑脱。
3. 定期更换尿袋及引流管(尿袋 1 周换 1 次,尿管 1 个月换 1 次)。
4. 术后应口服抗生素预防感染,有出血者可用无菌生理盐水冲洗。

四、回肠膀胱术

回肠膀胱术,又称 Bricker 手术,1950 年由 Bricker 首次应用于临床。基本原理是取一段带系膜的游离回肠,将其近端与两侧输尿管吻合,远端行腹壁皮肤造口,尿液即经此造口排出体外。优点是回肠膀胱较短,尿液引流通畅,术后回肠膀胱对尿液中的代谢产物和电解质的吸收较少,极少发生电解质紊乱;输尿管反流的发生率较低;手术操作相对简单。主要缺点是回肠膀胱无贮尿功能,需要佩戴集尿器。适用于膀胱全切术后、巨大膀胱阴道瘘、膀胱外翻、神经源性膀胱、膀胱挛缩、无法修复的下尿路先天畸形或严重创伤等。

(一)方法

取脐下正中切口,进入腹腔后,施行阑尾切除术。游离双侧输尿管下端,注意保存输尿管的血供,在靠近膀胱处切断输尿管,结扎其远端,近侧端插入 F8 单 J 管。用手指经上述盆腔腹膜切开处,在骶岬前方、乙状结肠系膜后方,作钝性分离,形成一通道。将左侧输尿管下端经此通道,牵入腹腔右侧。于回肠末端距回盲瓣 10cm 处,取长 15～20cm 带系膜的游离回肠段,以生理盐水和链霉素盐水冲净肠腔内容物。在回肠膀胱的前上方,吻合切断的回肠,恢复肠管的连续性。将左右输尿管浆肌层于髂血管上方缝合固定 1～2 针,纵向剖开输尿管,将两侧输尿管并腔吻合,裁剪多余的输尿管。将并腔后的输尿管与回肠近端行端端吻合术。缝合后腹膜,使输尿管回肠吻合处置于腹膜外。右髂前上棘与脐连线的中点处,做直径约 2cm 的圆形切口,"十"字剪开该处的腱膜和肌肉,直达腹腔。7 号丝线间断缝合腱膜与腹膜。此通道以容 2 横指为宜。经此通道将回肠膀胱远端拖出腹壁外,外翻缝合成乳头状,与腹膜、前鞘、皮肤固定。将一根 20F 多孔引流管置入回肠膀胱内,固定引流管和左右输尿管支架管。关闭切口各层。

(二)禁忌证

1. 泌尿系感染未能控制者。

2. 伴有上尿路肿瘤、结石或肾脏其他严重疾病者。

3. 腹部外伤、手术或炎症所致的肠粘连者,腹腔结核、肿瘤、炎症或回肠已广泛切除者。

4. 其他系统存在严重疾病有可能导致手术危险者。

(三)注意事项

1. 术中应注意关闭肠系膜间隙、盆腔腹膜切开处,将回肠膀胱闭合缘及其输尿管吻合处置于腹膜外,预防术后腹膜炎、肠梗阻等并发症。

2. 回肠膀胱只是尿液的通道,所截取的回肠应以 15～20cm 为宜。过长,肠腔内尿液滞留,术后易引起电解质紊乱;过短,该段肠管及其系膜存在张力,会引起回肠膀胱的血供不良,腹壁乳头状造口缺血、坏死和回缩。

3. 游离输尿管下段时,注意保留其良好的血供。输尿管回肠膀胱吻合处,宜留置输尿管支架管,以免术后肠黏液堵塞吻合口;吻合口缝合不宜过密,以预防吻合口坏死和狭窄。

4. 回肠膀胱远段经过的腹壁通道的直径以容 2 横指为度。注意将回肠膀胱壁牢固地缝合前鞘和腹膜上,以免术后发生乳头回缩。

5. 将左右输尿管支架管分别标记,以备术后并发症时处理。

五、可控性膀胱术

可控性膀胱术,又称 Kock 膀胱,由 Kock 等于 1975 年首次报道。可控性膀胱主要是利用一段回肠重建储尿袋,一端开口于腹壁,手术成功后,尿液不会溢出体外,靠患者自行间歇导尿排空尿液。本手术的主要优点是患者可获得一个较好的人工膀胱,该回肠袋具有压力低、容量大、可控程度高、很少发生反流和电解质酸碱失衡等特点。患者每 4～8 小时自行插管排尿 1 次,而不需佩戴尿袋,患者生活质量明显提高。主要缺点是手术创伤大、手术时间长、术后并发症较多。可控性膀胱术的适应证与回肠膀胱类似。此外,患者应具备以下条件:一般状况良好,预期寿命长,能耐受复杂手术;有良好的随访和术后宣教条件,能够掌握间歇自行导尿;无消化系统疾病;肾功能良好,能够代偿酸碱和电解质平衡。

(一)方法

切口、游离双侧输尿管下段和左侧输尿管下端经骶岬前方通道拖入腹腔右侧等操作,均同回肠膀胱术。

距回盲瓣 15～20cm 处取游离回肠段 78cm,供制作成回肠袋。其近段 17cm 用于输尿管植入和建立抗反流的乳头瓣;远段 17cm 用于建立控制排尿的乳头瓣和腹壁造口;中央段 44cm 用于制作贮尿袋。分次用生理盐水、链霉素盐水反复冲洗肠腔,排尽其内容物。在游离回肠段的前上方,将回肠远、近断端吻合,以恢复肠道的连续性。

对折游离回肠段的中央段,切开相邻肠壁并将回肠吻合呈"U"形。通过切开的肠腔,把未切开的两端回肠拉入,分别形成 5cm 长的套叠,丝线缝合固定,建立近端抗反流,远端建立抗外溢的肠套叠乳头瓣。将两侧输尿管植入回肠,其内留置支架导管。将切开的回肠祥外缘对折并缝合,形成吻合口前壁,形成回肠袋。将回肠袋下推至盆腔内,缝合固定于腹膜后,关闭系膜间隙。

于右下腹部皮肤作圆形切口,切开腹直肌前鞘,劈开腹直肌,直达腹腔,形成可容 2 横指的腹壁通道。将游离回肠段的输出段经此通道拖出腹壁。用丝线将回肠输出段断端缘与腹壁圆形切口缘间断缝合,建立回肠袋腹壁造口。丝线分别缝合固定双侧输尿管支架管。将引流管经回肠袋腹壁造口插入回肠袋内,缝合固定之。

(二)禁忌证

1. 肾功能不全的患者。

2. 盆腔放射治疗史的患者。

3. 其余手术禁忌证与回肠膀胱术相同。

(三)注意事项

1. 手术成功的关键在于建立满意的套叠乳头瓣。为此,不仅要求套叠乳头瓣固定牢靠,而且还要求套叠乳头瓣血供良好,具有抗反流作用,通畅地引流肾盂输尿管尿液以及能顺利地经回肠袋腹壁造口插管排尿。

2. 严密缝合回肠袋的切口处,关闭肠系膜间隙和盆腔后腹膜切口,将回肠袋置于腹膜外。

3. 回肠袋腹壁造口与腹壁皮肤平齐即可,没有必要做成高出皮肤的外翻式乳头。

4. 术中可控性排尿试验:完成回肠袋腹壁造口后,经造口插入导管并注入等渗盐水 300~400ml。拔除导管,观察输出段回肠套叠乳头瓣的控制溢尿能力。如有溢尿,则应调整回肠袋的位置或者加固缝合回肠输出段的绦纶环。

(赵 峥)

第七章

造口手术围术期护理

第一节　肠造口术前定位

一、造口术前定位目的

（一）便于自我护理

患者一旦接受造口手术，造口将伴随他们一段时间甚至余生。所以只有自己能护理自己的造口，患者以后的生活过得才会更有信心。如果造口位置不当，患者看不到造口，便无法完成自我护理造口的过程，因此造口定位的首要目的是为了使造口的位置更便于患者自我护理。

（二）便于造口用品使用

造口排泄物一般没有规律，需要通过造口袋来收集管理，所以造口的位置要便于造口袋的粘贴。粘贴牢固的造口袋可延长其使用时间，是加速患者康复并返回社会的重要因素。

（三）预防并发症的发生

如果造口位置不当，将导致术后护理困难，甚至引起一些与造口位置有关的并发症，如造口脱垂、造口旁疝、皮肤问题等，会加重患者的痛苦。

（四）尊重患者的生活习惯

造口不应该改变患者的生活习惯，造口者最终要像正常人一样工作和生活，回归社会，术前定位应充分尊重患者的利益，在不影响治疗的前提下，以患者的需要而定位。

二、造口定位原则

（一）患者能看清楚造口，便于自己护理造口

患者取不同体位时均能看清楚造口，尤其是半卧位、坐位、站立位。造口作为患者身体的一个部分,需要每日呵护。如造口位置过低,肥胖患者被腹部脂肪堆挡住了视线,无法看到造口时,造口护理问题将对患者造成困扰。所以患者能够看清楚造口是参与自我护理的关键。

（二）造口周围皮肤平整,便于造口用品使用

造口应位于平整皮肤的中央,皮肤健康,无凹陷、瘢痕、皱褶、骨性突起等。造口排泄物是通过造口袋来收集管理,收集的方式是粘贴造口袋。造口袋通过有黏性的底板,能较长时间地固定于身体造口周围的皮肤上,从而收集各种形态的排泄物。如果粘贴处的皮肤不平整,底板不能紧贴皮肤,易导致排泄物渗漏。所以延长造口袋佩戴时间的关键是避开不健康和不平整的皮肤。

（三）造口位于腹直肌处,预防并发症的发生

更合适、更科学的造口开口的位置是预防手术后并发症的关键。造口是人为在腹壁上开一个口,使腹壁多了一个薄弱处。随着手术后时间的延长,再加上外因导致的腹内压增高的情况,如术后体重增长过快、慢性咳嗽、排尿困难、重体力劳动、经常抬举重物、腹水等,腹腔内活动度较大的内脏如小肠、大网膜易通过造口薄弱处向体外突出,形成造口旁疝。造口旁疝是造口常见的并发症之一,随着患者生存期的延长,造口旁疝的发生率也有上升趋势。

腹直肌的作用是保护腹腔脏器及维持腹内压,保持腹腔脏器位置的固定。它位于腹前壁正中线的两旁,居腹直肌鞘中,为上宽下窄的带形腹肌,起自耻骨联合和耻骨嵴,肌束向上止于胸骨剑突和第 5～7 肋软骨的前面。腹直肌与深层的腹外斜肌、腹内斜肌、腹横肌共同组成腹前外侧肌群。造口位于腹直肌处,可使造口平时处于轻微关闭状况,能预防造口脱垂、外界异物进入造口及造口旁疝的发生。

（四）不影响患者生活习惯

日常生活中个人穿戴衣服的习惯均不一样。男性的裤腰带往往扎在平脐或脐以下,女性的裤腰带则多扎在脐上;胖者喜欢穿宽松的衣服,瘦者喜欢穿紧身的衣服。体力劳动者经常需要弯腰活动,造口位置宜低一点;久坐者则造口位置宜高一点;脊柱侧凸者的造口位置应在凸侧;坐轮椅者的造口位置宜高一点,以便患者能看到。总之,造口的位置应以不影响系腰带,在裤腰带下方为最宜。定位时要尊重患者的要求,不改变其生活习惯。

三、造口定位方法

（一）定位时间

手术前 24～48 小时,以不超过 72 小时为宜。定位时间过早,穿衣、沐浴等擦拭会影响定位标志的清晰度;定位时间过晚,如术晨定位时间紧迫,不利于对患者进行评估指导。

（二）定位前准备

1. 定位前应备皮。

2. 定位前评估

（1）手术类型：在定位前了解患者将要施行的手术方式及术后造口的类型。通常回肠造口、回肠导管术（泌尿造口）位于右下腹部；横结肠造口位于左或右上腹部；降结肠造口、乙状结肠造口位于左下腹部。

（2）评估患者的一般情况：包括文化程度、职业、宗教背景、营养状况、是否做过腹部手术、合作程度、手灵活程度、视力等。

（三）理想造口位置

位于脐部下方脂肪最高处的腹直肌内，患者自己能看见并且手能触及，最大限度避开瘢痕、皱褶、皮肤凹陷、骨隆突处，患者坐、立、躺、弯腰、左右倾斜均感舒适。

（四）肠造口应避开的部位

肠造口应避开陈旧的瘢痕、皮肤皱褶、脐部、腰部、髂骨、耻骨、手术切口、肋骨、腹直肌外、现有疝气的部位、慢性皮肤病（如带状疱疹、银屑病）的部位，因这些部位不利于粘贴造口用品，并容易导致造口周围皮肤并发症的发生。

（五）定位操作步骤

1. 向患者讲解定位的目的及必要性。

2. 患者取平卧位，暴露腹部皮肤，注意保护患者的隐私及保暖。

3. 嘱患者全身放松，观察胸部和腹部轮廓，注意陈旧瘢痕、肚脐、腰围线和骨骼边缘位置。

4. 选择最佳位置：嘱患者坐起，双腿自然下垂，检查患者是否能够看清楚腹部标记，操作者应注意观察预计造口位置是否在皮肤皱褶的部位，根据情况作出相应调整。然后协助患者站立向下看是否能看清楚标记，直至调整至最佳位置。

5. 选择造口位置

（1）操作者根据造口的类型选择相应的站立位置以便于操作。

（2）寻找腹直肌，指导患者平卧，操作者一手托起患者头部，嘱患者眼看脚尖，操作者另一手通过触诊摸到腹直肌边缘位置，并用油性笔以虚线做标记。

（3）定位方法

1）乙状结肠造口

方法一：在左下腹部脐与髂前上棘连线的内 1/3 的区域内。

方法二：脐部向左做一水平线，长 5cm，与脐部向下做垂直线长 5cm 围成的正方形区域。

2）回肠造口和回肠导管术（泌尿造口）

方法一：在右下腹部脐与髂前上棘连线的内1/3的区域内。

方法二：脐部向右做一水平线，长5cm，与脐部向下作垂直线长5cm围成的正方形区域内。

3）横结肠造口：在左或右上腹以脐部和肋缘分别做一水平线，两线之间的区域内选择造口位置。

以上造口位置均应选择在腹直肌范围内。选择一款造口产品进行试戴，观察造口产品与腹部体表标志、瘢痕、皱褶、骨隆突等处的关系，初步选择好位置后用油性笔作"X"或"O"标记。

6. 做好定位标记

方法一：用不褪色的笔画一个直径约2cm的实心圆，待干后，用透明薄膜覆盖。此方法在手术消毒时，标记易褪色。

方法二：用甲紫或不褪色的笔涂上一个直径约2cm的实心圆，再用3%的碘酊固定，待干后用透明膜覆盖。此方法标记不易褪色，但要注意术前不可大力擦拭。

方法三：在选好的位置皮内注入亚甲蓝（美蓝）0.1ml。此方法标记清晰，但有一定程度的疼痛，而且如术中不需要行造口手术，此标志将留在皮肤上形成难以清除的色素，给患者造成心理压力。

四、特殊患者的造口定位

1. 暂时性横结肠造口以及身体肥胖、腹部隆凸明显的患者 造口位置要提高到左（右）上腹部，离肋骨下缘至少5cm以上位置，以免隆凸的腹部挡住患者检查造口的视线及影响日后自我护理。

2. 坐轮椅的患者 患者须坐在自己的轮椅上来评估造口的位置是否合适，而不是随便一辆轮椅。

3. 穿戴义肢或上肢功能不全的患者 需让患者穿戴好辅助器材后才评估造口的位置，使患者能看得见并触摸到造口。

4. 乳房下垂的妇女 造口位置应定在腹部左（右）的略下方，以免下垂的乳房遮住视线，影响日后的自我护理。

5. 脊柱侧弯的患者 造口位置应在凸侧并选择腹部较平坦、皱褶较少的位置。

6. 婴儿及小孩的患者 婴儿可选在腹部中央或脐部与肋缘连线的中线。较大的小孩则选在脐部下方。若幼儿患者因成长而发生体型改变时，造成造口护理上的困扰时，应考虑重新选择造口部位，新的造口位置与原先造口位置之间间隔至少5cm以上,以防原先的造口愈合后所产生的瘢痕收缩而导致新造口周围皮肤的不平整,影响日后的护理。

7. 若须同时做两个永久性肠造口,即泌尿造口和结肠造口 所选位置最好在左、右两侧各一个肠造口,并且不要把两个造口做在同一水平线上,泌尿造口和回肠造口位置最好是设置于上方,而结肠造口位于下方,以免患者日后需佩戴腰带时对另一造口产生压迫。

(张剑锋 张 琳)

第二节 一般护理措施

一、术 前 护 理

1. 肠道准备 良好的肠道准备可保证手术顺利进行,降低手术后腹部感染的发生率,避免肠吻合口因细菌感染而引起吻合口瘘。

(1)目的 去除肠腔的粪便及尽量减少肠腔内细菌,防止术后腹胀和切口感染。

(2)饮食 术前3天低渣半流饮食,术前1天流质无渣饮食,术前晚10时后开始禁食水。

(3)药物

1)遵医嘱口服肠道抗生素,抑制肠道细菌。术前3天开始遵医嘱服用,每天2次。

2)口服泻药:遵医嘱口服泻药,直到排出无渣的清水样便。

3)清洁洗肠:对于不能耐受口服泻药或口服泻药后效果不好或者出现副作用者可选用术前晚及术晨清洁洗肠。

2. 皮肤准备 术前1日手术部位备皮,术晨更换清洁衣裤。

3. 其他

(1)评估患者营养状况:有无贫血、低蛋白血症、营养不良等,采取针对性措施,包括纠正贫血、低蛋白血症,给予营养支持治疗。

(2)评估患者饮食情况:给予高热量、高蛋白、丰富维生素的低脂肪易消化少渣半流质饮食,术前晚禁食、禁水。

(3)评估患者术前肠道系统状况:有无腹泻或便秘,做好肠道准备。

(4)评估患者术前呼吸系统状况:包括有无吸烟史、支气管哮喘病史、肺功能损害,针对原有疾病进行控制,对症治疗,待其肺功能状态能耐受手术时,方可手术。术前嘱患者戒烟,教会其深呼吸及咳痰的方法。

二、术　后　护　理

1. 生命体征监测　严密监测生命体征的变化。

2. 引流管护理　妥善固定各种管道,引流袋低于盆腔平面以下,以利于引流及防止逆行感染,标明各管道的名称、留置时间,保持引流管通畅,密切观察引流液颜色、性质、量的变化,如有异常及时通知医生,对症处理。

3. 准确及时记录 24 小时出入量。

4. 胃管护理　密切观察引流液的性质、颜色、量,并做好记录,保持口腔卫生。妥善固定,防止脱出。

5. 卧位与活动　指导患者床上定时翻身,术后第 2 天协助床边活动,根据患者情况逐渐增加活动量。

6. 饮食指导　待胃肠功能恢复遵医嘱拔除胃管停止胃肠减压并开始进糖水、米汤 50 ~ 100ml/次,每 2 小时交替 1 次,然后逐日增加逐渐过渡到流食半量、流食、半流食、软食。做好饮食指导,观察患者进食后有无腹胀。

7. 基础护理　定时协助患者翻身、雾化,做好患者清洁等工作。

8. 疼痛护理　评估患者疼痛情况,操作轻柔,提供安静舒适的环境,必要时遵医嘱给予镇痛剂。

9. 造口的评估与护理

(1)造口的类型

1)按时间分

临时性造口:当部分肠道中出现一些问题时,如梗阻、瘘等,其肠管可能需要暂时减少或停止内容物通过,在其近端造口为临时造口。根据愈合过程,这可能需要数周、数月甚至数年。最终临时造口会被还纳(移除),并恢复正常的肠道运动。

永久性造口:当结肠或直肠末端发生病变时,需要创建永久性造口。必须全部移除或者永久性绕过病变部位。该造口可以为粪便提供一个出口,并且将来也不会闭合。

2)按造口部位分:升结肠造口、降结肠造口、回肠造口、横结肠造口、乙状结肠造口,输尿管皮肤造口。

3)按造口的方式分

单腔造口:在腹壁仅一个开口,通常先切除病变的肠段,游离近端肠道,通过切口拉出腹壁,黏膜外翻并与腹壁缝合,通常远端肠管多移除或封闭于腹腔内。单腔造口大多是永久性造口,结肠端式造口常用来治疗直肠癌或肛门部恶性肿瘤及无法修复的直肠肛门损伤。

袢式造口:手术时,将一段肠道经切口拉到腹壁表面,用支撑棒或支撑架支持防止缩回腹腔,支架通常放置 10 天左右,纵向切开肠壁,黏膜外翻形成两个开口,分层缝合固定于腹壁。近端为功能祥,远端为非功能祥。

（2）造口的大小:测量造口的长度、宽度及突出的高度。

（3）造口的形状:可以是圆形、椭圆形、不规则形、蘑菇形。

（4）造口的高度:可能与皮肤齐平、也可能是突出的,一般造口的高度 1～2.5cm。

（5）造口的血运情况:造口正常的颜色是粉红色、淡红色或牛肉红色,类似正常人嘴唇内侧的颜色,表面光滑、湿润。当造口外观苍白时,提示患者血红蛋白过低;颜色青紫、暗红甚至发黑,说明造口可能缺血。手术后初期有轻微水肿,水肿会于术后约 6 周内逐渐减退,发现造口颜色异常应及时通知医生。

（6）观察造口黏膜与皮肤缝合处的缝线是否松脱而导致出血或分离。

（7）造口的支架管:通常用于祥氏的回肠及结肠造口,一般于术后第 7 天拔除。要观察支架管是否有松脱或太紧压伤黏膜及皮肤。泌尿造口通常有 2 条输尿管支架管,用以将尿液引出体外,拔除时间遵医嘱。

10. 造口周围皮肤　正常情况下造口周围皮肤应完整、无损、健康,其颜色与毗邻皮肤没有分别,如出现潮红、皮疹或破损,应及时对症处理。

11. 造口的排泄物　注意观察造口排泄物的颜色、性质、量。造口排气说明肠蠕动恢复,所以手术后使用的造口用具不应该装有过滤装置;术后数日造口处排出黏液,当进食后,排泄物最初可能会较为稀薄,排泄次数较多,但以后将逐渐趋于正常,排泄物将会转变为固体状,排泄次数也会减少。泌尿造口最初 2～3 天会呈淡红色尿液,以后逐渐恢复为正常黄色。

三、更换造口袋技术

（一）根据造口的类型选择合适的造口产品(表 7-1)

表 7-1　根据造口的类型选择合适的造口产品

造口名称	造口位置	排泄物性质	造口袋的选用
乙状结肠或降结肠造口	左下腹	手术后几天糊状固体	术后一件式、开口、透明,易于观察和排泄。出院后,根据喜好,开口或闭口,不透明,一件式或两件式均可
横结肠造口	左上腹、右上腹	手术后水样半固体	术后一件式较大底板、透明开口袋,出院后一件式或两件式开口袋

续表

造口名称	造口位置	排泄物性质	造口袋的选用
升结肠或盲肠造口	右上腹、右下腹	液体状	选用一件式开口透明造口袋,出院后一件式或两件式开口造口袋
回肠造口	右下腹	液体状	同盲肠造口使用的造口袋

（二）更换造口袋的步骤

1. 用物准备 换药盘、纱布、纸巾、温水、垃圾袋、造口用品(测量尺、剪刀、护肤粉、保护膜、防漏膏等)。

2. 做好患者及家属的指导工作 向患者及家属讲解更换造口产品的目的及过程,鼓励家属积极参与,指导患者做好配合。

3. 去除旧造口袋 去除旧造口袋时要一手按压皮肤,一手轻揭造口底盘,自上而下慢慢去除,如去除困难应用热毛巾湿敷,将底板浸透,避免用力去除造口底盘造成皮肤损伤。

4. 清洁造口及周围的皮肤 清洗造口可用纱布或专业的软毛巾浸湿后由外向内轻轻擦洗,不能用力过大以免损伤造口黏膜而引起出血。造口清洗后,用同法由外向内清洗造口周围的皮肤,然后用干纱布或纸巾吸干皮肤上的水分。

5. 观察造口底盘、造口黏膜及周围皮肤的情况 检查造口周围皮肤是否有红疹、皮损、溃烂、过敏等,观察造口黏膜并测量(同上)。观察排泄物的色、质、量及气味,观察造口底板渗漏溶解的部位与方向及造口周围皮肤是否平坦。

6. 处理皮肤及造口黏膜的异常情况 如发现造口黏膜局部有出血或者皮肤上有破溃脱皮、过敏等现象,应对症处理。如果某些部位皮肤有凹陷或皮肤有皱褶,可用防漏膏或者垫片将凹陷的皮肤或皱褶处垫平,再粘贴造口底板。

7. 粘贴造口袋 造口底板剪裁的大小应以造口的形状或大小为标准再加0.1~0.2cm,让造口有一定的活动余地。剪裁合适后,可用手指将底板的造口圈磨光,以免剪裁不齐的边缘损伤造口黏膜。然后揭去贴在底板上的保护纸,对准造口粘贴,一手轻轻按压造口边上的底板,一手用纱布轻放在造口处,避免按压时分泌物溢出影响造口底板的粘贴。如为两件式造口产品,应将开口端闭合后再与底板扣合,并仔细检查扣合是否紧密。

8. 收拾用物并记录

（三）注意事项

1. 更换下来的造口产品应放在垃圾袋内,不能直接扔在马桶内。

2. 泌尿造口者睡觉时需接床边引流袋,防止尿液过满而逆流,避免影响造口袋粘贴的稳固性。

3. 泌尿造口者更换造口袋最好选择在清晨未进食之前,避免更换过程中尿液流出影响造口袋的粘贴及稳固性。结肠造口在饮食前或饮食后 2 小时换袋,或根据患者排便习惯而定。

4. 造口袋中的粪便超过 1/3 ~ 1/2 时就要排放或更换(一件式闭口袋)。

5. 造口黏膜应每天用温水清洁。

四、心 理 护 理

(一)术前心理评估及护理

大多数患者术前会产生焦虑、紧张、恐惧、不安、抑郁、消极、悲观等不良心理,尤其接近手术日期时,患者的忧虑会达到高峰,对施行手术会造成非常不利的影响。因此,需要术前评估其紧张焦虑的程度和原因,是否影响到饮食与睡眠,并有针对性地对患者进行心理疏导,以消除其紧张焦虑的心理,使其达到最佳状态来接受手术。另外术前应进行详细全面的健康教育,向患者说明手术治疗的必要性和重要性,麻醉、手术过程以及术后注意事项等,让患者完全了解手术的过程,了解造口护理的一般方法,接触造口用品,消除对造口护理的恐惧心理。有条件的情况下也可以安排接受相同手术成功的患者与之认识,使其树立战胜疾病的信心。

(二)术后心理反应及干预

1. 防御性退缩 退缩是对出现的危机采取的回避态度。患者在最初面对造口时,往往是自己从来没有想到的样子,虽然术前已经有了一定的前期准备,但对于自己身体上所出现的外翻红色黏膜仍会产生一种厌恶、抵触情绪,试图躲避现实,自暴自弃。不少患者会认为要检查及注视自己的造口是一件吓人和惊恐的事,常常表现出对治疗及护理不理不睬,对造口极度排斥。大部分患者在承担处理造口的责任时会产生依赖心理,不肯自己动手却让护士或家属去做,听不进别人的劝说。如果鼓励患者自己护理,患者则认为是被嫌弃,感情上表现出极度脆弱和敏感,同时也会有哭泣、言辞激烈等反应。

这个时期是患者术后最艰难,也是最需要帮助的时期,对于患者以后的康复和自我护理非常关键。我们应采取积极的态度,帮助患者克服消极的不良情绪。可采取强化的办法,如鼓励患者多看造口,告诉其困难只是暂时的,所有人都会给他提供帮助,重新唤起患者的自信和自尊。另外,要及时评价患者的心理状态,采取鼓励的方法,与之进行沟通,同时创造宣泄的机会,鼓励患者把内心的痛苦、疑虑讲出来,多想克服困难的办法。通过对有关知识宣教进行积极干预,让患者正视现实,当患者逐渐熟悉自我护理方法时,防御性退缩会被积极应对的态度所代替。

2. 认知阶段 当患者逐步接受现实,开始对护理造口感兴趣、有参与的愿望、主动寻求医务人员帮助时,说明已到了认知阶段。此阶段患者心理状况趋于稳定、理智,能主动谈论自己的造口,并主动配合护理。

此时是护理人员进行干预的最好时机,也是患者接受最快的时期。要详细向患者讲解造口护理知识,护理人员给予示范和协助,根据患者自理程度最大限度发挥其主动性,使患者在自我护理中恢复自信。在其遇到困难(如造口泄漏、个人护理方法不正确)时,不能表现出鄙视和回避,要积极地协助解决,给予鼓励支持。另外,要鼓励家属逐步介入,护理人员与家属是一个统一体,共同的对象是患者,应做好家属工作,给予患者必要的宽容、忍耐和关心,使其不要背负内疚感,在亲情和关爱中重拾自信。

3. 适应阶段 当患者能成功护理造口时,便已逐步进入适应阶段。患者能熟练地护理造口,并能不断摸索适合自己的一些护理方法。如饮食、运动、娱乐均能自行安排,并已能形成自己的规律,能主动帮助其他造口患者。此时,造口对患者生活质量的影响已达到最小程度,可以鼓励患者参加社会组织的各项活动,互相交流经验,寻求更高的生活质量。

(三)家庭及社会的支持

由于造口的存在,会对患者产生很大的心理压力。在自我护理的过程中,患者会面对许多困难,仅有医务人员的关心指导是不够的,家属、亲友、朋友的支持、鼓励、关心至关重要。患者一部分压力来自于担心被亲友冷落、被社会遗弃,所以,家庭及社会支持系统要发挥其独特的作用,这些对患者术后心理康复起到了很重要的作用。医护人员不应忽视患者社会支持系统的作用,应向患者积极了解支持系统的成员,适时做好知识宣教工作,使患者家属共同参与康复计划的实施,学会对患者提供支持。

有的家人为了表示对患者无微不至地照顾,不让患者做任何事情,实际上反而会增加患者的依赖性,使其丧失自信心,认为自己无用,成了家庭的拖累。应培养患者自理能力,让患者在自我护理过程中,体会到个人生存的价值,在心理上达到相应的平衡状态。

造口患者在心理和日常生活方面的困惑与问题,更需要来自与自己有相似经历、已在各方面调整较好的患者的现身说法,并得到他们的理解、支持、帮助,所以需要造口访问者的适时介入。由于造口访问者能以自己亲身经历在很多方面与接受访问的患者沟通、交流,因此,他们的帮助对造口患者重建自信,努力克服康复中的一些困难,无疑是十分有益的。

(张剑锋 张 琳)

第三节　胃造口护理

疾病原因或是手术、治疗的需要等原因致使患者不能经口进食,但是患者肠道功能正常,临床上则采用胃造口或空肠造口的方法给予肠内营养。经皮内镜下胃造口术(percutaneous endoscopic gastrostomy,PEG)是在内镜辅助下使用非手术的方法建立经皮进入胃的通路,实施胃造口进行肠内营养的输注或进行姑息性胃肠减压治疗,适用于各种原因引起的吞咽困难而胃肠功能正常但需长期供给营养的患者。PEG 能建立肠内营养支持治疗,也能较好地解决留置鼻胃管注食所引发的并发症问题,如长期留置鼻胃管容易导致吸入性肺炎,鼻腔、咽喉、食管因长期受留置鼻胃管压迫,易发生局部黏膜糜烂、出血等并发症。

一、护 理 评 估

(一)病史收集
患者原发病史、胃造口的病因、手术日期与方式、胃造口的作用或用途等。

(二)临床观察
1. 胃造口有无渗漏及发生渗漏的原因。
2. 造口周围皮肤完整性的观察,是否破损、糜烂等。
3. 胃造口有无增生的肉芽组织或赘生物,寻找原因。
4. 造瘘管的妥善固定是否合理,有无脱出或回缩的危险。
5. 造瘘管是否通畅。
6. 有无发生误吸和吸入性肺炎的危险。
7. 灌注营养液后有无腹胀腹痛、腹泻或便秘等情况发生。
8. 观察有无口腔感染的发生。
9. 是否存在水电解质平衡失调的危险。
10. 评估化验值、结合患者自身营养状态评估鼻饲效果。

(三)心理社会支持
患者及家属对 PEG 不了解,容易产生紧张、恐惧、焦虑的心理,因此心理护理尤为重要。护士向患者及家属解释手术的目的及意义,简单的操作流程,减轻患者及家属的紧张、恐惧心理。

二、护 理 措 施

1. 一般禁食24~48 小时。第25 小时后遵医嘱 PEG 管注入100ml 温开水,确定患者无不适后,开始给予营养液或清淡流食,注意营养均衡。

2. 评估患者的全身情况,严密观察患者病情变化、生命体征,根据病情需要记录出入量。

3. 保护胃造口周围皮肤,防止因胃液侵蚀而引起皮炎或皮肤破损。术后24 小时内严密观察造瘘口有无渗血、渗液,有液体渗出应及时更换敷料,保证皮肤的干燥,提高患者舒适度。术后 7 天内,每日进行造瘘口皮肤护理 1～2次,保持皮肤干燥、清洁,无渗液,防止局部皮肤感染;胃造口鼻饲完毕应用生理盐水清洁造口周围皮肤,保证清洁。观察造瘘口周围皮肤有无红肿、破损、局部温度是否异常等情况,如有异常,应及时处理。若胃造口周围皮肤发红,每日可用温水或生理盐水清洁皮肤,喷无痛保护膜;周围皮肤发生糜烂,用生理盐水清洁皮肤后,外撒皮肤保护粉;胃造口周围渗液较多或有瘘管形成,可用造口袋收集渗出液,保护胃造口周围皮肤。

4. 保持造瘘管的清洁、通畅、固定牢靠。造瘘管固定松紧要适宜,防止牵拉或折叠;长期置管、固定导管的缝线脱落或者躁动、谵妄引发脱管,影响肠内营养的灌注,严重可引起腹膜炎,甚至休克。因此,指导患者休息和活动时用胶布将造瘘管固定在胸腹壁上,避免晃动、牵拉引起患者不适和脱管。脱管大多由于患者意识不清、烦躁不安自行拔出,应做好患者安全护理,如一旦发生脱管,立即停止喂食。

5. 保持造瘘管通畅,避免导管堵塞。堵管常见的原因是膳食残渣和粉碎不全的药片碎片黏附于管壁内、或药物膳食不相容造成混合液凝固、注入速度过慢而造成食物与管腔粘连。发生堵塞后及时用注射器抽温开水反复冲洗,必要时可用导丝疏通管腔。因此选用食物必须无渣,药物也应研碎,同时注意配伍禁忌。每次注食前后均用温开水 30～50ml 冲洗造瘘管,即使连续输注者也应每 3～4 小时注入温开水 20～30ml,注入食物的温度保持在 38～40℃,食物温度过高将引起患者烫伤和造瘘管老化而断裂;食物温度过低将引起患者胃痉挛、呕吐误吸。

6. 灌注营养液时,协助患者取半坐位,若意识障碍的患者采取抬高床头30°～45°,回抽胃液,喂食后 1 小时内床头摇高 45°～90°,并用温开水 30ml 正压冲管,防止堵管,避免误吸的发生。因部分肺组织在误吸数秒钟内可出现膨胀不全,数分钟内整个肺可膨胀不全,几个小时后可发生气管上皮细胞退行性变,支气管、肺组织水肿、出血及白细胞浸润,严重者气管黏膜脱落,所以避免误吸非常重要。

误吸及吸入性肺炎发生后应立即进行处理,原则:①立即停止灌注,并尽量吸尽胃内容物;②立即吸出气管内的液体或食物颗粒;③积极治疗肺水肿;④合理应用抗生素防感染。

护理操作中应注意以下几点,预防吸入性肺炎的发生:①灌注营养液时及灌注后 1 小时均应该抬高床头 30°;②尽量采用间歇性或连续性灌注的方式;③灌注前回抽检查胃内残液量;④胃蠕动功能差或易发生误吸的患者,采用空肠造口行肠内营养。

7. 并发症的观察与处理

(1)胃肠道反应:腹泻、呕吐是最常见的并发症,发生的原因主要是输注速度过快、灌注方法不当、浓度过高、温度过低、乳糖不耐受、脂肪含量过多或高渗性膳食等,应及时查找原因,及时处理,减少患者的不适。护士在进行操作时应营养液现用现配或配制好的营养液需在 4~6 小时输完;滴注过程中注意控制液体进入速度;更换营养液品种;必要时给予止泻剂。

(2)其他并发症:肠坏死很罕见,但死亡率极高,起病时间多在喂养开始后 3~15 天。主要与输入高渗性营养液和肠道细菌过度生长引起腹胀,导致肠管缺血有关,一旦怀疑有该并发症出现,应立即停止输入营养液,改行肠外营养,同时行氢离子呼出实验、营养液细菌培养,以尽早明确原因进行处理,防止肠坏死发生。

8. 肠内营养治疗原则　从少至多、从稀到稠、循序渐进、速度均匀的输入,避免胃肠道并发症的发生。

9. 营养液的温度适宜,每次灌食量不超 350ml。灌注过程中观察患者有无恶心呕吐、腹胀腹泻等症状,如有不适,及时通知医生处理。

10. 做好口腔护理,防止口腔炎症的发生。

11. 心理护理十分重要,及时有效沟通,缓解患者的焦虑、恐惧的不良情绪。

12. 根据营养管的性质决定换管时间。

13. 护士评估患者的自理程度,从而协助患者胃饲,向患者或主要照护者演示喂饲的操作方法及注意事项,指导其学习胃饲。

14. 护士要督导患者或照顾者对胃造口喂饲技术的掌握情况。

三、出 院 指 导

1. 指导患者选择适当的食物与配置膳食的方法:第一次灌食须按医嘱执行,先以温水或葡萄糖为始,无任何不适后增加流食,每餐 250~300ml 为宜。选择营养价值高的膳食,如鱼汤、牛奶、鸡蛋、新鲜蔬菜等调制而成,或适当选用营养素。

2. 肠内营养膳食种类齐全,有液体、粉剂、合剂。液体膳食无需配制即可灌入,如瑞素、瑞代等;粉剂需配制成一定浓度的溶液才能应用,如安素。

3. 营养液的配制要现用现配,评估患者每日所需配制的量及种类;配制膳食前,应认真阅读营养素的说明书,了解其成分和配制说明。配制好的营养液需要 24 小时内用完,若配好待用的营养液需要装于灭菌容器中,4℃下存放。

4. 根据患者的病情选择适当的灌注方式,初次灌注或者住院期间的患者通常使用 24 小时连续灌注方式,随之会根据医嘱采用间歇灌注调整饮食种类等。

5. 保证灌注食物的清洁,预防腹痛、腹泻等胃肠炎症的发生。灌食时出现以上症状,即可停止灌注,通知医师。

6. 居家期间出现瘘管脱落、阻塞,须立即到医院就诊。

7. 食物温度适宜,一般维持 37 ~ 40℃。

8. 保护胃造瘘周围皮肤,灌注完毕使用温水拭干皮肤,必要时喷皮肤保护膜,防止皮肤破损、溃疡。

9. 长时间放置造瘘管的患者要定期复查,避免胃液或食物外漏引起其他并发症的发生。

10. 家庭与社会支持可以有效缓解患者不良情绪,鼓励患者保持身心健康。

11. 告知患者出院后寻求帮助的途径。

(刘　金　谷洪涛)

第四节　回肠造口患者的护理

肠造口是治疗早期结直肠癌患者最有效的手段之一。在我国每年新增造口患者约 10 万,累计造口患者已超过 100 万,且今后仍有增加趋势。回肠造口是通过手术将大肠完全或大部分切除,将回肠末端缝在腹部的一个开口处,用来排除粪便。常见于家族息肉病、溃疡性结肠炎、克罗恩病的患者。

一、术前护理

(一)造口术前评估

1. 生理状况

(1)视力:患者的视力将直接影响造口护理的目标的制定、造口产品的选择及护理的实施。对于视力较弱的患者可采取触摸的方式,指导患者使用造口产品及附件,完成造口的更换技巧。对于视力严重受损的患者,护士要指导患者家属如何护理造口,协助患者完成。

(2)手的灵活度:评估患者手指是否健全及手指的灵活度,了解患者是否存在影响手部灵活性的疾病,如限制性关节炎、脑梗后肢体活动障碍等,能否进行协调性操作。通过观察可明确患者是否能打开夹闭的锁扣、剪裁造口底盘或粘贴造口底盘。对于手的灵活度弱的患者可使用一件式造口袋或是可塑底盘、粘贴式的二件式造口袋,这些器具相对简单易操作。如果患者手的灵活度很差或是手指缺如,护士指导患者家属掌握造口护理的方法,协助患者完成。

(3)语言沟通能力及听力:因为个体差异导致每个患者的理解及接受能力均不同,护士进行造口教育或是造口指导时应该依据患者的个体情况实施。对于年老失聪的患者或是听力障碍的患者,造口教育的方式可以采取看图、观看录像、幻灯片的方式进行教育。

(4)皮肤状况:术前评估患者腹部行造口区域的皮肤是否完整;是否存在局部或全身皮肤疾病;如牛皮癣、银屑病等;造口袋粘贴的稳固性与造口周围皮肤状况有很密切的关系。另外询问患者过敏史,过敏体质的患者应提前进行皮肤接触试验。

2. 心理、社会状况 肠造口手术和造口的存在使患者的自身形象、生活方式、心理状态和社会功能均受到严重的影响,进而极大影响了肠造口患者的生活质量。研究发现,43%～51%的结肠造口患者术后心理适应较差,出现抑郁症状。护士通过评估患者的心理状况从而制定有效可行的计划,提供心理疏导,给予关心、照护,减轻患者及家属的焦虑,帮助患者消除不良情绪。

3. 职业、生活规律 患者的职业特点将直接影响造口位置的选择。如电工需佩戴工具袋、健身教练常弯腰下蹲、司机要长时间坐位等,以上这些患者的造口位置选择就要结合患者的职业特点或生活习惯。

4. 经济状况 了解患者的经济条件,协助患者使用安全、经济、实惠的造口袋及附件产品。

(二)造口术前肠道准备
良好的肠道准备可保证手术顺利进行,降低手术后伤口感染的发生率。

1. 饮食 术前3天低渣半流饮食,术前1天流质无渣饮食,术前晚10时后开始禁食。

2. 药物 遵医嘱口服肠道抗生素,以抑制肠道细菌。

3. 口服泻药 患者无梗阻首选口服泻药,遵医嘱服药,直到排出无渣的清水样便。口服合爽散:合爽散一包137.15g,溶于1000ml温水,术前一天早10时开始口服,要求1小时内喝完,根据患者排泄程度继续将余下2包喝完,身体耐受的情况下尽量多饮水促进排便,直至排除无渣清水便。

4. 清洁洗肠 对于不能耐受口服泻药(如年老体弱的患者、心肺疾患的患者)、口服泻药后效果不好或者肠梗阻的患者可选用术前一晚清洁洗肠。

(三)造口患者术前健康教育
1. 参与术前谈话,利用肠道手术解剖图谱向患者及家属讲解造口手术的原因及重要性。

2. 利用造口光盘或手册等教育工具,向患者及家属讲解造口的类型及相关护理知识,如造口的位置、排便的情况等。

3. 合理使用造口袋或造口模型,让患者及家属试戴造口产品,增加患者及家属的感官认识,增加患者的自信。

4. 鼓励家庭支持,家属的支持与鼓励可直接影响患者的心理状况。

5. 患者因为文化程度、宗教信仰、教育背景等存在个体差异,因此心理护理十分必要。

(四)造口术前定位(详见造口定位章节)

二、术 后 护 理

(一)回肠造口的术后评估

1. 造口的大小 正确测量是使用造口卡尺测量造口基底部,圆形造口可以直接测量直径,不规则形造口可用图形来记录,椭圆形造口则测量最宽部和最窄部,根据尺寸进行剪裁。

2. 造口的形状 圆形、椭圆形、不规则形、蘑菇形。

3. 造口的高度 一般回肠造口的高度为高于皮肤 1～2cm。造口高度也可以与腹部皮肤平齐。

4. 造口的位置 常规回肠造口的位置在右下腹部。

5. 造口的血运情况 造口正常的颜色是粉红色、淡红色,表面光滑、湿润。手术初期造口水肿,颜色发亮属于正常现象,术后 4～6 周水肿消退。造口颜色苍白时,提示患者血红蛋白水平过低;造口颜色青紫、发黑提示造口可能缺血,应及时通知医生。

6. 皮肤黏膜缝线的评估 是否存在造口皮肤黏膜分离、感染或是缝线反应等情况。

7. 造口的支架管 通常用于袢式回肠造口,一般于术后第 7 天拔除。留置支架管期间观察支架管是否有松脱或太紧压伤黏膜及皮肤。泌尿造口通常有 2 条输尿管支架管,用以将尿液引出体外,拔除时间遵医嘱。

8. 造口周围皮肤 正常情况下造口周围皮肤应完整、平坦,与对侧皮肤一致。回肠造口患者的排泄物因含有丰富的消化酶,对造口周围皮肤刺激大,容易引起造口周围皮肤破损或炎性皮炎,故造口周围皮肤的观察与护理十分重要。若观察造口周围皮肤出现发红、刺痛、皮疹或破溃等,应及时对症处理。

9. 造口的排泄物 回肠造口术后 2～3 天内开始排泄液体,呈绿色或黄色,排泄次数较多,应该及时倾倒便液,这不表示肠道功能恢复。注意避免使用含有碳片的造口袋,不利于观察排气情况。当回肠造口有排气,说明肠功能恢复。患者进食初期,排泄物最初较为稀薄,量最高可达 1500ml;随着饮食习惯的建立,饮食逐步过渡至正常,排泄物也会随之改变,呈糊状。饮食的改变也会使每天排出量发生相应的变化。同时观察患者的水电解质情况,避免并发症的发生。

10. 造口功能评估　回肠袢式造口者,患者保留肛门,故排泄物为便液的情况下容易发生便液进入远端肠管,故袢式造口者偶尔会从肛门排出粪便。同时远端的肠管有排泄黏液的功能,有黏液从肛门排出也是正常的。泌尿造口最初 2～3 天会呈淡红色尿液,以后逐渐恢复为正常黄色。

（二）回肠造口的护理

1. 造口袋的正确更换流程　见造口袋更换章节。

2. 回肠造口术后健康宣教单　见附录 2。

3. 回肠造口造口袋的选择　回肠造口没有括约肌控制排泄物的排出,便液或粪便会直接从造口流出。而且患者本身没有排便的感觉,因此造口袋的黏贴将直接影响患者的生活质量。理想的造口袋应具有安全性、对皮肤友好、隐蔽性、易于安装与卸除等。造口袋的选择应该根据患者造口大小与形状、造口的位置、造口周围皮肤的状况、造口排泄物的量与性质、造口底盘的侵蚀及患者的职业特点、经济条件等因素考虑,进行全面评估后选择合适的造口袋。回肠造口的排泄物为稀便和糊状便,含水分多,故选择黏贴性能强的、无碳片的一件式或两件式开口袋为宜,有助于患者及时排出排泄物。患者外出或旅游时采用小巧的、隐蔽性能强的闭口袋。

4. 回肠造口造口袋排空技巧　回肠造口排泄物稀薄、量多,尤其术后初期最高可达 2000ml,排泄物不成形,次数较多;故排泄物达造口袋的 1/3 时就要及时排放,以免渗漏。告知患者及家属及时排空造口排泄物可以增加造口袋粘贴的稳固性,避免因造口袋内排泄物过多造成重力牵拉或造口袋破损污染衣物;造口袋内排泄物的排放方法如下:

（1）体位:患者坐位或站位于厕前,卧床患者由家属协助。

（2）暴露造口袋:充分暴露造口袋,以免污染造口袋。

（3）排放:打开造口袋尾夹,将排泄物直接排进厕所,用手轻轻按压造口袋,由上向下将排泄物排净。

（4）夹闭造口袋:清洁造口袋开口处排泄物,使用尾端向上反折夹紧袋口。尾夹反折的部分应向上,以免损伤皮肤。

5. 回肠造口护理技巧

（1）切勿使用含乙醇成分或碘酒等消毒水清洁造口及周围皮肤,避免刺激造口及周围皮肤,引起不适。

(2)造口底盘裁剪尺寸大于造口底部 1~2mm 为宜。尺寸过大容易引起排泄物渗漏,引起粪水性皮炎。尺寸过小则紧贴造口,影响其血液循环。

(3)回肠造口不可进行肠造口灌洗,以免发生粪便逆流现象的发生,造成患者出现恶心、呕吐等不适症状。

(4)更换造口袋时选择患者排泄物较少的时间段,避免污染皮肤,增加困扰。饭前或饭后 2~4 小时排泄量较少,清洁皮肤彻底,更换时间相对结肠造口要缩短。

6. 出院指导

(1)饮食及饮水:减少进食粗纤维或易造成阻塞的食物,如蘑菇、韭菜;避免进食或少食易产气食物和易引起便秘或腹泻的食物,如豆类、乳制品、碳酸类饮料、洋葱、蒜、干果、油炸食物、口香糖等。回肠造口患者易发生脱水现象,嘱患者每天至少饮水 2000ml,以免因为体液经由回肠流失而造成体内水分的缺乏。

(2)沐浴:当伤口完全愈合后,便可以洗澡。洗澡时宜采用淋浴的方式。可依个人爱好戴着袋子或除去袋子淋浴。但淋浴后应用卫生纸或毛巾将造口底盘周围黏附的纸胶吸干。

(3)着装:选择舒适的衣物,不要压迫造口即可。

(4)工作:患者体力恢复就可以恢复以往的工作,避免提重物,以免引起疝的发生。

(5)运动:鼓励患者运动,但应该避免剧烈的运动,如拳击、仰卧起坐等压迫造口的运动。

(6)复诊:遵医嘱复查,若有以下异常随时就诊:患者如果造口排出大量水样便,尿量减少及呈深黄色,身体虚脱、心跳、口干等症状,应就诊。

(7)特殊情况:大肠切除后维生素类或特殊药品可能不被吸收,就医时告知医师自己是回肠造口人士。气味是回肠造口者最为关注的问题之一。回肠造口因造口排泄物为稀便,碳片容易浸湿而失去功用。如果持续出现臭味,要注意检查造口底盘是否出现渗漏。

(刘　金　谷洪涛)

第五节　结肠造口患者的护理

直肠癌(carcinoma of rectum)是消化系统常见的恶性肿瘤,50%~60% 的直肠癌患者需做结肠造口手术,即通过手术将结肠的一部分由腹部带出,缝合在腹部的一个开口上,用做排泄粪便的开口。结肠造口常见原因有低位直肠癌(anorectal carcinoma)、肠梗阻(bowel obstruction)、肠管外伤(trauma)、便失禁(anorectal incontinence)。

一、结肠造口的类型及特点

结肠造口常见类型有升结肠造口、横结肠造口、降结肠造口和乙状结肠造口。

(一)升结肠造口

1. 位置　右上腹部。

2. 排泄物性质　升结肠造口将影响粪便的滞留时间及混合,因此升结肠造口的排泄物量大,排泄次数多,呈液体状或糊状。排泄物含有消化酶,容易对皮肤造成损伤。

(二)横结肠造口

1. 位置　右上腹部。横结肠造口又分为袢式造口和双腔造口,以袢式造口常见。

2. 排泄物性质　横结肠造口一般术后3~5天恢复肠道功能,开始排泄。其排泄物减少,呈米糊状或半固体状直至软便。

(三)降结肠造口和乙状结肠造口

1. 位置　左下腹部,乙状结肠造口是最常见的造口。

2. 排泄物性质　降结肠与乙状结肠造口肠道功能恢复较慢,一般需要5天时间。其排泄物均与正常粪便一样,柔软且成形。两种造口的排泄物不含消化酶,对皮肤损伤小,每日排泄次数一般为1~3次。

二、术前护理

同回肠造口术前护理。

三、术后护理

(一)结肠造口术后评估

1. 造口的大小　正确测量是使用造口卡尺测量造口基底部,圆形造口可以直接测量直径,不规则形造口可使用图形来记录,椭圆形造口则测量最宽部和最窄部,根据尺寸进行剪裁。结肠造口较回肠造口大。

2. 造口的形状　圆形、椭圆形、不规则形、蘑菇形。

3. 造口的高度　结肠造口的高度为高于皮肤2~2.5cm。

4. 造口的位置　结肠造口的位置在左下腹部。

5. 造口的血运情况　造口正常的颜色是粉红色、淡红色,表面光滑、湿润。手术初期造口水肿,颜色发亮属于正常现象,术后4~6周水肿消退。当造口颜色苍白时,提示患者血红蛋白水平过低;造口颜色青紫、发黑提示造口可能缺血,应及时通知医生。

6. 皮肤黏膜缝线的评估 是否存在造口皮肤黏膜分离、感染或是缝线反应等情况。

7. 造口的支架管 横结肠造口常有支架管,术后 7 天拔除。留置支架管期间观察支架管是否有松脱或太紧压伤黏膜及皮肤。

8. 造口周围皮肤 正常情况下造口周围皮肤应完整、平坦,与对侧皮肤一致。若观察造口周围皮肤出现发红、刺痛、皮疹或破溃等,应及时对症处理。

9. 造口的排泄物 结肠造口肠道功能恢复一般 3~5 天,排除气体,随之会排出水样排泄物。术后早期造口未排气的情况下避免使用含有碳片的造口袋,不利于观察排气。

10. 造口功能评估 造口没有神经支配,不存在疼痛感,早期指导患者触摸造口,减轻患者的焦虑、恐惧等心理。

(二)结肠造口的护理

1. 造口袋的正确更换流程 见造口袋更换章节。

2. 结肠造口术后健康宣教单 见附录 2。

3. 结肠造口造口袋的选择 根据不同类型的结肠造口特点,选择不同的造口袋。

(1)升结肠造口、横结肠造口:一件式、二件式开口造口袋,尤其横结肠造口宜选用底盘大的造口袋。

(2)降结肠造口、乙状结肠造口:一件式开口袋、闭口袋均可;二件式开口袋、闭口袋均可;排气良好的患者可以使用含碳片的造口袋。

4. 结肠造口开口式造口袋清洗技巧

(1)排出造口袋内排泄物后,将造口袋尾端放在水龙头下冲洗或用清洗壶将水倒入造口袋内清洗。

(2)用纸巾抹干造口袋尾端。

(3)夹回尾夹,洗手。

5. 结肠造口常见护理问题

(1)气体:造口有气体排出时,造口袋会胀起。气体排出量因患者进食的食物及个体差异而不同。术后及出院患者、肠道功能恢复良好的患者可以使用有碳片的造口袋,解决此问题带来的影响。但是横结肠造口患者因排泄物为稀便,碳片受潮后容易失去功效,不推荐使用。

(2)气味:结肠造口患者排除的粪便因最接近生理结构,臭气严重。患者只有更换造口袋或者造口袋渗漏时才会出现臭气。如果持续出现臭味,要注意检查造口底盘是否出现渗漏。造口袋内的粪便要及时排出,避免造口底盘的渗漏;同时患者应该避免或减少食用容易产生臭气的食物,如洋葱、鸡蛋、花椰菜、咖喱等。

（3）腹泻：造成患者腹泻的原因很多：进食刺激性的食物、过于油腻的食物或食物被污染等原因。嘱患者多进食香蕉、奶油、花生酱、燕麦卷等可溶性纤维食物，使粪便成形。患者出现腹泻严重，排泄物呈水样，应及时就医。

（4）便秘：降结肠造口、乙状结肠造口也会有便秘的情况发生。指导患者进食高纤维食物、绿色蔬菜、水果及粗纤维食物，嘱患者多饮水，伴有糖尿病患者可进食蜂蜜水，并配合进行适当的运动，有便意感即刻如厕，也可以手部按摩的方法刺激肠蠕动，严重便秘的患者在医生指导下服用轻泻药。

（5）康复期膳食指导

1）少进食容易产气的食物：造口袋内积聚过多气体会使造口袋胀袋，影响患者自我形象引发尴尬。同时患者腹部胀气会引发患者身体不适的症状。因此应避免易产气的食物：豆类、洋葱、萝卜、碳酸饮料、啤酒、芥菜、黄瓜、青椒、韭菜、豌豆、巧克力、口香糖等；同时进食时减少说话，以免气体进入消化道增加产气。

2）少进食易产生异味的食物：不良气味的产生来自于脂肪痢或肠道细菌将某些特殊的食物发酵，产生酸性且令人不适的气味。因此减少食用容易产生气味的食品，如玉米、鱼类、鸡蛋、葱蒜类、芦笋、花椰菜、香辛类等调味品；嘱患者可进食去脂奶或酸奶、新鲜的绿叶蔬菜等。经济条件允许可以使用含有除臭功能的造口袋。

3）适量进食粗纤维食物：对于便秘的造口患者，多进食含粗纤维的食物可以促进排便。外出或旅游的造口患者应该适当减少粗纤维饮食，避免过多排泄物造成不便。造口狭窄的患者由于出口狭小，应减少粗纤维饮食的摄入，可以避免排泄物增多引起的出口梗阻等不适症状。指导患者进食粗纤维食物时应进食大量水分，促进排泄物的排出。含粗纤维多的食物包括玉米、红薯、卷心菜、南瓜、莴笋、绿豆芽、叶类蔬菜等。

（6）出院后延续护理：肠造口患者由肛门排便突然变成腹壁造口排便，多存在较大心理障碍，面对陌生的排便方式，造口护理知识极度匮乏，住院期间接受的护理知识毕竟有限，导致造口患者自我管理能力低下，使得院外延续护理尤为重要。应开展多种形式的院外护理，满足肠造口患者的需求。关于健康教育的形式，患者最希望的形式为阅读图书和手册、集体授课以及一对一专人指导。因此，应根据不同的患者采取有针对性的健康教育形式，配合运用多种健康教育方法。研究表明，出院回访可提高直肠癌结肠造口患者的自护能力和遵医行为，并可促进直肠癌结肠造口患者的心理康复和社会适应力。研究显示，造口访问、参加造口联谊会是一种树立患者生活信心、提高患者生活质量的有效方法。定期开展造口联谊会、造口患者电话随访、造口人士阳光讲堂、多家医院联合举办的造口人士义诊活动、造口人士教育、造口门诊等延伸护理可以有效地解决患者在造口护理中的困惑或难点，能够及时帮助患者渡过难关，并能够预防、处理造口并发症。其中，同伴教育是社会支持的一种形式，是指具有相同年龄、性别、生活环境和经历、文化和社会地位，或由于某些原因使具有共同语言的人在一起分享信息、观念或行为技能的教育形式。它具有文化适宜性（即能够提供某一人群文化特征的信息）、可接受性（即同伴间容易沟通，交流更为自然）、经济性（即花费少、效果好）等优点。程芳的研究显示同伴教育对于患者出院后的延续性护理可以提供有效的辅助作用。同伴电话干预有助于永久性结肠造口患者术后早期从各方面适应造口后的生活，在临床实施是可行且有效的。在实施的过程中，需要采取有效措施确保干预的效果。这样的平台可以帮助患者与医师、造口治疗师之间加强沟通，增加患者的自信心，满足患者的需要，提高患者社会适应能力及自我护理能力，促使患者早日回归社会。

（刘　金　谷洪涛）

第六节　泌尿造口患者的护理

泌尿造口手术根据手术方式大致分为两种，第一种是回肠造口术，第二种是输尿管皮肤造口术。前者需要截取一段患者的小肠（回肠）作为尿液的输出道，即一端开口在腹壁，一般在右下腹，一端将双侧输尿管的末端缝合在这段回肠上；后者是将输尿管直接缝于皮下，然后开口于右下腹或左下腹或者左右两侧各一。以上两种术式都是永久性造口，需终身佩戴造口袋，但后者生活质量较差，因为大多数患者需终身留置输尿管支架管，易造成泌尿系感染。

泌尿造口术前、术后护理同肠造口护理，另外泌尿造口的其他护理如下。

一、术前护理

（一）造口定位

1. 如果患者行泌尿造口的同时需要做肠造口，两个造口位置不应在同一平面上，泌尿造口应该略高，方便患者日后护理。

2. 如患者需要行双侧输尿管皮肤造口术，在病情允许的情况下，应尽量将造口放在同一侧，两个造口距离应不超过1cm。这样可以将两根支架管放在同一个造口袋内，不仅方便患者护理，还减轻了经济负担。

3. 肾移植患者因移植肾靠近髂窝，定位时尽量远离髂前上棘位置，留有足够的位置粘贴造口产品。

（二）术前准备

女性患者如需行阴道、后尿道切除,术前一日晚及术日晨应各行一次阴道冲洗。

二、术后护理

1. 手术后初期 2~3 天,尿液会呈淡红色,之后会转为正常清亮黄色。

2. 严密观察伤口引流管的颜色、性质、量。如伤口引流管出现尿液或粪便应及时通知医生对症处理。

3. 防止输尿管支架管脱出及堵塞。回肠造口术后需要留置输尿管支架管至少 1 个月,置管期间由于支架管的刺激,肠黏膜分泌物比较多,拔管后可减少;应告知患者黏液分泌是正常现象,并非感染所致。而输尿管皮肤造口一般需要终身留置支架管,输尿管支架直达肾盂,管腔直径只有 5~8mm,易发生堵塞。如果出现堵塞,操作步骤:打开造口袋,分别消毒支架管末端的内口及外口,用 10ml 注射器抽吸堵塞的血块或黏液,然后注入少量生理盐水进行冲洗,直至尿液由支架管流出。除此之外还应向患者讲解输尿管堵塞的各项症状,如不明原因的发热,肾区酸痛,尿量明显减少等。

4. 泌尿造口应使用抗反流造口袋,夜间接床旁引流袋。

5. 泌尿造口在饮食上不需要忌口,但是应多喝水(确定患者肾功能正常),每天应保证尿量在 2000~3000ml 以上。

6. 术后应尽量使用两件式造口产品,方便每天清洗、观察造口。

7. 泌尿造口尿液会不受控制地不断流出,所以更换造口产品时,应尽量在早晨或上午,更换前 1~2 小时不饮水或少饮水。

8. 造口袋有 1/3~1/2 尿液时,应及时排放尿液。

9. 因为泌尿造口是将输尿管直接接到小肠上或皮下,没有防止尿液反流的设计,所以患者比常人更容易发生泌尿系感染,尤其是输尿管皮肤造口的患者。应告知患者泌尿系感染的常见症状,例如尿液混浊、有异味,肾区酸痛,发热等,一旦出现上述症状应及时到医院就诊。平时应多饮水,尽量多进食一些含维生素高的水果,加强锻炼,增加身体免疫力,预防泌尿系感染。

10. 留置输尿管支架管出院的患者应明确告知拔除及更换输尿管的时间。

（张剑锋　张　琳）

第八章

肠造口患者的康复期护理

第一节　肠造口患者的饮食与营养

一、概　　述

饮食与营养是肠造口患者较为困惑的问题。不同于手术前,肠造口术后患者不能完全控制排便的过程,所以他们较为关心饮食对排泄的影响。其实肠造口手术仅仅只是改变了排便的部位和习惯,肠道的消化吸收功能并未完全丧失,因此,肠造口患者不必为饮食过度烦恼。若未患有糖尿病、肾病、胃病、心血管疾病等需要特别注意限制饮食的疾病,肠造口患者完全能够像手术前一样享受美味食品。

二、肠造口患者饮食需求和注意事项

（一）食物的需求

人类为了维持生命与健康,必须每天从食物中获取人体所必需的各种营养物质,这是人类的本能之一。肠造口患者和非肠造口患者都需要好的营养,肠造口的存在并不能改变其对食物的生理及心理需求。

（二）饮食注意事项

1. 术后正常饮食的恢复　为满足疾病需要,肠造口患者在术中经常被切除部分或全部大肠、小肠,这会影响食物的消化吸收,因此在手术后需要调整食谱,改变一些饮食习惯来适应肠道功能的变化。患者术后饮食应由流质 – 半流 – 普食逐渐过渡。流质饮食是指呈液体状态或能在口腔内融化成液体的食物,如稠米汤、清肉汤等;半流质饮食是介于软饭和流质之间的饮食,相比软饭,半流质饮食更容易咀嚼和消化,纤维质含量极少,又含有足够的蛋白质和热量,如肉松粥、汤面、蔬菜泥等。肠造口患者的正常饮食与普通人的日

常饮食基本一致,术后早期宜采取少量多餐的进食方式。

2. 避免消化问题　肠造口患者不必因肠造口而忌口,大多数食物只要细嚼慢咽都不会带来问题。在日常生活中,他们只需关注容易产气、产生异味和引致便秘和腹泻的食物即可。

(1)新食物的尝试:进食前要了解此食物是否容易产气、产生异味、引致便秘和腹泻。每次尝试新食物时,先摄入少量,观察进食后的反应,如果这种食物24小时内没有引起排气增加或腹痛,就可以放心食用,如果有则需暂停几周后再尝试。

(2)肠造口产气的问题:肠造口患者常常因肠造口排气的问题而受困扰。因为气体从腹部排出不受控制且会使造口袋胀起。面对这种情况,有很多原因和解决方法。①避免吞入气体:吞咽空气会增加排气量,为避免经口摄入空气,肠造口患者吃东西时宜减慢速度、不要狼吞虎咽,不要讲话,不要咀嚼口香糖;②避免或减少摄入产气的食物或饮料,如洋葱、卷心菜、豆类、黄瓜、萝卜、可乐、苏打水、啤酒等;③特殊患者减少或避免摄入乳糖制品:许多成年人不再产生可以分解乳糖的乳糖分解酶,如果他们摄入奶制品,肠道会痉挛并产生气体。对于这类患者来说,日常不吃或少吃乳糖产品是解决办法之一,另外还可以在商店购买低乳糖产品或者从药店购买乳糖酶片或滴剂;④日常生活中留心会使肠造口产气的食物。如果气体存在肠道难以排出,促进肠蠕动可以加速气体排出。

(3)肠造口产生异味的问题:①饮食上要留意容易引致粪便异味的食物,如芦笋、西兰花、卷心菜、奶酪、鱼类、蛋类、大蒜、山葵、香辛类的调味品等;②使用含有过滤器的造口用品,可以持续除臭并排出气体;③结肠灌洗:降结肠和乙状结肠造口患者可通过灌洗并且注意饮食,可以减少肠造口排气和臭味的影响;④肠造口排气后点一根火柴或蜡烛驱散臭味或使用防臭喷雾;⑤摄入一些减轻粪便臭味的食物如西芹、番茄汁、脱脂乳、酸奶。这些食物有活化酶,可搭配新鲜水果。

(4)腹泻的问题:粪便较稀(腹泻)是异常体征,某些食物和药物会引起粪便变稀。①如果粪便较稀烂,应饮入足够的水分,预防脱水;②避免摄入易引起腹泻的食物:如生冷水果和蔬菜、咖喱、洋葱、酒类、辛辣食物、高脂肪或高糖的食物;③腹泻时,服用药物治疗前宜咨询医师;④应用结肠灌洗法排便者腹泻时应停止灌洗。

(5)便秘的问题:结肠造口患者有时粪便较硬(便秘)。硬便常因没有进食足够的纤维和饮入足够的液体而导致,另外精神压抑和某些药物也会引起硬便。①如果粪便较硬,应多进食高纤维食物,如水果、蔬菜、全麦面包、谷类食品。②每天饮入 8~10 杯(2000~3000ml)水或果汁。③在医生指导下,合理使用大便缓泻剂或软化剂。

（6）脱水的问题：大肠是水分吸收的主要部位，回肠造口患者因食物不能在大肠停留，容易发生脱水。造口排出量越大脱水风险越高。为预防脱水的发生，每日应保持至少8～12杯（2000～3000ml）液体饮入量。

（7）服用添加剂和药物：①当大肠被切除时，有些维生素和药物不能被吸收。医生可能需要给患者服用添加维生素。②缓释胶囊和片剂包衣不能在小肠吸收，因此患者应在开药前告知医师是回肠造口患者。

（8）食物堵塞的问题：食物堵塞是回肠造口特有的并发症。高纤维难消化食物，如生的蔬菜、果皮、爆米花和坚果等，大量进食后形成一团，最后卡在小肠里，引起回肠造口堵塞。①食物堵塞常见症状是患者经常出现喷射状水样便，大便恶臭，肠造口可发生水肿；如堵塞继续，排便将完全停止，腹痛增加并出现恶心和呕吐；②一旦发生食物堵塞症状，患者不宜再摄入任何固体食物，不能服用泻药或软便剂；更换大容量造口袋、用手掌轻轻按摩腹部、平躺、将双膝拉向胸部并左右摇动、洗15～20分钟的热水澡。如果堵塞持续2～3小时或发生呕吐，应尽快告知主管医生、造口治疗师或到就近医院急诊。③预防回肠造口食物堵塞的措施包括每天至少饮8～12杯（2000～3000ml）液体，包括水和果汁、汤水等；缓慢进食并完全嚼烂；不宜大量进食爆米花、椰子肉、菠萝、蘑菇、豌豆、干果、坚果、热狗、香肠、竹笋、生的蔬菜、豆芽、包心菜、芹菜、玉米等；改变食物烹饪方式，如可以将蘑菇和肉混成肉饼、蘑菇切丝等。

三、肠造口患者的营养治疗

（一）营养治疗的定义

经口、肠内或肠外途径为患者提供较全面的营养素，并起到代理调节的作用。

（二）特别营养需求

1. 维生素与矿物质　有些肠造口患者特别需要补充维生素、矿物质、水这3种营养。维生素和矿物质是人体保持正常功能所需的重要微量元素。日常生活中，我们多从天然食物当中获取维生素和矿物质，如有需要，也可以通过服用保健品的形式来获取。

2. 维生素B_{12}　大肠和小肠均参与了维生素B_{12}的吸收。回肠末端切除或全小肠切除的肠造口患者存在维生素B_{12}缺乏的问题。缺乏维生素B_{12}会导致食欲不振、精力不足。作为补救，医生通常会建议患者每隔几个月注射维生素B_{12}。

3. 电解质　电解质，如钠、钾、钙在机体运作中发挥着重要的作用。大肠可吸收机体某些电解质和十分之一机体所需的水分，当大肠部分切除或全切除时，这些电解质和水分就无法被机体吸收，留在肠道内，导致粪便变稀、变软，且电解质随粪便排出，从而导致电解质的流失。钾和一些其他的电解质流失速度要比机体重吸收速度快。多摄入含钾丰富的食物像香蕉、橙子、西梅和番茄等,可以解决这一问题。大多数时候,可在医生指导下通过液体或粉剂的含钾药物来补充。低钠并不多见,因为日常饮食中的钠含量一般都远远高于机体所需要的量。但多数粪便松软的肠造口患者可以在饮食中多加一点点盐。当发生腹泻、呕吐或者天气炎热,出汗较多时,可以通过饮用富含电解质的运动型饮料或自制配方来补充钠。自制配方为:一个茶勺的盐和苏打、四个茶勺的玉米汁、六盎司的冰冻橙汁和充足的水分勾兑在一起,每小时喝四分之一或二分之一杯。如果问题仍得不到解决,需要寻求医生的帮助。炎热天气没有腹泻或呕吐时,一小罐蔬菜鸡尾酒可让人感到神清气爽,而且又能补充电解质。

4. 水分　人们并不把水当做食物,但其实水是人所必不可少的成分。对于粪便松软的造口患者,相比一般人更需要喝水,更需要补充含水丰富的食物。回肠造口患者需要多饮水以保证可能导致肾结石或胆结石的代谢产物从肾脏排除。泌尿造口患者同样需要多饮水,以保证可以引起肾脏感染的细菌从回肠导管排出。

5. 纤维素　纤维素是一种不被消化的碳水化合物,无法为机体提供营养,但在肠道中像"海绵"一样,吸收水分使粪便变软,加速大便的排出。纤维素包括可溶性纤维和不可溶性纤维。可溶性纤维多见于水果、燕麦麸皮、大麦和豆类,它们可以被消化液分解成黏性产物,可以降低血液中胆固醇含量。另一种纤维素多见于蔬菜、小麦和除了燕麦麸皮之外的谷物的麸皮,它们不会被分解,可预防心脏疾病、糖尿病和某些肠道问题。但遗憾的是,研究并未证实高纤维饮食可以降低结肠癌的风险。一般来说,低渣饮食易导致便秘,高纤维饮食会使粪便频繁、细软。很多患者会在术后食用一些全麦早餐、谷物和一些生的或部分熟的水果、蔬菜,这对饮食中的纤维含量的控制具有非常好的意义。值得注意的是,回肠造口患者食用高纤维饮食时,需要面对频繁从造口袋排出粪便的麻烦。

四、小　　结

饮食是一个个性化的问题,每一位肠造口患者都需不断探索才能发掘适合自己的饮食。鉴于饮食的重要性,如果医务人员在出院时可以为回肠造口患者、结肠造口患者和泌尿造口患者设计饮食会更好。然而,这种情况至今还没有实现。总的来说,对于大多数食物,肠造口患者是无需忌口的。饮食是一场冒险,也是一件乐事。有时,违反一两个原则,但却收获了精神的愉悦和满足,也是值得的。

(郑美春)

第二节　关爱肠造口患者的生活

一、概　　述

肛门和尿道口分别是消化道和泌尿道的出口，患者使用肛门排便和尿道口排尿数十年，突然改为从腹壁上的造口排出，是一个全新的体验和挑战。尽管患者术后接受了肠造口护理的健康教育，但是离开了相对"安全"的、有专业医护人员可以随时解决问题并提供咨询的医院，可能会面临很多与肠造口有关的困难。为了更好地促进肠造口患者的康复，提升其生活质量，住院期间为患者提供详细的居家日常生活指导尤显重要。

二、肠造口患者的日常生活指导

（一）保持身体清洁

1. 做好个人清洁卫生

（1）沐浴是保持个人清洁卫生的最基本方式。肠造口并非与生俱来，所以不少人对这个"新成员"很陌生，往往不敢再沐浴，而选择擦身来替代。擦身不仅清洁得不够彻底，而且患者主观感觉也不够舒服。其实，肠造口并非伤口，沐浴时只要不用花洒喷头对着造口直冲，就不会创伤肠造口，也不会影响造口袋粘贴的稳固性。当手术切口愈合后，无论是粘贴造口袋还是撕除造口袋，肠造口患者都可以像手术前一样进行轻轻松松的沐浴。沐浴时排泄物不成形者宜选择佩戴着造口袋沐浴，避免沐浴过程因不断有排泄物排出而影响心情。佩戴造口袋沐浴前最好先将造口袋排空、折起并用胶带固定或采用保鲜袋套好，沐浴后用柔软吸水性较强的抹布将造口袋外层的水珠抹干即可。如佩戴的是两件式造口袋，沐浴后也可换上干净备用的造口袋。

（2）做好肠造口周围皮肤的清洁。每次更换一件式造口袋或两件式造口底盘时做好肠造口周围皮肤的清洁。皮肤清洁用具宜选用纸巾（如擦手纸、抽纸、卷纸）或湿纸巾（最好选用具有清洁、润肤、保护三合一作用的成人洁肤巾）。清洁液宜选用清水，大多数消毒药水会使肠造口周围的皮肤变得过于干燥而容易损破。

2. 预防粪便渗漏　排泄物一旦发生渗漏，会发出臭味甚至弄脏衣服，令患者尴尬，而且皮肤受到排泄物的刺激会导致皮炎、增生等并发症的发生，因此要关注造口底盘渗漏的问题。预防渗漏的发生，应从以下几个方面做起。

（1）随时检查造口底盘是否发生渗漏。粘贴型的造口袋密闭性能好且有防臭功能。造口底盘无渗漏时一般仅在排放排泄物时才出现臭味。如果持续出现臭味,要注意检查造口底盘是否出现渗漏。

(2)定期排空造口袋内的排泄物或气体。造口底盘的粘贴能力有限,造口袋内粪水过满时底盘受重力牵拉容易松脱,而造口袋内气体过满时会因气压增大而影响造口底盘的稳固性。一般造口袋内收集的排泄物达 1/3 满时,最多不超过 1/2 满时就要排放;排泄物成形的宜在每次排泄后排放。

(3)及时更换造口底盘或一件式造口袋。由于大部分患者需要自费购买造口用品,因此有的患者尤其老年患者为了节省费用,会自行延长两件式造口底盘或一件式造口袋的使用时间,他们往往在造口底盘吸收能力达到饱和时仍然继续使用。另外有些患者发现渗漏后,会在渗漏位置贴上胶带继续使用。这些做法很容易导致肠造口周围皮肤问题。结肠造口患者一般排出的粪便较为成形,宜 5 ~ 7 天更换 1 次;回肠造口患者排出的粪便呈水样或糊状,宜 3 ~ 5 天更换 1 次;泌尿造口患者排泄物为液体状,宜 3 ~ 5 天更换 1 次;造口底盘一旦发生渗漏宜立即更换。回肠和结肠造口者一般饭后 2 ~ 3 小时内不宜更换造口袋,因此段时间肠蠕动活跃,换袋过程中很有可能有粪便排出,非常不便。

(二)注意观察肠造口及其周围皮肤的状况

肠造口患者在每次排放排泄物和更换造口袋时,应注意观察肠造口及其周围皮肤情况、肠造口排泄状况等以便及时发现并发症。

1. 观察肠造口黏膜的颜色是否红润、是否发生糜烂、水肿、出血等。如肠造口颜色变紫色甚至黑色,应警惕肠造口是否缺血;肠造口黏膜受摩擦容易发生糜烂、肿胀和渗血,活动性渗血应及时加压止血。

2. 观察肠造口周围是否存在脓液、缝线是否脱落等。以便及时发现皮肤黏膜分离、感染等问题。

3. 观察肠造口周围皮肤有无瘙痒、疼痛、发红、破损、变色,以便及时发现肠造口周围皮炎情况。

4. 观察造口袋的使用情况,造口底盘的溶解状况。观察造口底盘是否发生渗漏,从而确认造口袋的安全性,并把握换袋的频率。

5. 观察造口袋内的排泄物,检查有无排气、排便/尿液;检查排泄物里有无黏液、血液;观察排出物的量及其性状。如造口袋收集到新鲜血液时,应立即撕下造口袋进行自我检查,评估血液的来源,如从肠造口排出,应警惕消化道/泌尿道出血,立即回院急诊;如单纯肠造口黏膜局部出血,首先进行局部加压止血,之后再回院诊治。

(三)购买合适的造口袋并妥善存放

1. 购买用合适的造口袋　肠造口缝合在腹壁上,排泄物的排出不受患者主观意识控制,因此患者需要佩戴造口袋,以便收集随时从肠造口排出的排泄物。造口袋种类繁多,患者在选择时应考虑以下因素。

（1）了解自己肠造口的类型:回肠造口的排泄物因含有大量水分,所以呈水样或糊状,宜选择可排放式造口袋(开口袋)。水样便时可选择泌尿造口袋,此类造口袋更有利于准确记录排出量,同时也可减少排放的频率;横结肠造口排泄物呈糊状或半固体状,宜选择可排放式造口袋(开口袋);乙状结肠造口排泄物因经过结肠吸收了水分,所以多呈固体状,既可选择不可排放式的造口袋(闭口袋),也可选择可排放式造口袋(开口袋)。泌尿造口患者必须佩戴具有防逆流装置的泌尿造口袋。

（2）肠造口的大小及其周围皮肤情况:有些造口袋的底盘(粘贴面)设有固定大小的预开孔,如36mm、32mm、28mm、25mm、22mm等,使用方便、无需裁剪,但只适合肠造口圆形的患者。大部分的造口袋底盘(粘贴面)仅仅设有一小孔,使用过程中需根据肠造口的大小和形状加以裁剪(因肠造口不一定是圆形的),对于新肠造口者(手术后6～8周是肠造口水肿期,随着时间的推移肠造口会逐渐缩小)或肠造口不是圆形的患者来说,选择这类造口袋比较合适。肠造口周围出现凹陷者宜选用一件式或两件式凸面造口袋。

（3）是否对皮肤产生刺激或导致过敏:患者粘贴造口底盘或腹部直接接触造口产品后产生瘙痒及烧灼感,甚至出现红斑、水疱等过敏症状和体征时,应及时咨询造口治疗师,必要时请皮肤科医生进一步诊治。

（4）价钱是否合适:几乎每个厂家都有同一类型的产品,但各个厂家的产品价格都不一样,价格越贵不代表使用效果越好。患者应根据自己的经济能力及使用后的感觉,在造口治疗师的指导下选择适合自己的造口用品。

2. 正确储存造口袋　造口袋储存方法不正确,会影响造口袋的质量。造口袋储存时应注意不能放在高温(40℃以上)、潮湿或低温的环境中;避免阳光直射;严禁重物压迫造口护理用品;该类产品不宜大批量购买并长期存放,长期使用会使造口底盘的黏胶溶解或硬化,从而影响粘贴力。此外,造口袋是由塑胶制作的,塑料遇高温会变得硬化、易裂,从而导致其密闭性和柔韧度下降。正确的储存方法是将造口袋储存于干爽的地方。

（四）常见的排泄问题及应对方法

1. 结肠造口患者常见的排泄问题及应对方法

（1）便秘:降结肠造口和乙状结肠造口患者,可能会有便秘情况发生。便秘发生时粪便会呈粒状且较硬,这多因进食纤维素类食物较少、饮入量少、活动少等导致。此外个别癌症患者会因服用镇痛药物而出现便秘。出现便秘时患者不必急于看医生,可先在家中尝试通过饮食的调节来改善(饮食调节方法详见第一节肠造口患者的饮食与营养)。除饮食调节外,患者可适当加强活动来促进胃肠蠕动,避免久坐、久卧。若通过以上方式便秘症状无好转且出现腹胀、疼痛、呕吐、造口无排气和排便症状应立刻急诊。X线检查是否出现梗阻,若无梗阻可以采用大量不保留灌肠方法清除硬便,如出现严重腹胀、疼痛、呕吐等梗阻症状,可能需要手术治疗。

(2)腹泻:腹泻的原因很多,通常因进食刺激性、不清洁的食物而引起(饮食调节方法详见第一节肠造口患者的饮食与营养)。如症状无改善应及时就诊。

(3)肛门排便:结肠袢式造口者,肛门仍然存在。如因肠梗阻、肠穿孔等原因手术者,手术前没有进行肠道准备,术后早期积聚于远端肠管的粪便会从肛门排出;此外,稀便时近端肠造口排出的粪水会进入远端肠管,故袢式造口者会从肛门排出粪便。远端的肠管具有分泌黏液的功能,有黏液从肛门排出也是正常的。

2. 回肠造口患者常见的排泄问题及应对方法

(1)腹泻:回肠造口患者排泄物不成形,一旦发生腹泻容易导致失水和电解质平衡紊乱,发生腹泻时应尽快就诊。日常中注意饮食卫生,尝试新品种的食物时,应尽可能少食,以免引起腹泻。

(2)肛门排便:回肠袢式造口与结肠袢式造口一样,肠造口下段肠道与肛门相通,当近端肠造口排出的粪水进入下段肠管时,就会出现肛门排便现象。肛门排便是正常现象,而且较结肠袢式造口多见。

(3)肠造口无排便:回肠造口患者不会像结肠造口患者那样发生便秘。回肠造口无排便,通常因食物梗阻导致。食物阻塞是因进食多渣和未充分咀嚼的食物引起的机械性梗阻,没有经过充分咀嚼的食物通常储存于靠近肠造口的远端小肠。日常进食过程中,应注意充分咀嚼食物,像蘑菇、木耳等难消化的食物应注意采用切丝、清淡的烹饪方式,每天摄入的饮水量宜达到1500～2000ml,从而有效预防食物阻塞的发生。梗阻发生时,机体会出现一系列症状和体征,要注意观察。部分梗阻主要表现为腹部疼挛痛、肠造口排出水样便伴恶臭味、部分患者还会有腹胀、恶心、呕吐和肠造口水肿。完全性梗阻表现为肠造口无排便,腹部绞痛,腹部膨隆、高调肠鸣音、肠造口水肿、恶心、呕吐。发生食物梗阻,患者不需急于就诊,首先进行自我护理。自我护理方法包括停止经口进食、洗一个热水澡或用热水袋放松腹肌、采取右侧卧位或膝胸卧位,沿回肠造口方向按摩,促进梗阻物排出;若超过6小时,堵塞的食物仍旧不能排出,应及时就医。

(五)预防肠造口受伤

1. 预防肠造口黏膜的磨损　肠造口的高度一般1～1.5cm,日常活动中造口袋容易与肠造口黏膜发生摩擦,反复摩擦就会导致肠造口黏膜糜烂,发生渗液、渗血。可通过在造口袋内存放一点气体,或者从袋口放入纸巾来避免造口袋对黏膜的摩擦。

2. 预防衣物对肠造口的损伤　不少肠造口患者担心别人从外观得悉自

已佩戴造口袋,但如果并非穿着紧身衣物,而且定时清理造口袋令其不致鼓胀起来,那么一般的松身衣物就足以遮盖小小的造口袋,旁人是难以得悉的。生活中要避免皮带或裤头压伤肠造口,从而防止肠造口受损而流血。坐飞机时必须佩戴安全带,造口袋不能减轻旅行者系安全带时对肠造口部位的压迫,可备一小垫子保护肠造口。

3. 避免俯卧睡姿　造口袋需要 24 小时贴身跟随,所以睡觉时也"袋"不离身。侧卧位及仰卧位睡觉不会影响肠造口,但俯卧位睡觉则有可能压伤肠造口,故应避免。

4. 避免肠造口被撞击　尽量避免贴身的运动,如摔跤、拳击等,以免肠造口意外损伤;建议进行某些球类运动或会有轻微碰撞的运动,如壁球、篮球等时,可佩戴肠造口护罩来保护,以免肠造口意外受损。

（六）恢复正常工作和运动

1. 重返工作岗位和社交活动　造口袋只是协助收集粪便的工具,并不是身体的负累。当身体恢复后,肠造口者可重返工作岗位、参加社交活动,但要避免重体力劳动,以免因腹压增高导致肠造口脱垂、造肠口周围旁疝等并发症的发生。参加社交活动时,需备带湿纸巾及造口袋,这样即使出现渗漏,前往任何一个有洗水设备的厕所便可清理及更换。

2. 运动和旅行不受限制　除了身体接触较多的运动如拳击要避免外,大部分运动是不受限制的,包括游泳。下泳池前,只要换上较小的造口袋及穿上一件装的泳衣便可尽情碧波畅游。如果要出门远行,坐船、飞机或火车对肠造口者均不会有影响,但注意路程的选择要遵循由近到远、由易到难的原则。这样可以使自己逐渐适应在外生活与在家生活的不同,同时也有利于克服造口带来的一些意想不到的问题。旅行时准备充足造口袋,准备的量要比平时用量稍大,以应付意外发生(如水土不服引起腹泻);部分造口袋应放在随身的行李中,以便随时更换。飞机上由于压力的变化,胃肠气体会多一些,宜使用开口袋或配有碳片过滤的用品。最好随身自带一瓶矿泉水,这样既可以保证饮水,也可在有意外时用于冲洗。

（七）定期随诊

肠造口患者出院了,并不等于完全康复。由于医疗环境的变化,肠造口患者的住院时间越来越短,一般术后 5～10 天就出院,真正接受造口治疗师或临床护士的指导时间有限,加上受到手术后体力等恢复各方面的影响,自我护理的技能难以完全掌握。回家后患者在日常生活中会面临肠造口所带来的生理、心理、家庭、社会、并发症等各方面影响。如不能及时得到纠正,将严重影响患者的生活质量。而这些问题都需要在专业人员的指导下才能解决。因此肠造口患者定期回院进行复查是非常必要的。复诊时间因人而异,一般术后 1 个月左右进行第 1 次复查。之后遇到问题随时就诊。

三、肠造口患者的性生活指导

在中国,"性"一直是个敏感的话题,受传统封建思想影响,人们非常忌讳在公开场合谈论"性",这给"性"质量方面的调查研究以及治疗造成了一定的阻碍。近年来,受西方文化影响,"性"话题逐渐开放,人们敢于谈论、表达"性生活"时存在的一系列问题。在临床服务过程中,偶尔可见肠造口患者提出性生活障碍方面的担忧和不悦。肠造口患者是性生活障碍高发人群,这主要与手术损伤了性刺激传导神经、担心腹部便袋在性生活时渗漏、害怕自身形象改变引致魅力下降等因素有关。性生活问题处理不好,容易增加患者心理压力,影响患者的夫妻情感,降低患者的生活质量。有调查发现,术后进行性生活的肠造口患者的生活质量明显高于未进行性生活的个体。如果手术只能挽救患者的生命,而不能保证生命的质与量,那再好的手术也是失败的。因此,我们必须高度重视肠造口患者术后的"性"质量,协助患者解决"性"问题并使其重新过上美满的生活。

(一)肠造口患者性生活障碍的发生率

1. 肠造口患者性生活障碍的状况　肠造口患者术后很少提及性问题,但并不说明不存在这样的问题,只是这方面问题难以启齿,不便与人交流。事实上,肠造口术后性生活障碍的患者大有人在。国内学者研究发现肠造口患者性功能异常比例为 56.0%,而国外文献报道肠造口术后约 70% 的患者表示对性生活不满意。约 1/3 男性患者会出现有与年龄相关的性功能障碍,1/3 女性患者有性交痛。

2. 不同类型的肠造口患者性生活障碍发生率不同　Miles 术后患者出现性功能障碍的比例为 32% ~ 100%。男性回肠造口患者性异常发生率为 10% ~ 15%,男性结肠造口患者性异常发生率为 70% ~ 80%。关于泌尿造口患者性异常发生率尚未见明确报道,但目前已有多位学者研究表明全膀胱切除 + 回肠导管术后患者性满意度较低,需引起高度重视。

(二)肠造口患者性生活障碍的影响因素

1. 生理因素　据报道,肠造口术后的性问题受生理、心理、性别和社会文化等影响。老年肠造口患者性功能显著差于青年患者。因医务人员的重视程度不够,这类人群的"性"需要常被忽视。另一方面,男性和女性肠造口患者因身体解剖结构不同,手术对生殖功能的损伤也不尽相同。男性患者,手术过程中盆腔血管神经受损会引起部分或全部的性功能丧失。无论行直肠癌腹会阴联合切除还是膀胱全切除术,部分肠造口男性患者可能会出现反射性勃起功能丧失、腺体分泌减少、无法射精、射精疼痛、早泄等部分或全部性反应障碍。女性患者,由于手术损伤了盆腔血管神经,会影响性生活时盆腔的充血及性快感的出现;术后子宫后倾或翻转造成性交时子宫或阴道壁受力后引发紧张性疼痛;另外,手术野周围的阴道后壁瘢痕收缩、阴道干燥也会造成性交疼痛、性交困难。

2. 心理因素　心理性性功能障碍在肠造口者中较普遍。无论肠造口的原发病如何,施行肠造口术后患者将面临由此引起的一系列心理变化。肠造口患者因自己身体的改变而担心对配偶失去性吸引力或因担心拖累家人,常常生活在自卑或被遗弃的阴影之下,加之对癌症的复发和转移的担心,各种原因产生的自卑、焦虑、恐惧及抑郁情绪严重影响了患者术后性康复的进程。相对于男性患者,女性患者较为在意自身身体形象的改变,术后经常会出现因无法适应自身形态而出现性交障碍。男性患者则更多关注于自身在性生活过程中的表现,术后初次尝试性生活时,阴茎勃起或射精障碍会令其心理产生较大的挫败感。另外,担忧性交时造口袋渗漏、肠造口损伤、身体疼痛都会影响性生活的顺利进行。

3. 肠造口自我护理能力　造口自我护理能力是影响造口患者术后生活质量的重要因素。造口自我护理不当,容易出现肠内容物的泄露及造口周围皮肤的损伤,这会严重影响患者的舒适感及心情,令其沮丧。根据马斯洛的需求理论,人类的需要是分层次的,由低到高,如果基本的造口有效管理都尚未实现,性需求则是无从谈起的。

(三) 肠造口患者性生活障碍的检查评估

肠造口患者术后性生活障碍的诊断需基于临床病史以及详细的检查,包括一些常规的化验如血睾酮、催乳素,心理检查以及神经系统检查。

1. 心理检查　重点在于评估患者术后有无抑郁、自卑、害怕或排斥性行为。目前已有相关的量表可以帮助诊断,如 Beck 抑郁问卷可用于测试患者术后的抑郁状况、Minnesota 多项人格测试问卷可用于评价患者的个性及其与性功能障碍之间的关系,女性性功能调查问卷(female sexual function index)是目前应用最广的专门用于调查女性性状况的问卷。

2. 神经系统的检查　重点在于评估病变神经的范围、病变是否可逆以及病变神经对患者性功能的影响。相关的检查方法包括生物震感阈测量、骶唤起反应-球海绵体反射潜伏期检查、背神经传导速度测定、平滑肌电图和海绵体活动的单项波形分析等。

(1)对于男性患者来说,术后 1 个月,具有勃起或射精功能两者之一的障碍则视为性功能障碍。①勃起功能:Ⅰ级勃起正常;Ⅱ级部分勃起,比术前硬度下降;Ⅲ级完全不能勃起;Ⅱ级和Ⅲ级都代表勃起功能障碍。②射精功能:Ⅰ级射精量正常或减少;Ⅱ级射精功能障碍,可能出现逆行性射精;Ⅲ级完全无射精;Ⅱ级和Ⅲ级都代表射精功能障碍。

（2）女性性功能障碍通常从四个方面来衡量：①性欲障碍：持续或反复性幻想/想法和（或）性交欲望缺少（或缺乏），引起显著的痛苦或人际关系方面的困难。②性唤起障碍：持续或反复不能达到或维持充分的性兴奋，引起显著的痛苦或人际关系方面的困难。③性高潮障碍：在充分的性刺激和性唤起之后，持续或反复高潮延迟或缺失，引起显著的痛苦或人际关系方面的困难。④性交疼痛：持续或反复地出现与性交相关的生殖器疼痛。

（四）肠造口患者性生活障碍的护理

肠造口术后，适度性生活对术后的康复、自信的确立、生活质量的提高无疑是有益的，为了改善性质量，克服性障碍，可从以下几个方面进行努力。

1. 加强自信　心理是影响性质量的重要因素，很多肠造口患者术后因为自卑或缺乏信心而拒绝甚至畏惧性生活。要进行性行为，肠造口患者首先要爱自己、接受自己。无论有或没有肠造口，自我认可的感觉是非常好的。如果肠造口患者对自己感觉良好，那么他的伴侣也会产生良好的感觉。

2. 配偶的支持　肠造口术后配偶的支持是改善肠造口患者术后性功能的一项较好的方式。研究显示，肠造口术后女性患者容易出现身体功能障碍和心理窘迫，男性配偶的心理支持可以显著改善女性肠造口患者对肠造口的适应，这种干预无论是短期内还是长期内都可以起到好的效用。"性"不是一个人的事情，只有在两情相悦的情况下，才会有好的体验。当一方处于困境时，另一方的支持和体谅会给对方的心理带来极大的鼓励。

3. 营造浪漫的环境　好的环境利于情感的抒发。性生活前，可布置一个浪漫的环境：柔和的灯光、鲜花、香水还有抒情的音乐，会给彼此带来意想不到的感受。必要时可选择外宿，新鲜环境的刺激也可能会产生好的效果。

4. 养好身体　好的身体是革命的本钱。"性"生活是一项会消耗体力的活动。如果因身体不适而影响性质量是得不偿失的。因此，肠造口患者术后至少休息 3 个月才能开始尝试性生活。为避免肠造口排泄物过多，最好在饱餐后 2~3 小时进行。结肠造口灌洗者，事先可粘贴闭口式造口袋、造口栓或迷你型造口袋，非结肠造口者，事先需更换造口袋或将造口袋内的排泄物清理干净，预防造口袋泄露。如不想在性生活过程中看到肠造口而影响心情，可使用造口袋套、腹带或有花纹的不透明袋子覆盖肠造口处。

5. 情绪的调节　不要把所有注意力都放在肠造口上，互相爱抚、欣赏，尽情享受性生活的乐趣。术后早期，造口者亲吻、拥抱、抚摸，可获得仍然被亲友、社会所接受和理解的信心。投入到性生活当中去，不要悲伤，也不要畏惧，放心说出自己的担心和不适，有问题寻求专业人员的帮助即可，不要一个人独自默默承受。

6. 姿势的选择　肠造口患者性交过程中可尝试不同的姿势，以便选择最舒适、最合适的方式,不宜直接压迫肠造口。女性患者腹会阴切除术后会造成会阴瘢痕以及骨盆阴道解剖上的变形,阴道角度改变,性交时易发生插入困难,若阴道肌肉受损且腺体分泌消失时,性交会造成疼痛,一般可使用润滑剂。由于直肠切除,女性宜采取上位的姿势,以减轻阴茎对阴道后壁的撞击痛。若女性患者全膀胱切除时,最好采取下位的姿势,以减轻阴茎对阴道前壁的撞击。

(五)肠造口患者性生活障碍的治疗

1. 药物治疗 常见的药物有罂粟碱、前列腺素 E1 和枸橼酸西地那非(伟哥)。罂粟碱的优点在于价钱便宜,缺点在于其强酸性导致海绵体纤维化,阴茎异常勃起发生率高。不同于罂粟碱,前列腺素 E1 导致海绵体纤维化和阴茎异常勃起的发生率低,但痛性阴茎异常勃起发生率高。伟哥具有较好的阴茎促勃起作用,但对心脏有不良反应。

2. 负压抽吸治疗 负压抽吸治疗的原理为将阴茎放入负压筒内,利用负压抽吸作用,使血流注入阴茎而导致阴茎膨胀,阴茎膨胀后用橡皮环结扎阴茎根部即可进行性交。这类方法的优点为使用方便,能使许多患者得到近似正常状态的勃起,缺点为每 30min 需松开橡皮环,阴茎海绵体内血样较低,靠近橡胶环处的阴茎不变硬,容易发生扭转而导致缺血性缺失。

3. 假体治疗 当保守治疗无效时,可考虑在阴茎内放置假体,假体植入后虽能成功进行性交,却不能提高性欲及增强性快感,部分患者还会出现感染。

四、女性肠造口患者的孕期保健

年轻妇女是肠造口患者中的一类特殊群体,不同于其他造口者,她们非常关心肠造口手术对婚姻、受孕的影响。从宗教、社会学层面来说,怀孕是妇女一生中极其重要的事件,能否成功分娩在一定程度上决定了患者术后的家庭能否圆满。肠造口手术虽然改变了患者的排泄途径,但是术后只要患者保持乐观积极的心态,多与外科医生及产科医生沟通,再通过外科医生、产科医生及造口治疗师的共同努力,无并发症发生,怀孕及自然顺产也是可能的。

(一)肠造口对怀孕的影响

年轻妇女,特别是未婚妇女行肠造口手术前后,往往会有疑问:肠造口术后我还可以怀孕吗? 其实,肠造口并不会成为妊娠的障碍。尽管肠造口妇女有着不宜食用坚果、不宜剧烈运动等限制,但如果她们想要个孩子,没有任何理由可以阻止她们怀孕。与普通人一样,肠造口妇女可以顺利分娩一个或多个孩子。国外的一位肠造口志愿者 Corrine Barnes 明确表示:手术本身不会影响妊娠。她是一位回肠造口患者,术后成功分娩了两个孩子。Zeit 医生也指出相比于正常人,肠造口妇女的活动没有受到很大限制,她们是可以怀孕的。虽然肠造口者可以怀孕,但是不得不承认的是,肠造口会对孕妇产生一系列的影响,这些影响因素都是值得注意的。

1. 有利的影响

(1)便秘情况减少。正常妇女怀孕后,由于体内分泌大量的孕激素引起胃肠道肌张力减弱、肠蠕动减慢以及不断增大的子宫压迫胃肠,容易发生便秘及出血。行肠造口手术后,排便途径及胃肠道的吸收功能都发生改变,只要患者合理饮食,适当活动,腹壁肠造口基本不会发生便秘。

(2)胎儿生长空间增大。腹腔内生长空间增大主要是针对上段肠道造口患者而言。部分肠造口患者因疾病需要切除整段大肠,大肠移除之后,腹腔空间变得更大,子宫变大后将不再受到大肠的挤压。

2. 不利的影响　相对于有利因素,肠造口对怀孕的不利影响更多,主要体现在以下几方面。

(1)对一部分造口者而言,由于肠造口位置或盆腔积液,怀孕可能是比较困难的。

(2)多种常规处方药可能会影响胎儿,建议在打算怀孕之前与有关人员探讨所服药物是否对胎儿有影响。

(3)对于回肠造口者来说,怀孕期间恶心、呕吐会威胁患者内环境的稳定。

(4)肠造口手术导致的肠粘连可能会导致患者腹部绞痛。

(5)会阴部手术引起的瘢痕组织可能使自然产变得较为复杂。

(6)有报道称产后可能出现相关的造口脱垂,这主要与妊娠及分娩时腹压增加有关。

(7)怀孕期间服用的一些药物可能会改变大小便的颜色,比如铁剂会使粪便变黑。

(8)具有家族性遗传病史的肠造口者,其子女患病的可能性较高。

(9)一般情况下,怀孕后肠造口形状会发生改变,肠造口直径可能会增加,原有的造口用品可能会变得不适用。另外,肠造口血供增加,护理过程中可能会轻微出血。

(10)随着妊娠的进展,腹部皮肤会变得更油,一些妇女更换造口袋的频率会更加频繁,另外腹壁膨出,可能会遮挡孕妇的视线,令其不易观察到肠造口。

(二)女性造口者怀孕前的准备

1. 等待好的妊娠时机　医生通常建议患者术后等待 1~2 年再怀孕。想要成为母亲的肠造口妇女首先要适应肠造口带来的身体形象、生活方式、排泄行为的改变,然后再适应妊娠所造成的改变。另外,孕妇在妊娠期间,营养要全面均衡以满足自身以及胎儿的身体需求,术后修养 1~2 年,有利于身体顺利愈合,腹肌增强及营养状况的改善。

2. 心理准备　对于肠造口妇女来说,妊娠时的恐惧是难免的。这部分恐惧主要来源于肠造口及妊娠本身。然而,这些都是没有必要的。事实上,和其他妇女一样,肠造口妇女可以有一个舒适、安全、快乐的妊娠过程。

3. 寻求适当的医疗资源 在决定怀孕之前寻求适当的医疗帮助是非常有必要的。一个健全的肠造口妊娠团队应该包括产科医生、胃肠外科医生和造口治疗师。医生的技术、敏感性和支持非常重要。另外,怀孕之前的检查也是非常有必要的。门诊可以消除患者许多疑虑和恐惧。准父母,需要知道的知识很多,例如,通过门诊患者可以问知即使经历了肠道手术,移除了1/3甚至一半的小肠,除个别情况外,孩子的营养供应也不会有危害,大多数食物会在小肠的前半段被吸收入人体;因家族性腺瘤而行肠造口手术的妇女或男性需要知道他们的孩子是肠道息肉的高发人群,这些孩子很小的时候就需要做肠道手术;泌尿造口的妇女在妊娠过程中必须要注意避免泌尿道感染;因癌症而做肠造口的妇女,尤其是接受放化疗的患者,必须咨询他们的医生是否可以怀孕;一些肠造口者难以怀孕,病因可能是手术粘连阻塞了运输卵子的输卵管,这些粘连可通过手术来消除。

(三) 女性造口者孕期保健措施及注意事项

孕期保健包含的内容很广,具体表现为饮食、活动、检查、心理状况等方面的改变。例如,妊娠期妇女容易出现微量元素及维生素的缺乏,这些都需额外补充。另外,因为不断增大子宫压迫下肢静脉,如果长时间固定一种体位就会造成血液循环受阻,因此孕晚期的孕妇要避免长时间站、立、坐或行走长路,最好是几种不同的体位交换进行。女性造口者怀孕后除了要关注正常妇女易发生的妊娠问题外,还要注意肠造口对妊娠的一系列影响并采取相应的保健措施。

1. 合理饮食 是孕期保健的重中之重,很多肠造口妇女怀孕后发现自己比以前需要更多的水分。她们可能发现粪便性状有所改变,变得更加稀,更加细,因此造口者在妊娠期间应该注意水分的补充。尤其是回肠/空肠造口患者,妊娠期间剧烈的恶心、呕吐容易引发水电解质失衡的问题,因此要多饮水,必要时可在水中加入少量食用盐。另外,在一些罕见的情况下,妊娠晚期子宫压迫肠道会造成机械性肠梗阻,体位的改变和流质饮食可解决这个问题。

2. 规律检查 定期产检是妊娠妇女必不可少的保健措施。就诊时最好携带一张记录自我基本信息的卡片,卡片上写明:肠造口类型以及保肛还是不保肛,尤其是能否灌肠和测量肛温,因为对于移除直肠和肛门的人来说,这些都是不可以的。肠造口妇女除了要关注胎儿发育及自身脏器功能外,还要注意妊娠对肠造口的影响。因此要定期找胃肠外科医生或造口治疗师进行检查,是否发生肠造口脱垂,造口旁疝,肠道的梗阻、绞痛,肠造口是否容易出血,造口袋粘贴的稳固性等等。

3. 适当活动 除了上面提及的妊娠期间要避免长时间站、立、坐或行走长路,最好是几种不同的体位交换进行外,还要注意避免强体力劳动,尤其是增加腹压的活动,以免加重肠造口脱垂及造口旁疝的发生。一般情况下,造口者怀孕后要注意静养,不宜到人多、嘈杂的环境中去走动,以免误伤肠造口及胎儿。

4. 肠造口护理 肠造口会对妊娠有些影响,随着妊娠的进展,肠造口可能会发生不同程度的脱垂,肠造口形状、肠造口直径也会发生改变,腹部皮肤变油,造口袋更换频率增加。肠造口形状发生改变后,造口袋裁剪形状也要跟着改变,始终保持比肠造口大 1~2mm 的原则即可。每次更换造口袋时,要彻底清洗肠造口周围皮肤,以延长造口袋粘贴时间。对于因腹部膨隆而影响造口护理视线的患者,建议其借助于足够长度的镜子或由家属帮忙粘贴袋子。另外,妊娠过程中肠造口血供增加,容易出血,肠造口护理时动作要轻柔,避免摩擦,注意观察并及时报告肠造口出血情况。值得注意的是,肠造口妇女妊娠期间不宜使用腹带,因为紧束腹部会影响血液循环,不利于胎儿的生长发育,同时,孕妇在孕期汗腺分泌比较旺盛,紧束腹部也不利于汗腺分泌,容易导致皮肤的细菌感染。

5. 经验交流 目前在我国,关于造口者成功分娩的报道还比较少,造口者顺利分娩之后,新妈妈们如能相互探访或在造口人联谊会上分享这一宝贵经验,对于其自身以及其他年轻的造口者来说,都是非常有意义的。

(四) 小结

肠造口手术是通过改变排泄途径来延续患者生命的一种方式,肠造口并不会影响生活。行肠造口手术后,只要护理得当,同样可以旅游、游泳、泡温泉,也包括怀孕。因此,年轻的造口者不必为手术而感到悲观,只要保持好的心态和生活方式,她们一样可以孕育新生命,一样可以享受圆满幸福的婚姻生活。

(郑美春)

第三节 结肠造口灌洗

一、概 述

(一) 定义

肠造口排泄方式分为自然排便和结肠造口灌洗排便两种方式。结肠造口灌洗是经结肠造口将一定量的温水灌入结肠,刺激肠蠕动,从而在短时间内较彻底地清除结肠内的粪便,减少肠道积气的操作方式。

（二）优缺点

1. 优点

（1）净化肠道：与自然排便方式相比,结肠造口灌洗通过灌洗液"冲洗"肠道可达到净化肠道的效果,减轻因结肠造口随时可能排便、排气而带来的烦恼。

（2）减少皮肤并发症：减少皮肤与粪水接触的概率,避免诱发结肠造口周围皮肤问题。

（3）节省费用：造口护理用品(包括造口袋、造口底盘、造口附属产品)的使用可大为减少,减轻了经济负担。

（4）提高生活质量：增强患者社交信心和提高患者的自尊。

2. 缺点

（1）需要购买一套灌洗器材：如集水袋、连接管、灌洗圆锥头、腰带、夹子、灌洗袖带等。

（2）需要掌握一定的操作技能：结肠灌洗是一种技术性操作,需要培训才能掌握。

（3）花费时间：结肠造口灌洗整个过程约需要 1 小时。

（4）会出现不适症状：结肠造口灌洗需人为给肠道灌入液体,在灌洗过程中可能给患者带来不适。

（5）有适应证：不适用于每一位肠造口患者。

（三）适应证和禁忌证

结肠造口灌洗并不是每个肠造口患者都可以选择的排便方法。

1. 适应证

（1）永久性降结肠或乙状结肠单腔造口患者：这两类肠造口排泄物经结肠段中的水分大部分已吸收,因此排泄物通常较为成形。

（2）肠道功能正常者：肠道消化吸收功能良好,肠造口排出的粪便为成形的固体状。

（3）有独立卫生间或房间者：由于结肠造口灌洗时须用大量热水及处理排泄物,为能保护隐私和方便操作,最好选用独立卫生间进行灌洗。

（4）有充足的时间者：结肠灌洗整个过程大概需要 1 小时左右,灌洗者需有充足的时间和足够的耐心。

（5）能自我护理肠造口者：患者必须能独立完成结肠造口灌洗操作并熟练掌握结肠灌洗相关的注意事项。

2. 禁忌证

（1）年龄特殊人群：如婴儿、儿童、高龄老人。

（2）无法自我护理的患者：如精神不健全、手的灵活性差(关节炎、帕金森病患者）、瘫痪、临终的患者等。

（3）发生肠造口并发症者：如结肠造口脱垂、结肠造口周围旁疝。

（4）伴有特殊疾病者：如肠内有残余的恶性肿瘤、心脏病或肾脏疾病。

（5）处于特殊治疗期患者：如盆腔或腹部放射治疗期间、化疗期间。

二、操作步骤及流程

（一）操作重点步骤

1. 操作前评估

（1）评估目的：结肠造口灌洗前，对该患者进行全面、彻底的评估。经过评估来确保患者符合相关标准，并为个性化肠造口护理计划的制定提供依据。

（2）评估内容应包括：肠造口的类型和功能，患者肠造口护理能力、肠造口及其周围并发症发生情况、肠造口排泄性状，患者的心肾功能、是否存在内分泌或代谢方面的疾病等。评估过程中可借助于"STOMA"评估工具（表8-1）。

表8-1　"STOMA"评估法

S	肠造口的形状、大小、结构（突出/回缩）、肠造口周围皮肤
T	自理能力和护理技术；原发病及时间
O	其他因素：既往史，并发症，身体改变
M	药品：处方药、非处方药、中草药
A	相关症状：造口用品/附属用品的使用

（3）确保患者知情同意：在患者知情同意前应让患者充分认识到结肠造口灌洗的风险（表8-2）。只有在确保患者充分了解潜在风险，且能签署知情同意书后方可进行结肠造口灌洗。

表8-2　结肠造口灌洗的潜在风险及其原因

潜在风险	原因
肠穿孔	放、化疗后肠道变得脆弱
液体超负荷	肠道灌入大量液体而心、肾无法有效代偿
脉搏和血压下降	肠道灌洗致迷走神经兴奋
肠黏膜烫伤	灌洗液温度过高
蠕动减弱	长期结肠造口灌洗损伤肠道功能

2. 健康宣教　向患者讲解结肠造口灌洗的目的及操作过程。健康宣教方式包括录像、宣传小册、口述等。

3. 环境及用物准备

(1)私密环境：独立卫生间或房间。

(2)物品的准备：结肠造口灌洗器材 1 套(图 8-1)、温水(39~41℃的温水 1000~1500ml)、温度计(必要时)、润滑剂、纸巾、灌洗后佩戴/遮盖物。

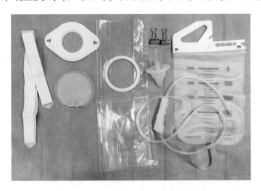

图 8-1　结肠造口灌洗器材

(3)灌洗装置的准备：①连接好灌洗装置：集水袋与灌洗圆锥头连接,将温水注入集水袋中。②排气：打开流量控制器排尽空气(图 8-2)。③调整水压：调整集水袋的液面离肠造口的高度 45~60cm。不管患者取站位还是坐位,一般集水袋底端与患者肩部齐平即可。压力不宜过大,如水压过高,会使灌洗液进入小肠,影响灌洗效果。④佩戴腰带和底盘、装上袖带(图 8-3)：撕下粘贴于肠造口上的造口用品/遮盖物,先清洁结肠造口及其周围皮肤;安装底盘和腰带、装上灌洗袖带并把袖带底端放进厕所或污桶内。

4. 灌洗

(1)插入灌洗圆锥头(图 8-4)将润滑的灌洗锥头经灌洗袖带的上端开口插入结肠造口内。第一次灌洗时,造口治疗师先用示指探查肠造口,以了解肠造口的方向,同时造口治疗师还要指导患者学会自探。

(2)灌入液体(图 8-5)：打开调节器让灌洗液流入肠腔中,控制流速在 100ml/min 左右,流速过快会引起结肠痉挛。灌洗量成人一般为 500~1000ml/次。灌洗过程中用手轻压固定灌洗圆锥头,预防灌洗液逆流。

(3)灌洗完毕：把调节器关紧,停留 3~5 分钟后,让水分充分进入肠腔后拔除灌洗圆锥头(图 8-6),用夹子将灌洗袖带的上端开口夹闭。

5. 观察记录灌洗效果

(1)观察粪便排出的情况：粪便排出过程 20~30 分钟。灌洗结束约 15

分钟后,大部分排泄物已经排出,可将灌洗袖带的尾端扎紧起来活动,再等待10~15分钟后粪便基本会排泄干净。确定粪水完全排出后,除去袖带,清洁结肠造口并戴上造口用品/遮盖物(图8-7)。

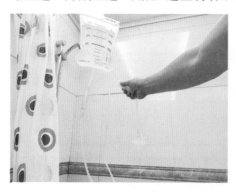

图8-2　排气后待用的灌洗液-挂好

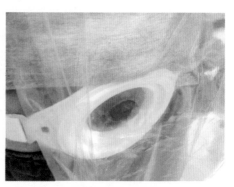

图8-3　佩戴腰带和底盘、装上袖带

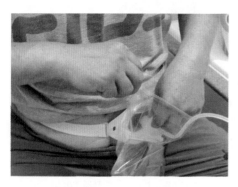

图8-4　插入灌洗圆锥头

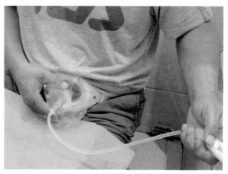

图8-5　灌入液体

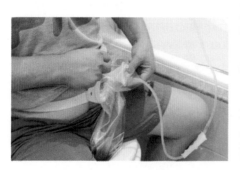

图8-6　拔除灌洗圆锥头

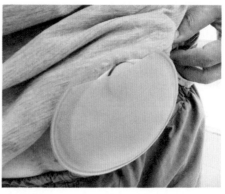

图8-7　灌洗后肠造口粘贴迷尔袋

（2）整理:清洁好灌洗物品,晾干备下次使用。

（3）记录:灌洗时间、灌洗量、排泄物的性质、肠造口及其周围皮肤情况。

（二）结肠造口灌洗操作流程及要点说明

操作流程　　　　　　　　　　　　　要点说明

核对：患者身份

适应证
1. 永久性降结肠或乙状结肠单腔造口者
2. 肠道功能正常者：消化功能良好,肠造口排出的粪便为成形的固体状

评估
1. 患者结肠造口灌洗的适应证
2. 患者是否接受结肠造口灌洗的排便方法

3. 有较好的学习能力，能完成整个灌洗过程

告知：患者结肠造口灌洗的操作过程及注意事项

4. 患者家里最好有独立卫生间或房间，以方便其进行隐蔽性操作

准备
1. 私密环境：独立卫生间或房间
2. 用物准备：结肠造口灌洗器材1套（见图 8-1）；温水（38～40℃的温水约1000ml）；温度计（必要时）；润滑剂；纸巾；灌洗后佩戴/遮盖物。

5. 要有充足的时间完成灌洗过程

实施：
1. 协助患者到厕所或治疗室
2. 协助患者采取半坐卧位或坐位
3. 协助患者：①撕下粘贴于肠造口上的造口用品/遮盖物，先清洁肠造口及其周围皮肤；②装上袖带并把袖带底端放进厕所或污桶内；③安装好腰带
4. 安装好灌洗装置（集水袋与灌洗圆锥头连接），将水注入集水袋内
5. 排气：打开流量控制器排净空气
6. 调整水压
7. 润滑灌洗锥头后轻轻插入造口
8. 打开调节器让灌洗液流入肠腔中（一般5～10分钟灌完）。用手轻压固定灌洗圆锥头预防灌洗液逆流
9. 灌洗完毕把调节器关闭，停留3min 后拔除灌洗圆锥头，将灌洗袋上端反折并以管夹夹闭
10. 确定粪水完全排出后，除去袖袋，清洁肠造口并戴上造口用品/遮盖物
11. 操作结束后，清洁好灌洗物品
12. 记录：灌洗时间、灌洗量、排泄物的性质、造口及其周围皮肤情况、患者反应及接受指导的情况

1. 腰带太松容易渗漏，太紧则使患者感觉不适
2. 灌洗压力不宜过大，保持灌洗袋的液面离肠造口的高度45～60cm。不管患者取站位或坐位，一般灌洗袋口底端应与患者肩部平齐
3. 控制流速在100ml/min 左右。灌洗量成人一般为 500～1000ml
4. 灌洗完固定灌洗圆锥头仍然停留3～5分钟，目的是使水分充分进入肠腔，预防灌洗液逆流
5. 粪便排出过程需要20~30分钟。约15分钟后，大部分排泄物已经排出，灌洗者可将袖袋尾端扎紧起来活动，活动后 10～15 分钟后粪便基本能排泄干净
6. 若灌洗间隔期内无排便，肠造口仅覆盖纱布/纸巾即可

（三）结肠造口灌洗注意事项

1. 经专业人员确认后方可实施　结肠造口灌洗有一定的风险和适应证，患者执行灌洗前一定要经过医生或造口治疗师的同意方可尝试；患者在家自行操作期间应与造口治疗师或护士保持联系，便于咨询并及时解决灌洗过程存在问题。

2. 接受专科护士指导　进行结肠造口灌洗的患者自行独立操作前需要接受知识渊博、经验丰富、有决策力的造口治疗师的指导。

（1）灌洗时间：每次灌洗要在当天同样时间的 ±2～3 小时进行；饭后 1～2 小时内或空腹时不能进行灌洗。

（2）患者掌握灌洗方法的进程：①灌洗第一天由造口治疗师执行灌洗过程，指导患者观看整个灌洗的步骤、方法；指导患者用示指探查肠造口的方向。②第二天患者在造口治疗师的协助下完成灌洗过程。③第三天患者独立完成整个灌洗过程，造口治疗师进行评估并纠错。

（3）具体操作时间分配：结肠造口灌洗的每个操作步骤所需的时间见表8-3。

表 8-3　结肠造口灌洗的每个操作步骤所需的时间

时间（分钟）	操作内容
10～15	灌洗前准备工作
5～10	灌入液体（根据医生/造口治疗师的建议）
3～5	灌洗结束后，轻按灌洗圆锥头压住结肠造口（即使有便意，也须忍耐）
15～20	排便（粪便和积气会间歇性陆续排出）
10～15	检查后续是否有粪水排便（灌洗后排便情况因人而异，有的患者排泄时间较短，有的较长，可灵活掌握，根据自身特点结束灌洗）
5～10	收拾整理用物（利用剩余的温水清洗结肠造口周围皮肤及灌洗袖带上的污物）
1～2	粘贴造口护理用品/遮盖物
合计（50～70 分钟）	温馨提示：刚开始采用灌洗法时，结束灌洗后会有一些疲劳感，最好能卧床休息片刻

3. 注意观察灌洗效果　开始灌洗的第一周连续每天灌洗，灌洗后应留意下次排便时间；第二周开始可根据排便情况尝试隔天灌洗；如每次灌洗后 48 小时才有粪便排出，则表明可 48 小时灌洗一次。

4. 灌洗初期尚需佩戴造口袋　开始灌洗后 6 周内，每次灌洗完患者仍需佩戴合适的造口袋，预防在灌洗间隔期内有粪便流出。

5. 灌洗器材的保养　灌洗器材清洗后置于在阴凉处，使其自然干燥。若灌洗器材不及时清洁,灌洗圆锥头、集水袋的连接导管等会发霉、变黑。

(四)灌洗过程中存在的问题及解决方法

坚持结肠造口灌洗并不容易。灌洗过程中存在一些潜在的问题,这些问题可能会动摇患者坚持进行灌洗的信心。研究表明,当结肠造口灌洗不被外界因素干扰、患者感觉轻松时,往往会成功进行。因此,造口治疗师应帮助患者营造一种平静、无压力的氛围。只有理解长期结肠造口灌洗过程中会出现的问题,并明白如何应对、解决,患者才能适应并坚持。以下为结肠造口灌洗过程中常见问题及应对方法。

1. 难以将奶嘴插入肠造口　患者紧张或插入肠道方向顺应性差,嘱患者放松,用手指探查确定肠道走向后再插入奶嘴即可。

2. 灌洗液不能灌入　可能是由于灌洗圆锥头的尖端抵住肠壁造成堵塞,轻轻调整灌洗圆锥头的方向直至水流灌入;也可能是由于粪便过硬,堵塞了肠道,医务人员进行探查,发现硬便时采用粪便挖出法清除硬便即可。

3. 水从圆锥头旁溢出　多为按压灌洗圆锥头力度不够或者灌入速度过快而引致。重新调整按压圆锥头的力度和灌洗液的流速即可。

4. 腹痛　由于灌洗液刺激肠道导致,腹部痉挛而引起;灌洗过程中要关注灌洗液温度和灌注速度,灌洗液过凉,注入速度过快时,都会引起腹痛。若灌洗过程中患者如出现面色苍白、出冷汗、剧烈腹痛,应立即停止灌洗。

5. 头昏眼花或血压/脉搏骤降　多因患者取坐位时间长,体力不支而引起。应立即停止灌洗,让患者躺下休息片刻。

6. 灌洗后无排便　灌洗液注入完毕,取下灌洗圆锥头后仍无排便现象,如未伴有腹痛可考虑肠道缺水,灌入的水被肠道吸收。通常一天内不允许多次灌洗,此时应结束当天的灌洗,粘贴造口袋以防粪水排出,第二天再进行灌洗,逐渐增加灌洗液量,直至达到满意的效果,但灌洗量最多不超过每次1500ml;如合并腹痛感,须回院检查。

7. 灌洗间隔期排便　肠道需要逐渐适应灌洗,需要2~3周;研究表明,多数患者完全适应结肠造口灌洗时间为12个月。如果适应期过后仍然出现灌洗后3~4小时又开始排便,通常考虑因灌入量过少,肠内粪便短时间不能全部排出所致;每次灌洗时要确保液体全部灌入到肠腔里,如液体量没有减少情况下连续多次都发生过早排便现象,说明患者不适合灌洗法,与其勉强实行灌洗法,不如重新使用自然排便法。

8. 肠造口内出血　结肠造口由黏膜构成,受到挤压、摩擦后容易出血。如因插入灌洗圆锥头时用力过大压迫结肠造口造成少量出血时无须担心,灌洗完毕使用皮肤保护粉撒在出血点,再轻轻按压就行;若大量出血或无法止血时,应立即停止灌洗,及时就医。

知识拓展

灌　肠　法

1. 定义　灌肠法是将一定量的液体由肛门经直肠灌入结肠,以帮助患者清洁肠道、排便、排气或由肠道供给药物或营养,达到确定诊断和治疗目的的方法。

2. 种类　①根据灌肠的目的可分为保留灌肠和不保留灌肠;②根据灌入的液体量可分为大量不保留灌肠和小量不保留灌肠;③如为了达到清洁肠道的目的,而反复使用大量不保留灌肠,则为清洁灌肠。

资料来源:李小寒,尚少梅.基础护理学.北京:人民卫生出版社,2014.

（郑美春）

第四节　肠造口患者的清洁灌肠

一、概　　述

肠道清洁包括机械性清洁灌肠和口服泻剂(全肠道灌洗)两种方法。机械性清洁灌肠是指将一定容量的液体经肛门逆行灌入大肠来促使排便的肠道清洁方法。肠造口患者的清洁灌肠也是临床上经常执行的一项专科护理操作。该类患者进行钡灌肠检查、结肠纤维内镜检查或肠造口关闭术前必须进行肠道清洁才能确保检查和手术的顺利进行。

二、操作步骤及流程

（一）操作重点步骤

1. 核对医嘱与患者身份。

2. 评估　患者的病情;肠造口的类型;袢式肠造口远端肠袢吻合口是否严重狭窄;清洁肠道的目的。

3. 向患者/家属解释　清洁灌肠的原因、目的及操作过程,指导患者/家属配合。

4. 营造私密环境　独立卫生间或房间以便于保护患者隐私。

5. 用物准备　备温水(39～41℃)约1000ml、润滑剂、污物小桶、垃圾袋2只、量杯、水温计、结肠灌洗装置1套/灌肠袋1套(包括肛管1条,带有胶管和调节开关的集水袋 1 只)、圆头奶嘴 1 只、开口袋(最好是长型开口袋,便于排放粪便)。

6. 制作灌洗圆锥头(图 8-8)　先根据肛管的直径在圆头奶嘴的顶端剪一圆孔,然后将肛管套入奶嘴并伸出 1～2cm(过了肛管的侧孔即可),制作成灌洗圆锥头。选用结肠灌洗装置进行清洁灌肠者可省去这个步骤。

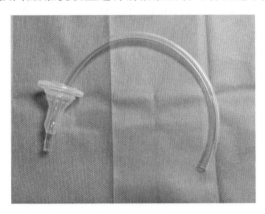

图 8-8　自制灌洗圆锥头

7. 患者准备　换上灌洗袖带(使用结肠灌洗装置者)/排放和清洁干净造口袋,如使用一件式闭口袋和国产人工肛圈,先更换一件式开口袋(最好是长型的开口袋,以便于排放粪便),如使用两件式开口袋,最好让患者更换干净的开口袋;嘱患者独立卫生间或治疗室内坐好(体弱者可以平卧),造口袋的开口放入剪开底端的较大垃圾袋内(图 8-9),将垃圾袋延伸至马桶内(图 8-10),使用便带夹夹闭造口袋开口(图 8-11)。

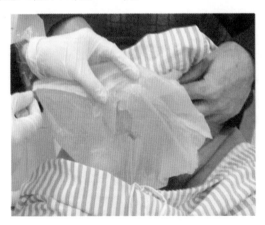

图 8-9　近端肠袢灌肠者－造口袋的
开口放入剪开底端的较大垃圾袋

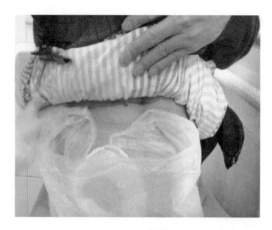

图 8-10　近端肠袢灌肠者-造口
袋延伸至马桶

8. 灌洗装置的连接(图 8-12)　连接好灌洗装置(集水袋与带灌洗圆锥头的肛管连接),将水注入集水袋内;打开流量控制器排尽空气;调整水压使灌洗袋的液面离肠造口的高度 40~60cm。

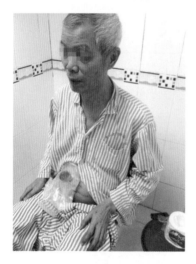

图 8-11　袢式肠造口的远端肠袢
清洁灌肠-造口袋开口夹闭

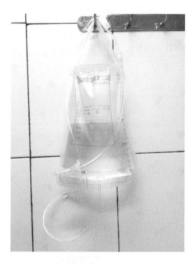

图 8-12　连接灌洗装置

9. 灌洗

(1)灌入液体:在灌入液体的肠造口开口上方将造口袋剪一约 3~4cm 的横切口(图 8-13)。护士带手套用示指/小指蘸润滑剂后从造口袋裁剪的缺口进入探查肠造口需灌洗肠袢的方向(图 8-14)。润滑灌洗圆锥头后顺肠造口的肠道走向插入肠造口内,一手轻压固定灌洗圆锥头(预防灌洗液逆流),另一手打开调节器让灌洗液流入肠腔中(图 8-15),控制流速在 60ml/min 左右,灌洗量一般为 600 ~ 1000ml,袢式肠造口的远端肠袢清洁灌肠患者实在不能忍受更多灌肠液时将调节器关闭。

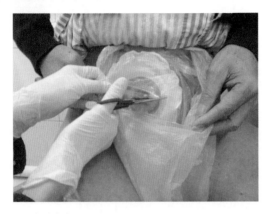

图 8-13　造口袋上剪切小开口

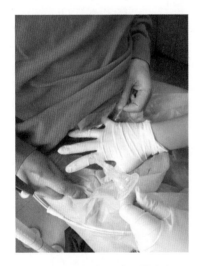

图 8-14　探查肠造口的方向

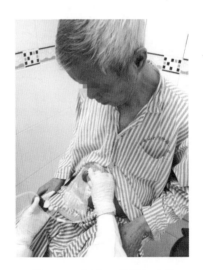

图 8-15　调节开关灌入液体

(2)灌洗完毕:将调节器关闭后 3 ~ 5 分钟后,拔除灌洗圆锥头。迅速用夹子将造口袋的缺口夹紧,防止粪水从缺口流出。如袢式肠造口的近端/单腔结肠造口进行灌洗,一次灌洗完毕后排泄物会从肠造口直接排出,大约 15 分钟将会停止排泄,然后再重复灌洗,直至粪便完全清洗干净为止。如对袢式肠造口的远端肠道进行清洁灌肠,灌入液体后患者会直接从肛门排泄。

10. 更换造口袋　灌洗完毕嘱患者更换新的造口袋,并清理用物。

（二）肠造口患者清洁灌肠的操作流程及要点说明

操作流程	要点说明

操作流程

1. 核对　患者姓名、医嘱

↓

2. 评估　患者的病情；肠造口的类型；灌洗的目的

↓

3. 告知　患者/家属操作目的及过程，指导患者/家属配合

↓

4. 准备
(1) 私密环境（独立卫生间或治疗室）
(2) 用物准备：备温水（38~40℃）约1000ml、润滑剂、小污物桶（内套垃圾袋）1只、灌肠袋1套（包括肛管1条，带有胶管和调节开关的集水袋1只），圆头奶嘴1只、一件式/两件式开口袋、量杯、水温计
(3) 制作灌洗圆锥头
(4) 患者准备：更换灌洗袖带/排放和清洁造口袋。必要时更换开口袋

↓

5. 实施
(1) 协助患者在单独卫生间或治疗室内坐好（体弱者平卧），结肠单腔/袢式造口的近端肠道清洁者需要将造口袋的开口接污物桶（将垃圾袋套入桶内）/直接延伸至座厕内
(2) 将装灌洗液的集水袋与带灌洗圆锥头的肛管连接；排气和调整压力
(3) 在需被灌洗的肠造口开口上方将造口袋剪一约3~4cm的横切口
(4) 护士戴手套将手指润滑后从造口袋裁剪的开口进入探查肠造口的方向
(5) 圆锥头润滑后顺肠造口方向插入
(6) 固定灌洗圆锥头，灌入液体
(7) 观察排便情况，根据排便情况确定重复灌洗的次数，直至灌洗干净为止
(8) 灌洗完毕，更换造口袋，清理用物
(9) 清倒粪便，清理用物

要点说明

1. 常见的肠造口类型有乙状结肠单腔/袢式造口；横结肠袢式造口；回肠袢式造口
2. 通常于肠镜检查、钡灌肠检查或肠造口回纳手术前进行清洁灌肠
3. 袢式肠造口的远端肠道清洁灌肠前必须评估吻合是否狭窄，严重狭窄者禁止清洁灌肠

1. 最好选用灌洗袖带/一件式长型的开口袋，以便于排放粪便
2. 根据肛管的直径在圆头奶嘴的顶端剪一圆孔，然后将肛管套入奶嘴并伸出1~2cm（过了肛管的侧孔即可），制作成灌洗圆锥头
3. 使用一件式闭口袋和国产人工肛圈者，应先更换一件式开口袋

1. 对袢式肠造口远端肠道进行灌肠的最佳体位是让患者坐在坐厕上
2. 小污物桶仅起到支托作用
3. 灌洗压力不宜过大，灌洗袋的液面应离肠造口的高度约45~60cm，不管患者取站位或坐位，结肠单腔造口或结肠袢式造口近端袢进行清洁灌肠，一般灌洗袋口端应与患者肩部平齐。如水压过高，会使灌洗液冲过回盲瓣进入小肠，导致粪便排不干净，影响灌洗效果
4. 袢式肠造口灌洗前必须先分辨近端开口和远端开口。排出粪便的开口是肠造口的近端开口。袢式肠造口的远端肠道清洁最宜从肠造口远端开口灌入液体，如从肛门灌入，有潜在损伤吻合口的风险
5. 灌洗圆锥头插入肠造口后，一手轻压固定灌洗圆锥头（预防灌洗液逆流），另一手打开调节器让灌洗液流入肠腔内，一般控制流速在60ml/min左右，如患者出现面色苍白、出冷汗、剧烈腹痛，立即停止操作，并与医生联系
6. 结肠单腔/袢式造口近端肠袢于术前晚及术晨均要进行灌洗才能达到肠道清洁的目的。结肠袢式造口者术前晚先做好近端肠道的清洁后再进行远端肠道的清洁，术晨不需进行清洁灌肠

（三）肠造口患者清洁灌肠注意事项

1. 结肠/回肠袢式造口的远端肠袢清洁灌肠注意事项

（1）评估禁忌证：灌肠前先查看病历记录/辅助检查结果。明确远端肠道是否存在吻合口严重狭窄的问题,图8-16的患者不能进行清洁灌肠,更不能进行肠造口的回纳术。

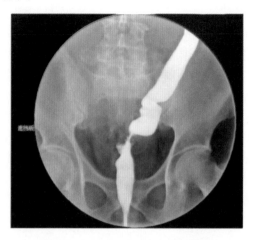

图8-16　吻合口狭窄 X 线影像图

（2）分辨肠造口开口：必须准确判断袢式造口的近端开口和远端开口。

（3）饮食指导：仅仅检查远端肠道吻合口愈合情况时,不用更改饮食,只需进行远端肠道准备即可。

（4）肠造口回纳手术：远端造口以下肠道的清洁宜在近端肠道清洁后进行肠道清洁,同时要配合进行饮食的准备。

（5）灌洗压力与速度：如集水袋悬挂高度超过60cm,灌洗过程中注意控制好调节开关。一般控制流速为60ml/min 左右,注意观察患者是否发生逆流和不适。

（6）保暖：操作过程注意避免患者受凉。

（7）肠道内钡剂的清除：行钡灌肠检查后最宜于当天进行清洁灌肠,避免过多的钡剂吸附在肠壁上,导致术前难以清洗排空。

2. 结肠单腔/袢式造口的近端肠袢清洁灌肠注意事项

（1）评估禁忌证：梗阻患者禁止进行清洁灌肠。

（2）分辨肠造口开口：结肠袢式造口必须准确判断近端开口和远端开口。

（3）饮食指导：行钡灌肠或肠镜检查者,检查前 1~2 天便要开始避免进食高纤维食物,如蔬菜、瓜、水果、麦皮等,检查当天则只能进食流质食物如粥水、清汤等,而检查完毕后一般可以恢复正常饮食。

（4）灌洗压力与速度：如集水袋悬挂高度超过60cm,灌洗过程中注意控制好调节开关。一般控制流速为 60ml/min 左右,注意观察患者是否发生逆流和不适。

(5)保暖:操作过程注意避免患者受凉。

(6)肠道内钡剂的清除:钡灌肠检查后最宜于当天进行清洁灌肠,避免过多的钡剂吸附在肠壁上,导致术前难以清洗排空。

(四)肠造口患者清洁灌肠常见问题及应对方法

1. 结肠/回肠袢式造口的远端肠袢清洁灌肠常见问题及应对方法

(1)灌洗后排泄物排出情况观察:直肠阴道瘘患者,如瘘口尚未愈合,灌洗时会有粪便或灌洗液从阴道漏出。如将行肠造口回纳术患者应告知医生停止手术。

(2)灌入液体后无排便,出现腹痛、腹胀,应立即停止再灌洗;通知医生检查是否发生吻合口狭窄。此种情况下,可能需要经肠镜将狭窄的肠道扩开,才能让灌入的液体排清。

2. 结肠单腔/袢式造口的近端肠袢清洁灌肠常见问题及应对方法

(1)液体灌入困难:如灌洗过程中,液体不能灌入,可能是插入方向不对或粪便堵塞,应校正灌洗圆锥头位置或去除干结粪便。

(2)腹痛:可能与灌洗液流速过快或灌洗液温度过低有关,应调整流速或温度,必要时停止灌洗。

 知识拓展

钡剂灌肠 X 线检查

钡剂灌肠 X 线检查是一种常见的非侵入性肠道检查。检查的作用机制是将对比剂灌入直肠及结肠以增强肠道 X 线成像效果,从而透视肠壁的结构。钡剂灌肠造影可使用单一对比剂(即单钡),也可进行双重对比造影(空气和钡)。双重对比造影是指将钡剂及气体注入结肠,由于气体及钡剂密度不同,检查部位的对比度增加,效果更佳。通过钡剂灌肠 X 线检查可以对肿瘤准确定位;了解肿瘤局部情况;有助于发现多原发癌。

检查前,患者需要服用泻药或清洁灌肠,以排清粪便。检查时,护士应先将配置好的钡剂倒入灌肠袋内,排气后,将连接的肛管从肛门插入肠内,让患者收紧肛门肌肉,在医生的指导下,开放开关将钡剂灌入肠腔内。由于肠道蜿蜒曲折,患者需要不断转动身躯,让整条大肠内壁沾上钡剂。检查过程中,患者要收紧肛门肌肉,以防钡剂漏出,整个过程约需 30 分钟。

资料来源:朱建华,李绮云. 朱大肠之肠话短说. 2 版. 香港:香港溢思出版有限公司,2009.

(郑美春)

第五节　肠造口患者的心理护理

一、概　　述

对于肠造口患者而言,肠造口手术带来的不仅是生理功能和排便习惯上的影响,还会对患者的外观形象、自信心、情绪控制、生活方式、人际关系、婚姻生活、社交工作、经济状况乃至社会地位等产生短期甚至长远的影响。因此,帮助患者正确看待疾病和肠造口,有效应对肠造口带来的多方面的改变,使其能够自我调适心态,积极面对现实并适应肠造口术后的新生活,是每位造口治疗师和临床护士的职责。

二、肠造口患者常见的心理变化

肠造口对患者的心理影响分别来自两个层面:一是确诊患上癌症或其他慢性疾病后的心理冲击,大部分患者会产生种种心理情绪改变,可能出现恐慌紧张、焦虑不安、烦躁易怒、自责悲观等不同的心理反应;二是接受肠造口手术后,患者往往需要一段或短或长的时间来接纳身体上的"肠造口"与心理上的"肠造口"。在这个适应的过程中,有的患者会因为自己不能控制重要的生理功能(如排便/排尿功能)而出现一系列的心理变化,主要体现为自我孤立、病耻感、丧失和哀伤、自尊心受损或自我形象紊乱,这是正常现象。随着时间的推移,大部分患者在掌握肠造口护理技术并能独立完成肠造口自我照顾以后,心理上会渐渐接受肠造口,情绪也可恢复平稳。

(一)肠造口术前的常见心理变化

1. 恐惧　获知疾病诊断和需要行肠造口手术的消息后,患者大多会感到震惊和恐惧--"不,这不可能是真的! 怎么会是我呢?""肠造口会令我很痛苦吗? 我会不会变成残废而不能自理?"。突如其来的坏消息,难免让患者一时无法接受疾病诊断和肠造口。恐惧是人类最基本的情感之一,是人面对现实或想象中的危险、自己厌恶的事物而产生的惊慌与紧急状态,伴随恐惧而来的是心跳加快、血压升高、呼吸加深加快、大汗淋漓、颤抖等生理反应,常导致个体产生趋避行为,即回避所恐惧的情境或躲避威胁性环境。肠造口患者常有的恐惧是肠造口对外观与形体的改变、丧失自我控制排便功能、身体残缺或失去活动能力、对生活的影响、人际关系改变、失业或失去地位和经济来源等。患者可能不愿意与身边的人谈论自己的病,也不愿意主动表达内心的感受和痛苦,甚至拒绝亲友的帮助。或者相反,患者可能会强烈渴望与别人讨论自己的疾病诊断,不断提出相同的问题,需要对方一再重复相同的回答。

2. 否认 有的患者逃避或拒绝接受事实、不想接触或提及有关疾病或肠造口的任何信息,甚至对亲友或医护人员出现怨恨与敌对情绪。"我绝不相信,这肯定是医生诊断错误!""我不要肠造口,我绝不接受这个手术!"否认指无意识地拒绝承认相当不愉快的现实以保护自我。实际上,否认属于最原始最简单的心理防卫机制,是人在沉重精神打击下的正常心理防御性反应,可减轻心理压力的强度,降低恐惧程度,缓解痛苦的心理体验,帮助个体逐渐消化坏消息。适当的否认包含有积极的意义,有心理缓冲的作用,但如果陷入长期否认心态而不能自拔则是病态的心理表现,会导致患者采取消极的认知行为模式来应对疾病和困难。

3. 愤怒 当知道自己的病情的确需要施行肠造口手术时,有的患者很容易会感到暴躁、愤怒或怨天尤人,有的倾向于责备自己,也有的患者倾向于责备他人,把一切不满发泄到亲朋好友、医生、护士身上。"为什么偏偏是我?上天对我太不公平!""都怪自己不早点去医院检查身体"。愤怒是一种紧张而不愉快的强烈情绪反应,同时也是内心痛苦的一种外在表现,其背后可能潜藏着恐惧、担忧、沮丧、无助、悲伤和无力感。愤怒被看作一种原始的情绪,通常是短暂和一过性的,但可以延长或转为慢性。短暂的愤怒可以充分调动身体的兴奋状态,推动个体迅速应对当前的障碍和困难。持续的愤怒耗竭身心能量,阻碍患者以积极的应对方式解决问题,并使其与亲友情感隔绝或沟通不良而变得自我孤立。

4. 焦虑 在肠造口手术前、手术后及康复期的各个阶段,患者都可能出现不同程度的焦虑情绪。许多患者担心手术是否危险、手术后是否有并发症,忧虑肠造口会给身体功能和日后的生活工作带来的种种影响与不便;有的患者每当他人提及有关肠造口的事情,或是自己一想到肠造口、一看到肠造口相关的用品及资料就会感到莫名的紧张,坐立不安,心跳加快。焦虑指由于情绪或心理上产生内在冲突,进而引发非理性的忧虑感受,是个体面临一种模糊的、非特异性危险而不知所措,混合着恐惧不安的不愉快情绪状态,常伴有明显的植物神经系统功能紊乱。焦虑可以是一过性的或持续性的,程度轻重不等。焦虑的主要症状包括焦虑的情绪体验和躯体症状。焦虑情绪表现为忧虑担心、烦躁易怒、持续紧张不安、注意力不集中等;焦虑的躯体表现为头痛、头晕、心悸、胸闷、出汗、震颤、恶心、口干、胃痛、呕吐、腹泻、食欲紊乱、不能静坐、不能放松、呼吸急促、手足发冷、失眠、疲乏等。患者最初可能以紧张相关的躯体症状作为心理主诉。有时候焦虑会导致一些防御反应,如拒绝、不合作、愤怒。

(二)肠造口术后的常见心理变化

1. 自我孤立 在决定接受肠造口手术到手术后康复的整个阶段,肠造口患者都可能出现不同程度的自我孤立,这类心理问题在患者情绪低落时表现尤为明显。"我不想见任何人,只想独自静一静!""别管我,我在等死!"。"自我孤立"常表现为不愿意与他人交流,出现退缩行为,逃避社交活动、拒绝饮食、悲伤哭泣、淡漠、沉默、自责、自怜,患者出现自我孤立症状往往提示其存在严重的心理痛苦。通常,出现自我孤立的原因:一是患者需要时间和空间独处,以便在残酷的现实当中缓过来;二是患者内心极为痛苦,遂将自己的心灵封闭起来,不愿与外界交流,内心的痛楚难以有效表达。

2. 病耻感　病耻感是指患者因患病而产生的一种内心耻辱体验,可表现为因患病而感到被标签化、被歧视和贬低、被疏远和回避、不被理解和接纳等。病耻感分为实际的病耻感和感知的病耻感。实际的病耻感是指个体已经遭受到不公平的被歧视的体验,感知的病耻感是指个体对歧视的预期感受或将歧视内化为自卑和羞愧。肠造口患者病耻感是指肠造口患者由于其自身身体形态和生理功能的改变而产生的一种内心害怕被他人歧视、排斥的负性情绪体验,这对患者社会功能的恢复以及生活质量皆会产生不利影响。肠造口患者由于手术干预而导致排便方式的改变。不同于肛门,肠造口没有括约肌的控便功能,排泄物可随时排泄至体外,因而需要一直佩戴造口袋来收集排泄物。除悬挂造口袋所带来的不便外,肠造口护理过程所产生的一系列问题,如排泄物的泄漏、难闻的气味、不悦的声响,性功能的异常及社交限制等,都会使患者感到沮丧、彷徨、无助、孤独、失去自信,他们常会抱怨:"自从我接受了肠造口术后,我觉得自己就像个怪物,一个成年人连自己的拉撒都管不好,连婴儿都不如"。人类的排泄物普遍会激起人们强烈厌恶的反应,肠造口患者可能会经历或者至少会想象别人的厌恶表情和行为,错误的想象或不悦的经历会令他们陷入更负面的处境,令他们感到强烈的自卑、羞愧、耻辱。病耻感会阻碍患者适应肠造口,已存在或潜在的病耻感都应加以关注重视。

3. 丧失和哀伤　丧失是指失去个人曾经拥有的东西,即不再拥有曾经拥有过的某人某物。一个人从出生到死亡所失去或破灭的东西多不胜数,这些东西可能是有生命的动植物或者是无生命甚至无形却被灌注了情感的事物。Rando(1984)认为丧失可分为生理性丧失和心理社会性丧失。生理性丧失包括疾病和治疗引起的躯体缺失、器官功能丧失/不全、不育、流产、堕胎、停经、年老衰弱、瘢痕等;心理社会性丧失包括与生命中重要人物的分离、社会关系的断裂或终结、情感失落、与社会脱离、希望或梦想的失落等。心理社会性丧失和生理性丧失可同时出现或单独出现。个体过去所经历的损失,常常影响着日后面对丧失时的反应。哀伤是个体面对失败、丧失和离别时产生的一种特殊心理感受,这种感受不仅包含沮丧、失望、气馁、意志消沉、孤独和孤立的负性情绪体验,也包含躯体、智力、社会和心灵上的复杂性身心体验。人类的哀伤通常来自经历上的挫折失败,如无法抗拒的改变、亲友死亡、离婚等。哀伤的程度取决于所丧失东西的重要性和价值大小,依赖于主体的意识倾向和个体特征。持续的哀伤不仅使人感到孤独、失望、无助,甚至会引发临床抑郁,削弱机体的免疫功能。

肠造口会给患者带来不同程度的丧失感。肠造口术后,患者往往会有一系列的丧失体验,如感觉丧失了身体器官、失去了对自身排泄功能的控制力、丧失性能力和生育功能、人生梦想或希望的破灭、失去了对理想、事业、爱情等的追求和期盼、失去了自尊感和自信心、经济损失等。因丧失而带来的沮丧、羞耻、挫败感、恐惧、孤单、痛苦都会使患者陷入极大的哀伤,在这种情况下,他们常表现为持续地唉声叹气、沉默、烦躁、忧伤、失落、哭泣、注意力不集中、麻木等。

4. 自尊受损或自我形象紊乱 即使肠造口手术前护士做了充分的准备工作:向患者展示肠造口模型,告知患者肠造口的解剖构造、生理特点,安排造口探访者为患者做术前探访等,但是很多患者第一眼看见自己的肠造口时仍然不能直视,他们会感到强烈的震惊、恐惧、厌恶、羞愧、难堪、愤怒、悲伤、哀愁,觉得自己身体的完整性受到了破坏,将肠造口与"肮脏""恶心""臭味"联想在一起,害怕至亲至爱离弃和遭受他人嫌弃,自信心下降,自尊受损,贬低或否认自己的一切,自卑自怜,情绪低落。有的患者一直无法从这种逆境中走出来,术后长期不肯接受自己的肠造口,不能面对病情与现实,拒绝自我护理肠造口或依赖他人来护理自己的肠造口,更有甚者会出现心理创伤后应激障碍,表现为意识障碍,精神运动性兴奋与抑制等多种症状。

5. 抑郁 患者承受着身心双重痛苦时,容易出现情绪低落、不思饮食、沉默寡言、自我封闭、忧郁悲伤,脑海里可能不由自主地浮现怨天尤人或自怨自艾的想法。"我得了这个病不单自己遭罪还拖累了家里。""不知道何时才是苦难的终点,也不知道如何才能减轻或者终结这份痛苦!"抑郁可能令患者每天大部分时间总是觉得闷闷不乐,甚至痛苦悲泣,变得麻木、淡漠、沉默,感到难过沮丧、自卑自责、消沉哀愁、失去希望和度日如年,对周围事物不感兴趣、一切事情变得枯燥无意义、犹豫不决、自我贬低,并引起体重减轻、入睡困难、眠浅多梦、易惊醒和早醒、食欲减退或缺乏、容易疲倦、疼痛、言语迟缓、注意集中困难、闭经等躯体症状。心理症状严重者会经常想到自己活在世上毫无意义、生不如死,甚至有自杀念头和自杀行为。抑郁根据其症状的严重程度和持续时间可分为:抑郁情绪、抑郁状态以及抑郁障碍。抑郁情绪是一种以情绪低落为特点的心理状态,常与现实或预期的丧失有关,患者对平时感到愉快的活动兴趣降低,一般为正常心理反应,持续时间短,多数不需要医学处理,予以心理辅导和情感支持能有效改善。而抑郁状态是一组症状,以显著性心境低落为主要特征,丧失兴趣或愉悦感,表现有情绪、行为和躯体症状,一般为病理性,持续时间略长,需要医学处理。抑郁障碍则是心理疾病诊断,可由各种原因引起、以显著而持久的心境低落为主要临床特征的一类心境障碍,伴有显著的病耻感,影响社会功能,需要进行精神心理医学的规范化治疗。

三、心理评估和心理支持

(一)心理评估

1. 心理评估的内容　肠造口患者的心理状态需从以下方面进行评估:

(1)精神状态与社会心理状态,包括:①认知意识、思维记忆、情绪情感、意志行为;②对心理症状的自身体验;③心理痛苦的程度,能否自我摆脱或排解;④心理痛苦的持续时间;⑤心理状态对日常生活和社会功能的影响;⑥有无精神病性症状,如幻觉、妄想、破裂性思维等。

(2)患者的身体状态:①有无脑器质性疾病、智力障碍、精神障碍;②有无酒精或精神活性物质滥用;③近期有无慢性疼痛、恶性伤口、截肢、瘫痪等容易引起心理痛苦的严重躯体症状。

(3)人口学资料:性别、年龄、宗教、民族、职业、受教育程度、经济和婚姻状况。

(4)家庭社会支持系统:如获得的家庭或社会支持较充足,近期婚姻关系和家庭结构相对稳定,重要家庭成员态度积极乐观,能给予恰当的情感支持和生活、经济照顾,则患者能较快摆脱心理痛苦。

(5)既往经历、人生经验和本身性格特征:既往人生中经历磨难挫折较多,性格开朗乐观、坚毅耐劳的人,面对癌症时一般会有更多的正面思考,心理情绪相对平稳。而人生经验不多或困苦体验较少,性格内向敏感、情感脆弱,以往经历过至亲好友因癌症而死亡的患者,往往会出现较多的负面情绪和心理症状。

2. 心理评估的常用工具

(1)患者心理评估的常用方法:可通过摄入性交谈了解、观察面部表情和动作行为,以及运用心理量表进行心理测量,以综合评估患者的整体心理状态。

(2)评估患者的焦虑程度:临床上常用 Zung 焦虑自评量表(SAS)和汉密尔顿焦虑量表(HAMA)来评估患者的焦虑程度。①SAS 由 W. K. Zung 于1971 年编制,属于自评量表。该量表含有 20 个反映焦虑主观感受的项目,采用 1~4 分的 4 级评分法,可评定焦虑症状的轻重程度及其在治疗中的变化,适用于具有焦虑症状的成年人,能较好地反映有焦虑倾向的患者的主观感受。②HAMA 由 Hamilton 于 1959 年编制,属于他评量表,应由经过训练的专业人员进行检查。该量表含有 14 个反映焦虑症状的项目,涉及躯体性焦虑和精神性焦虑 2 类因子结构,主要对焦虑症状,包括对认知和躯体症状的严重程度进行测评。采取 0~4 分的 5 级评分法,可评定患者焦虑症状的严重程度及其变化特点。

(3)评估患者的抑郁程度:临床上常用 Zung 抑郁自评量表(SDS)和汉密尔顿抑郁量表(HAMD)来评估患者的抑郁程度。①SDS 由 W. K. Zung 于 1965 年编制,属于自评量表。含有 20 个反映抑郁主观感受的项目,反映抑郁状态的四组特异性症状:精神性-情感症状、躯体性障碍、精神运动性障碍和抑郁的心理障碍。量表采用 1~4 分的 4 级评分法,可评定抑郁症状的轻重程度及其在治疗中的变化,适用于具有抑郁症状的成年人,能较好地反映有抑郁倾向的患者的主观感受。②HAMD 由 Hamilton 于 1960 年编制,属于他评量表,应由经过训练的专业人员进行检查。含有 24 个反映抑郁症状的项目,归纳为 7 类因子结构,主要评价焦虑/躯体化、体重、认知障碍、日夜变化、迟缓、睡眠障碍、绝望感的严重程度。采取 0~4 分的 5 级评分法,可评定患者抑郁症状的严重程度及抑郁症状的特点。

(4)评估患者的心理痛苦程度:心理痛苦温度计量表(DT)分为两部分,包括心理困扰视觉模拟尺度表与心理困扰的具体原因。心理痛苦视觉模拟尺度表是单一条目量表,用 0~10 这 11 个数字代表心理痛苦的程度,数字增大表示心理困扰程度增加,其中 0 分代表无心理困扰,10 分代表极度心理痛苦,得分 <4 分为轻度心理痛苦,≥4 分为中重度心理痛苦,需要相关专业人员进行干预。心理困扰的原因包括实际问题、家庭问题、情绪问题、精神宗教信仰问题及身体方面问题五大方面,共 35 个项目。DT 评估结果量化且具体,可覆盖身、心、社、灵、实际生活等广泛的相关因素,帮助临床医护人员快速、有效地对肿瘤患者进行心理痛苦评估。美国综合癌症网络(NCCN)推荐使用心理痛苦温度计作为快速识别肿瘤患者心理痛苦的筛查工具。

(二)心理支持

1. 肠造口术前的心理支持　肠造口手术前,患者的心理情绪以惊慌恐惧、逃避否认、烦躁易怒、紧张忧虑为主。刚获知要接受肠造口手术时,患者往往会对造口抱有恐惧或排斥的心理,过分担忧肠造口给将来生活和工作带来的各种不良影响。有的患者对肠造口缺乏了解或误信坊间一些失实信息,出现了恐慌悲观的情绪,甚至产生绝对化、以偏概全、灾难化的非理性思维,觉得"造口后我腰间就得时时挂着个粪袋子,只能待在家里,无法外出活动和工作"、"我觉得自己很没用,得了病只会拖累家人,成为家庭的累赘""如果别人知道了我是肠造口者,他们一定会看不起我、嘲笑我、嫌弃我、排斥我"等。

此时应多关注患者的心理感受,详细了解患者对肠造口的顾虑与担忧之处,多倾听、多沟通、多解释,及时澄清和纠正患者萌生的错误观念和不合理认知,向患者和家属提供科学、全面、详细的肠造口相关健康教育,针对患者的性格特点和心理需求给予个体化的心理支持。对于平素敏感脆弱、优柔寡断、遇事趋于退缩、喜欢依赖他人、害怕改变、易焦虑、好担心、缺乏安全感性格特征的患者,在遭遇重大生活事件或受到心理打击惊吓时容易出现退化心理:极为紧张担心,拒绝手术治疗,回避与肠造口有关的话题和物品、过分依赖家人照顾等。此时患者的心理如同孩子般特别需要安全感和稳定感,渴望得到亲友和医护人员的关注。护士可采取以下心理护理:

(1)营造安静、整洁、舒适、温馨的治疗环境及轻松氛围,减轻患者对医院环境(视觉、听觉、嗅觉)的恐惧和焦虑感。

(2)尽可能保持患者原有的生活习惯和作息规律,建议患者在身边放置熟悉而有意义的物品,如家庭照片,可增强患者安全感。

(3)避免在患者面前讨论其病情,以减少误解;进行医疗护理操作时,护士应镇静熟练、忙而不乱,增加患者的信任感与安全感。

(4)观察患者的心理情绪变化,与患者沟通时可适时适度给予"治疗性接触",尤其是患者表现出异常忧虑不安时,可适当拥着患者的肩膀,握着他的手,有节律地轻拍其背部、或轻柔地按摩其头颈肩,让患者感受到安全感,帮助其缓解焦虑情绪。

(5)可在充分安抚患者情绪、增加患者安全感、取得其信任后,逐步引导患者接受改变。可先通过言语和文字资料向患者描述肠造口和讲解相关知识,然后提供肠造口图片和录像视频给患者观看,进而引导患者触摸肠造口模型并了解造口袋等用品,最后让患者看一下真实的肠造口,从而逐渐增加对肠造口的认知,慢慢提高对手术和自己将来能自我护理造口、应对困难的信心,最终接纳肠造口。

(6)当患者心理上逐渐能接受肠造口后,可邀请肠造口康复者前来探访,现身说法地向患者展示造口人康复后的良好生活状态,增强患者对术后康复的信心。

(7)指导患者每天练习呼吸放松或渐进性肌肉放松训练,舒缓躯体性焦虑症状,如坐立不安、心神不定、过度换气和叹息、心悸、头痛、颈背痛、肌肉紧张酸痛、口干、呃逆、恶心、呕吐、腹胀、腹泻、腹绞痛,以及尿频和出汗等。

(8)为患者安排一些轻松、力所能及的活动,转移其注意力,排解恐惧和紧张情绪,如阅读、看电影、听放松舒缓类型的轻音乐、户外散步等。

(9)与患者家属建立良好的互信关系,共同为患者营造有安全感、放松、支持、正面的治疗环境,鼓励亲友多陪伴患者,以提供情感支持及日常生活中的实质性帮助。

（10）有明显焦虑、抑郁、恐慌等心理症状的患者，可使用心理量表评估患者的心理状态，必要时转介临床心理专业人员，运用心理治疗技术或者使用药物控制精神心理症状。

（11）性格固执多疑、暴躁易怒、情绪不稳定、遇到刺激反应性过高的患者，在遭遇重大生活事件或受到心理打击惊吓时心理倾向于外归因，把患病或其他不幸事件归结到自身无法控制的因素，如上天不公、命运不济、他人影响、庸医耽误、别人故意刁难等，患者可能体验到持续的愤怒情绪或因一些小事件而导致愤怒暴发。此时护士可采取以下心理护理：

1）保持冷静、理智、忍让、克制、温和、关心、自信的态度来应对患者和处理事件。

2）设身处地体谅患者，理解其愤怒情绪并非是针对亲人或医护的敌意，而是内心痛苦的呐喊以"愤怒"的途径宣泄出来。

3）为患者创造表达心理痛苦的机会，积极聆听患者的内心感受，引导患者诉说令其感到愤怒的原因和事件。

4）指导患者将愤怒情绪合理地宣泄出来，如做运动、大声哭泣、用力呼喊、捶打软物等。

5）当患者的愤怒平复下来后，与患者进行心理会谈，运用合理情绪疗法，帮助患者进行合理情绪想象，尝试找出可转化的情绪。

6）与患者家属充分沟通，告知家属这是患者内心痛苦的心理表现，协助家属理解并体恤患者情绪，指导家属与患者沟通的技巧。

7）患者的愤怒情绪强烈暴发，应采取必要的安全措施，避免患者自伤和伤人。

2. 肠造口术后的心理支持　接受了肠造口手术治疗后，多数患者的心理情绪从手术前的害怕、紧张、烦躁慢慢过渡到接纳事实、平静面对，并开始将注意力转移到手术后自身变化和肠造口上。此阶段，可鼓励患者多与医护人员沟通，充分尊重患者的意愿，尽量满足患者的合理要求，在病情允许的情况下给患者一些作出选择的机会，增强患者自尊感；指导患者从观察护士护理造口到自己逐渐参与造口护理，然后慢慢过渡到自我护理肠造口，循序渐进地帮助患者从心理上接纳造口，增进其自我照顾独立性，建立自己能护理好肠造口的信心；针对患者的心理需要，进行个体化的健康教育和心理支持，关注患者的心理状态变化，对可能出现情感障碍或心理异常的患者，定期进行心理评估并给予心理干预。

（1）对于不善于表达内心感受，遇到心理挫折倾向于压抑自己情绪，手术后忧心忡忡、郁郁寡欢的患者，护士可采取以下心理护理：

1)向家属了解患者以往的个性特征和对挫折的承受力,分析引起情绪低落的原因。

2)鼓励患者通过哭泣流泪、与人倾诉、写日记等不同方式表达心中的郁闷伤感,允许患者宣泄愤怒或绝望的情绪。

3)运用共情技术回应患者的心理感受,表达无条件接纳,对患者的处境和情绪表示理解,给予情感上的支持和生活、治疗上的关爱照顾。

4)肯定患者的自我价值,认同患者的个体独特性,提升自尊感,提高其自信心,增强心理功能与心理有效应对能力。

5)通过澄清和面质,而非解释的方法,修正患者的歪曲认知和错误想法。

6)在查房、交接班及治疗护理过程中,医护人员有意识地透过积极的言辞对患者进行正面暗示,鼓励患者参与制定自己的饮食、活动和康复计划,并对其取得的进步及时给予表扬和鼓励,帮助患者增强康复的信心。

7)与患者家属建立良好的互信关系,共同为患者营造安全、放松、支持、正面的治疗康复环境,鼓励亲友多陪伴并情感支持患者,减少孤独感。

8)促进对外界的兴趣,增加与其他康复病友的交流机会,为患者安排一些轻松、力所能及的活动,转移其注意力,排解抑郁和悲哀情绪,如阅读、听舒缓轻快的音乐、看电视、做手工艺、户外散步、打太极等。

(2)有明显抑郁心理症状的患者,可使用心理量表评估患者的心理状态,必要时转介临床心理专业人员提供帮助,运用心理治疗技术或者使用抗抑郁药物控制精神心理症状。加强巡视,密切观察患者的心理情绪变化,及时识别自杀倾向。

(3)对于寡言少语、不愿交流、自我孤立、自我封闭的患者,护士可采取以下心理护理:

1)保证患者安全的前提下,尊重患者的意愿及私隐;允许患者在安全舒适的环境中独处一段时间,定时巡视观察。

2)保持与患者接触沟通,但不要过量,以免引起患者的抗拒或对峙心理。

3)与患者建立互相信任的治疗性关系,多使用肢体语言进行安慰,以照顾性的行动和行为表达关心;如患者愿意交谈,可运用共情技术回应患者的感受,鼓励倾诉内心痛苦,提供情感支持和心理辅导。

4)鼓励患者家属多陪伴患者,尽量保持患者的日常生活规律,如非必要暂时不宜有太大的生活变动和环境改变。

5)必要时应转介临床心理专业人员进行心理治疗。

(4)有的患者因思虑过多、心情郁结,出现短暂或持续的失眠,包括入睡困难、眠浅多梦、易惊醒和早醒。失眠使患者在夜深人静时仍头脑清醒,缺乏睡意,思绪连篇、忧思加重,容易胡思乱想,对疾病和将来产生恐惧和抑郁。

对于持续失眠的患者,护士可采取以下心理护理:

1)根据患者的生活习惯,提供舒适、软硬厚薄适合的床垫、被子和枕头。

2)减少夜间灯光和噪声的刺激,保持室间温、湿度适宜。

3)体谅患者的痛苦与烦恼心情,引导表达焦虑、恐惧和抑郁的感受。

4)指导患者使用放松或转移注意力的方法帮助入睡,如听音乐催眠曲、有意识地翻阅无故事情节的理论书、进行呼吸放松或者渐进性肌肉放松训练等。

5)指导患者睡前可喝少量温热饮,温水泡脚,按摩双手和双足。

6)适度增加日间活动量,睡前1小时可进行适当运动,有助于放松精神,增添睡意。

7)经过干预后,若患者仍难以入睡,安慰其闭眼养神,无须过分焦虑,放松心情,遵医嘱予助眠药物处理。

(三)心理护理的效果评价

心理护理的效果评定,属于一种综合性评价,有两个方面:患者的主观体验与患者身心状况改善的客观指标。患者的主观体验包括患者自己感受到的心理症状缓解情况、情绪体验、心理痛苦程度、社交意愿、治疗依从性等。患者身心状况改善的客观指标,如入睡情况和睡眠时间、食欲和进食量、各项生理指标(体重、血压、心率、呼吸频率)、疼痛评分、身心症状的严重程度、精神状态、社交行为等。

 知识拓展

一、合理情绪疗法

合理情绪疗法(rational-emotive therapy,RET)是美国著名心理学家埃利斯(A. Ellis)于20世纪50年代首创,属于认知治疗中的一种。合理情绪治疗基于这样的假设:非理性或错误的思想、信念是情感障碍或异常行为产生的重要因素。该理论认为人既是理性的,也是非理性的。使人难过痛苦的不是事件本身,而是对事情的不正确的解释和评价,事情本身无所谓好坏,但当人们赋予它自己的欲望和评价时,便可能产生各种无谓的烦恼和困惑。人的不合理信念主要有三个特征:①"绝对化要求",即对人或事都有绝对化的期望与要求,通常是与"必须"和"应该"这类字眼联系在一起的,比如"他人必须友好而体贴地对待我"等,当人怀有绝对化信念时极易陷入情绪困扰。②"过分概括",即对一件小事做出以偏概全的反应,以自己所做某件事的结果来评价自己的价值,导致产生自责自卑心理和焦虑抑郁情绪,如做错一件事就认为自己一事无成;过分概括化的另一个方面是对他人的不合理评价,这会导致过分责备他人以及产生敌意和愤怒等情绪,如别人一件事没做好,就认为他一无是处。③"糟糕至极",即对一些挫折与困难作出过度强烈的反应,并产生不良情绪体验。总认为某事件的发生会导致极度糟透的结果,并对此无能为力,从而陷入焦虑或抑郁、悲观、绝望的痛苦情绪体验之中。

Ellis进一步提出了"ABC理论"。"ABC理论"是合理情绪疗法的核心理论,A代表与情绪有关系的诱发性事件(Activating events);B代表个体对这一事件的信念(Beliefs),即他对这一事件的看法、解释和评价,包括理性或非理性的信念;C代表个体对这一事件的情绪反应和行为结果(Consequences)。通常人们认为,诱发性事件(A)直接引起个体的情绪反应和行为结果(C),但事实并非如此,在A和C之间有B的中介因素。ABC理论指出,A(诱发性事件)未必是引起C(情绪及行为反应)的直接原因,而B(个体对诱发性事件的观念)才是关键所在,即A对于个体的意义或是否引起个体的情绪和行为反应其实受到B的影响,也就是受个体的认知态度和信念决定。例如对于一部电影或文学作品,有人看了非常欣赏,产生愉悦的情绪;有人看了觉得言之无物,毫不欣赏,不但没有愉悦的情绪,甚至感到厌恶心烦。电影或文学作品是诱发性事件(A),但引起的心理情绪反应(C)因人而异,此乃源于个体对电影或文学作品的认知喜好(B)不同所致。

个体的情绪困扰和不良行为均来自其不合理信念。当人们坚持某些不合理的信念,长期处于不良的情绪状态之中时,最终将会导致产生情绪障碍。例如,有一位结肠癌患者认为"人的一生早有命运安排,对于生老病死自己是无法控制和改变的,因此得了大病了无论如何治疗也是没用的"(B)、"我连大小便都无法控制,这跟残废有什么分别?"(B)、"如果上司和同事知道了我是肠造口者,那么他们一定不喜欢我,甚至疏远我,公司也不会再雇用我的"(B),所以此患者一开始拒绝接受肠造口手术,后来手术后一直情绪低落,自我封闭,不愿意出门,不参加任何社交活动。因此,当家人因为工作繁忙而陪伴减少、关心不够时(A),患者会感到异常伤心、焦虑和烦恼,认为家人肯定是嫌弃厌烦他(C);有一次患者在回医院复诊的路上遇到了以前的同事,这同事看他情绪有异,神色不自然,便关心地多问候了患者几句,患者便断定这位同事肯定是看出了他腰间挂着造口袋或者闻出了他身上有粪臭味,故意嘲笑他,认为此事真是太过糟糕了(C)。

医护人员可根据 ABC 理论对患者出现的心理问题进行分析和诊断,通过与患者交谈,找出其情绪困扰和行为不适的具体(C),以及与这些心理反应相对应的诱发性事件(A),并对两者之间的不合理信念(B)进行分析,向患者解说合理情绪疗法关于情绪的 ABC 理论,帮助患者认识 A、B、C 之间的关系,使其能结合自身问题予以初步分析,领悟到自己感受的负面情绪原来只是源自不合理的信念,从而作出情绪转变,进而改变原先肠造口术后适应不良的焦虑、抑郁、恐怖等消极情绪所带来的行为障碍。让患者渐渐体验到自己掌握命运的能力,提高对肠造口后生活的自信心。

资料来源:

1. Jimmie CH. Psycho-Oncology. 3rd ed. New York:Oxford University Press,2014:458-463.

2. 姜乾金.心身医学.北京:人民卫生出版社,2007:99-103.

3. 中国心理卫生协会.心理咨询师(三级).北京:民族出版社,2005:114-129.

二、放松训练

放松训练(relaxation training)又称松弛疗法,是通过相应的程式训练达到精神上及躯体上(骨骼肌)放松的一类行为治疗方法。

放松训练法的核心理论认为,放松所导致的生理改变对应激所引起的生理和心理改变是一种对抗力量。应激所引起的人体反应是多方面的,不但能引起生理反应,而且也能引起心理反应。前者主要包括两个方面,一是肾上腺能反应,表现为交感神经活动加强,肾上腺髓质释放儿茶酚胺增加,而致血压升高,心率增快、呼吸加速、肌张力增高等;另一为垂体-肾上腺皮质反应,促使肾上腺皮质激素大量分泌,主要促进糖皮质激素的分泌增加,从而引起一系列反应如抑制炎症反应、对抗变态(过敏)反应、血糖升高等。心理反应在性质上可分为二类:一类是有利于应激的;另一类是干扰应激能力的,例如过度的焦虑、情绪激动等,由此可引起认知和自我评价的障碍。

放松训练具有良好的抗应激效果,可阻断焦虑,副交感支配可以阻断交感支配。在进入松弛状态时,表现为全身骨骼肌张力下降,呼吸频率和心率减慢,血压下降,并有四肢温暖、头脑清醒、心情轻松愉快、全身舒适的感觉。因此,各种放松训练方法的共同目标都是降低交感神经系统的活动水平,降低骨骼肌的紧张及减轻焦虑紧张的主观状态。

大量实践表明,放松训练可以使机体产生生理、生化和心理方面的变化,不但对一般性的精神紧张、神经症有显著疗效,而且对某些与应激有关的心身疾患也有一定的疗效。

近年来放松训练发展了五大类型:①渐进性肌肉放松;②自生训练;③自我催眠;④静默;⑤生物反馈仪辅助下的放松。虽然放松训练的原理及程序可不一样,但有着共同的目的,就是降低交感神经系统的活动水平、减低骨骼肌的紧张及减轻焦虑与紧张的主观状态。本逊(1977)提出几乎在所有的放松技术中都存在的四个基本成分:①精神专一:要求自己集中注意于身体感觉、思想或想象,默默地或出声地重复一个音、词、句子或想象,以促进逻辑的继发性过程性思维转变为较少现实依据的原发性过程性思维;②被动态度:当思维或想象发生分心时,指令自己不理睬无关刺激而重新集中注意力于精神专一;③减低肌肉能力:处于一种安适的姿势,减低肌肉紧张;④安静的环境:闭目以减少外来的分心,宁静的环境可减少外来感觉的影响。

渐进性肌肉放松训练是目前临床最常用的放松训练,它是以放松为主要目的,有规律地进行自我控制训练人体多组不同的肌肉,使各肌肉群紧张与放松,训练者从中体会并区分肌肉紧张与放松的感受。渐进性肌肉放松训练方法简单、易学、有效,广泛地应用于正常人保健,消除运动员和学生的紧张以提高成绩,及用于治疗多种心身疾病与神经症。

资料来源:

1. Jimmie CH. Psycho-Oncology. 3rd edition. New York: Oxford University Press,2014:458-463.

2. 姜乾金. 心身医学. 北京:人民卫生出版社,2007:94.

（黄　薇）

第九章

肠造口并发症的预防及处理

肠造口术是外科常见手术方式之一,该手术是挽救生命、延续生命和改善患者生活质量的重要手段。但肠造口术后患者可能会发生各种并发症,这些并发症给患者带来痛苦,甚至威胁到患者的生命。肠造口并发症的护理对护理人员来说富有挑战性。

肠造口并发症分为早期和远期并发症。早期并发症通常于术后立刻发生或出现在住院期间。远期并发症通常在患者出院后的随访中被发现。肠造口水肿、出血、缺血坏死、皮肤黏膜分离、回缩、狭窄、脱垂、肉芽肿是临床常见的肠造口并发症。

第一节　肠造口水肿

一、概　　述

肠造口水肿(stoma oedema)是指肠造口黏膜的肿胀,是肠造口术后最常见的并发症。该并发症术后早期和远期均可发生。任何类型的肠造口,包括回肠造口、结肠造口和泌尿造口术后都会出现不同程度的水肿。一般肠造口开放初期可见肠造口水肿,水肿于术后 6~8 周可自然消退,一般不会对患者造成损害。因其发病率高,损害较小,故临床上医务人员已将其看作肠造口术后肠造口黏膜的正常生理变化。然而,对于一些严重的、可能会引发肠造口缺血、影响排泄等情况时应及时处理。

二、护理评估

(一)发生原因

导致肠造口水肿的原因有多种,有的会自然消除,有的需要医疗干预才能纠正。在临床护理工作中,需要对肠造口水肿进行密切的观察并结合实验室检查结果才能做出合理的判断。

1. **手术创伤**　手术过程中肠管的牵拉、锐性剥离、异物触碰导致肠管受到创伤而发生短期的炎症反应。主要表现为充血、水肿。

2. **肠道的应激**　正常生理状态下,肠管一直存在于恒温密闭的人体腹腔内,当肠管被拉出体外并直接暴露于空气中时,外界环境的变化如温度的变化、空气的变化都直接作用于肠造口,肠造口水肿为肠管对新环境不耐受而出现的应激反应之一。

3. **血液、淋巴液回流受阻**　血液、淋巴液回流受阻可能是由于裁剪造口袋时底盘开口过小或者肠造口在腹壁的开口过小,使肠造口黏膜受到底盘或周围组织的压迫;或者肠造口患者发生肠道闭塞如粘连性肠梗阻或食物堵塞时,导致肠腔压力增高,血管、淋巴管受压闭塞所致。而当肠造口周围组织感染、伤口愈合不良而出现瘢痕化时,也有可能压迫到肠造口,使肠造口黏膜的血液循环受到一定限制,导致黏膜组织水肿。

4. **低蛋白血症**　低蛋白血症多见于大量失血、肝肾功能不良的患者。当血液中蛋白含量过低时,血液中的水分会渗透进入组织间隙,进而引发肠造口水肿。

(二) 临床表现

1. **症状和体征**　肠造口外观比预期的直径更大或更突出,呈红色或粉红色。肠造口水肿主要表现为肠造口肿胀、发亮、肠造口黏膜上的皱褶部分或完全消失。轻度的肠造口水肿仅表现肠造口轻度的肿胀,颜色无改变,肠造口黏膜上的皱褶部分消失(图 9-1)。重度肠造口水肿则表现为肠造口体积明显增大,肠造口黏膜、黏膜下的微血管或细胞间隙中的组织液集中,导致肠造口黏膜呈明显的粉红色,肠造口黏膜上的皱褶完全消失(图 9-2)。肠造口在腹壁开口过小的患者术后早期肠造口黏膜过度肿胀,肠管受压而导致闭塞,出现排泄障碍时,肠造口周围往往隆起可见肠型;有的患者发生肠造口脱垂伴

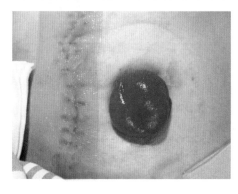

图 9-1　肠造口轻度水肿

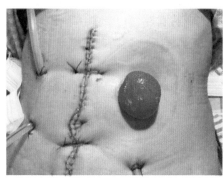

图 9-2　肠造口重度水肿

肠造口水肿而出现肠造口回纳困难、嵌顿,甚至坏死。当因静脉回流严重受阻而出现肠造口水肿时,肠造口颜色会发生改变,呈现青紫或暗红色,而低蛋白血症导致的肠造口水肿因血红蛋白水平较低,肠造口多呈淡红色。

2. 评估内容　肠造口水肿的评估宜在光线明亮、造口袋撕除的情况下进行。评估内容包括肠造口水肿发生的时间,肠造口的大小及其随时间的变化情况,肠造口黏膜的色泽、褶皱、颜色,既往造口底盘裁剪口径是否合适以及相应的实验室检查结果,如白蛋白水平、患者肝肾功能等。

三、护　理　措　施

(一)轻度水肿

大部分肠造口患者术后早期都会出现轻度的肿胀,这种水肿在手术后6～8周内会自行逐渐缓解,通常不会对患者造成损害,因而不需要特别的处理。但应注意以下情况。

1. 观察　注意观察肠造口水肿的消退情况。

2. 造口袋的裁剪要求　每次更换一件式造口袋/两件式造口底盘时先测量肠造口的大小,根据测量结果来剪裁造口底盘的孔径,一般比肠造口的大小大1～2mm。

(二)重度水肿

术后重度水肿通常发生于术后一周左右。护理上应严密观察症状和体征,并做好相应的预防和护理措施。

1. 避免肠造口黏膜损伤和缺血　水肿的肠造口黏膜容易受损。袢式造口如使用环状支架管固定,应给予剪开,避免加重肠造口的水肿,同时可避免肠造口黏膜受压引起坏死。晚期肿瘤患者因腹腔肿瘤的压迫、全身营养缺乏、低蛋白而发生的水肿,往往同时合并脱垂,水肿难以消退,脱垂的肠管无法回纳,应注意观察和保护。

2. 湿敷　呋喃西林溶液或3% NaCl、50%硫酸镁湿敷,以纱布蘸上此溶液后覆盖在肠造口黏膜上,2～3次/日,20～30分/次。湿敷前宜先粘贴造口袋,避免弄湿衣物引起患者不适。

3. 造口袋的选择　水肿早期肠造口体积较大时宜选用底盘中心孔可剪直径较大的造口袋,避免造口袋对肠黏膜摩擦引起黏膜糜烂,造口袋内放置纸巾或少量气体也可防护肠黏膜的摩擦。并注意造口底盘的裁剪技巧,造口底盘裁剪的孔径宜比常规稍大,孔径过小容易引起肠黏膜受压,加重水肿。但须告知患者肠造口体积并非一成不变,随着水肿的消退,肠造口大小也会发生改变,每次更换造口袋时应根据肠造口的大小来裁剪造口底盘的孔径,以免孔径过大而引致刺激性皮炎、增生等并发症。

4. 注意观察患者的排泄情况　术后早期肠袢水肿,如肠造口开口过小容易引起肠腔狭窄造成梗阻,影响排泄,并注意观察肠造口的血运,必要时配合医生留置管道(如肛管、吸痰管或胃管)于肠腔内(图9-3、图9-4),保持排气、排便或排尿通畅。留置管道时宜选用两件式造口袋,先将圆头奶嘴(前端剪开)缝合于底盘的接环上,再将准备留置的管道套入奶嘴,管道插入后,最后才粘贴造口袋,并调节固定好奶嘴(目的避免留置的管道滑脱),待梗阻解除、水肿消退后再拔管,一般留置2~3天可拔除留置的管道。

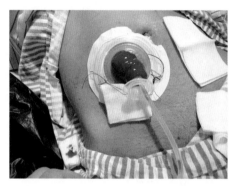

图9-3　近端肠袢留置套入奶嘴的管道

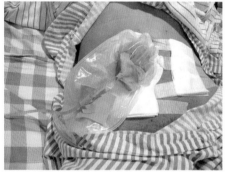

图9-4　外露管道固定于造口袋上

5. 观察相关治疗效果　对低蛋白血症导致肠造口水肿的患者,应积极遵医嘱纠正患者蛋白水平,治疗原发疾病,并注意观察治疗效果。

 知识拓展

胃肠道造口排出量特点

类型	排出量(ml)	稠度	pH
食管造口	1000~1500	唾液	弱碱性
胃造口	2000~2500	液体	0.5~1.5
空肠造口	1000~3000	液体	弱酸性
回肠造口	750~1000	牙膏状	碱性
空肠造口和升结肠造口	500~750	牙膏状	碱性
横结肠造口		糊状至半成形	碱性
降结肠和乙状结肠造口		半成形至成形	碱性

资料来源:Beverly GH,Ruth AB. Ostomies and continent diversions nursing management. St. Louis:Mosby-Year Book Inc,1992:40.

6. 心理护理　应关注和做好患者及家属的心理护理,尤其水肿导致梗阻的患者。

四、病例与思考

- - 病例分析 - -

【病例摘要】

患者,男,65 岁,因直肠癌行剖腹探查 + 横结肠袢式造口术后第 1 天。早晨护理查房时发现肠造口水肿、肠造口黏膜受压,请求造口治疗师会诊。

【护理评估】

肠造口位于右上腹,肠造口黏膜予油纱敷料覆盖,肿胀的肠造口受到环状支架管(支架管为玻璃管套上橡胶管环绕着肠袢)箍紧(图9-5)。肠造口黏膜红色。

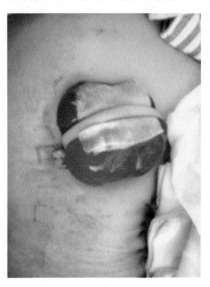

图9-5　肠造口受到环状支架管压迫

【并发症诊断】

肠造口水肿合并黏膜受压。

【护理措施】

1. 立刻解除压力　将环状支架管剪开,肠造口黏膜上见到很明显的凹陷痕迹。环状支架管被剪开后使用别针分别固定于剪开的支架管两端(图9-6)。

2. 促进受压肠造口黏膜的血液循环　为了减轻受压肠造口黏膜的肿胀,促进受压肠造口黏膜的血液循环恢复,以呋喃西林溶液对肠造口黏膜进行湿敷,3 次/日,20 ~ 30 分钟/次。但应注意,湿敷前宜先给患者贴上造口袋(图9-7),以免湿敷时弄湿患者的衣服和被服,同时必须将覆盖在肠造口黏膜上的油纱敷料移除,否则影响湿敷的效果。

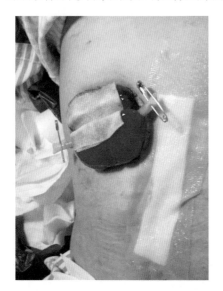

图 9-6　别针分别固定于剪开的支架管两端

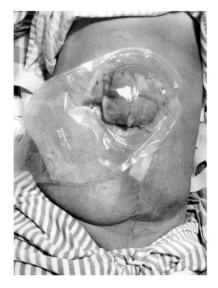

图 9-7　肠造口湿敷

【护理体会】

患者术后第 1 天出现肠造口水肿是正常现象,本应不需要处理。但患者的支架管为环状,且对肿胀的肠造口黏膜明显压迫,如不及时处理,肠造口黏膜会因受压影响血供而导致黏膜坏死。

【思考题】

1. 该患者术后为何需放置支架管?

2. 为何环状支架管被剪开后使用别针分别固定于剪开的支架管两端?

3. 该患者术后使用油纱敷料覆盖,有何作用?

第二节　肠造口出血

一、概　　述

肠造口出血(stoma bleeding)是指从肠造口黏膜或肠腔流出血性液体。肠造口外翻后,肠黏膜就暴露于外界环境,黏膜下层分布有大量血管、淋巴管。进行肠造口护理过程中,血管容易损伤并发生不同程度的出血,除人为损伤外,肠造口患者出血也可能是因基础疾病复发造成。一旦肠造口流血过多会危及患者生命。因此,应重视肠造口出血的预防和护理。

二、护 理 评 估

（一）发生原因

1. 手术因素 术后早期肠造口出血,通常因行肠造口术时止血不充分引起。出血部位可于黏膜、肠系膜或腹壁肠造口处的小血管。

2. 创伤 造口袋大小不合适或使用不当容易损伤肠造口黏膜而导致出血;使用粗糙的用具清洗肠造口或清洁动作过于粗鲁、应用灌洗锥头或管道等过度用力、近身运动等都会损伤肠造口而引发出血。此外,使用剃须刀剃除肠造口周围的毛发时也会无意损伤肠造口。

3. 动脉外露于肠造口边缘 手术过程中误将动脉外露于肠造口边缘,患者进行肠造口护理时损伤外露动脉而出血。

4. 门静脉高压 门静脉高压引起肠造口病理性出血。当肝消融损伤或血管腔狭窄时,通过门静脉从肠到肝的静脉血流受阻。门静脉高压可能因肝硬化或硬化性胆道炎引起,偶见于肠炎或肝转移癌。门静脉高压导致胃肠道静脉扩张,扩张的血管受侵蚀而发生大出血。

5. 疾病 复发性肠炎、息肉、憩室性疾病或肿瘤复发均能导致肠造口出血;某些药物或治疗也可能引起肠造口出血,如华法林。

（二）临床表现

1. 主要症状 肠造口出血往往从造口袋收集到血性液体而被发现(图9-8)。

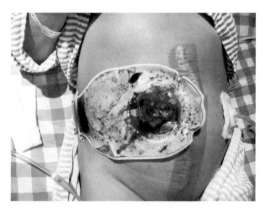

图9-8 肠造口出血

2. 评估出血情况

（1）出血原因、出血部位:很多因素会引起肠造口出血。判断出血的原因和位置非常重要。探查出血点时需判断血液来源于肠造口腔内还是腔外,出血位置应按顺时针方向进行描述。

（2）出血量：以毫升（ml）为单位。记录出血持续时间及具体时间段内的出血量。

3. 先前处理　发生出血时患者是否给予处理？处理效果？

4. 相关影响因素评估　患者目前疾病及治疗情况、使用药物等。例如，有些患者将阿司匹林放入造口袋内去除臭味，此药会引起黏膜溃疡和出血。

5. 评估患者使用的造口产品　评估造口用品选择是否合适，使用方法是否正确。造口护理程序是否恰当等。

三、护 理 措 施

（一）护理措施

1. 术后管床护士应注意观察　一旦发生出血，应撕除造口袋，评估出血原因和出血位置。注意观察出血严重程度和出血源（肠造口本身或肠腔内），及时告知医生，控制出血并维持血压。有时，出血原因难以确定，特别是间歇性出血，如患者告知造口袋内有血，但移除造口袋后又没有发生出血，只能通过医学检查来进一步检查确诊。

2. 更换造口袋过程中发生的少许的浅表出血　可使用柔软的纸巾或棉球、纱布稍加压迫即可止血。若上述方法止血效果欠佳可撒涂少许皮肤保护粉或使用藻酸盐敷料再进行按压。若出血较多较频繁，可应用浸有1‰肾上腺素溶液的纱布压迫、云南白药粉外敷等处理后用纱布压迫止血或硝酸银笔烧灼止血。

3. 创伤引致的出血　需要评估创伤原因、肠造口患者自我护理能力。对于肠造口自我护理能力不足者应重新更正和指导其学习肠造口护理技能。清洗工具宜选择湿纸巾或柔软的毛巾、清洗动作应轻柔，裁剪的造口底盘开口孔径不宜太小。此外，还要指导患者避免近身运动，运动过程中注意保护好肠造口。

4. 血肿处理　肠造口黏膜上大的血肿需要注射器抽吸。

5. 大量或反复出血　应查明出血原因，针对不同原因予以不同的处理。如因术中止血不充分而出血者，可能需要再次手术；因门静脉高压而出血者，需要转介给医生进行相应治疗；因外露于肠造口边缘动脉损伤出血者应立刻告知医生，拆除出血处皮肤与黏膜连接的缝线，找到出血动脉分支，结扎或电凝止血。

（二）预防措施

1. 造口底盘的裁剪要合适　造口底盘裁剪的孔径大小一般比肠造口大2~3mm。

2. 避免创伤　避免使用粗糙的用具清洗肠造口;清洁动作不能过于粗鲁;应用灌洗锥头或管道插入肠造口时避免过度用力;容易引起肠造口损伤的运动(如打球),宜于运动前对肠造口做好保护;剃除肠造口周围的毛发时注意避免损伤肠造口。

 知识拓展

消化道出血

消化道出血是临床常见的症状,是指包括从食管到肛门,即食管、胃、十二指肠、空肠、回肠、盲肠、结肠及直肠任一部位的出血。以屈氏韧带为界,分为上消化道出血和下消化道出血。上消化道出血(upper gastrointestinal hemorrhage)指屈氏韧带以上的消化道,包括食管、胃、十二指肠和胰、胆等病变引起的出血,以及胃空肠吻合术后的空肠病变出血。下消化道出血指屈氏韧带以下的消化道出血。出血的病因可为消化道疾病或全身疾病。

诊断要点主要根据呕血、黑便和失血性周围循环衰竭的临床表现,呕吐物、血便及黑便隐血试验呈强阳性,结合其他的实验室检查(红细胞、白细胞和血小板计数,血红蛋白浓度、血细胞比容、肝功能、肾功能、大便隐血等)及器械检查(内镜检查、X线钡餐造影检查、放射性核素扫描等),能查明多数患者的出血部位及原因。应注意以下几点:①鉴别口、鼻、咽喉部出血时吞下引起的呕血与黑便;②呕血与咯血(呼吸道出血)的鉴别;③上消化道出血与下消化道出血的鉴别;④排除进食引起的粪便变黑。

资料来源:尤黎明.上消化道出血//尤黎明,吴瑛.内科护理学.5版.北京:人民卫生出版社,2012:348-357.

四、病例与思考

– – 病例分析 – –

【病例摘要】

患者,男,65 岁。2014 年 8 月因血便伴排便习惯改变 2 个月而就诊。确诊直肠癌,先后进行术前放射治疗、EXLOX 新辅助化疗 4 个疗程;Hartmann术,术后辅助化疗 2 个疗程。2015 年 2 月 6 日因肠造口经常出血而于造口门诊就诊。

【护理评估】

1. 局部评估　肠造口位于左下腹,佩戴一件式透明开口袋,透过造口袋见肠造口覆盖着暗红色的血块,造口袋见少量鲜红色血液,患者及家属告知,造口袋经常收集到新鲜血液,量多,就诊前才排放了约 100ml 混有血液的粪便,粪便成形。造口袋佩戴了 7 天(图 9-9)。

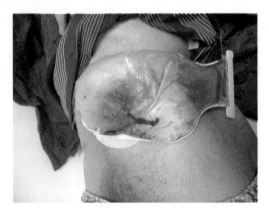

图 9-9　患者就诊时佩戴的造口袋

2. 全身评估

(1)患者神识清醒、沟通能力很好,体质消瘦、贫血貌;与妻子、儿子、媳妇、女儿居住;儿子陪同前来就诊,家属关心患者。患者手的灵活性好,肠造口自我护理。

(2)实验室检查:目前患者术后辅助化疗第 1 个疗程于 2015 年 1 月 15 日结束。即将进行下个疗程化疗。治疗期间红细胞总数(RBC)$4.32 \times 10^{12}/L$ ~ $5.52 \times 10^{12}/L$;血红蛋白水平(Hb)101.0 ~ 118.0g/L,血小板总数(PLT)67.0 × $10^9/L$ ~ 395.0 × $10^9/L$。2015 年 2 月 5 日的结果显示 RBC $4.63 \times 10^{12}/L$(正常范围 $4.09 \times 10^{12}/L$ ~ $5.74 \times 10^{12}/L$)、Hb 110.0g/L(正常范围 134.0 ~ 172.0g/L)、PLT 67.0 × $10^9/L$(正常范围 100.0 × $10^9/L$ ~ 300.0 × $10^9/L$),这 3 项结果均低于正常值。

【并发症诊断】

初步诊断是乙状结肠造口黏膜渗血和(或)乙状结肠造口出血。

【护理措施】

1. 确诊出血的原因

(1)让患者平躺、放松,暴露腹部。

(2)评估肠造口及排泄情况:撕除造口袋时闻到血的腥味和粪便的臭味,撕除造口袋后见从肠造口排出成形的黄绿色粪便,肠造口黏膜上覆盖着血块

（图9-10）；清水清洗干净肠造口后，见黏膜上有溃疡点和渗血点、肠造口肿胀（图9-11）。

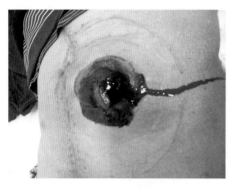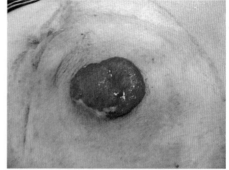

图9-10　肠造口黏膜上覆盖着血块　　　　图9-11　肠造口黏膜溃疡

（3）出血判断：因肠造口排出正常粪便，排除了肠道内出血问题；患者肠造口因经常受到摩擦导致黏膜糜烂而发生渗血。渗出的血液凝固覆盖在肠造口黏膜上，达到局部止血的作用，因此渗血量并非大量。

2. 处理措施

（1）加压止血：清洗干净肠造口及其周围皮肤后，在渗血点区域给予纱布加压止血。如有皮肤保护粉可先撒上后再加压止血，效果会更好。

（2）局部消炎：因肠造口黏膜出现肿胀、糜烂，给予呋喃西林溶液湿敷20～30分钟（图9-12）后再粘贴造口袋。建议回家继续呋喃西林溶液湿敷，2～3次/日，每次20～30分钟。

（3）造口袋的选择：因回家后继续湿敷，建议改用两件式透明造口袋，方便护理（图9-13）。

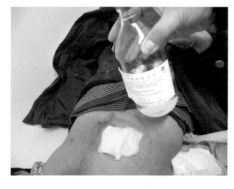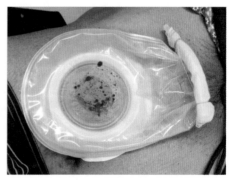

图9-12　呋喃西林液湿敷　　　　　　　图9-13　佩戴两件式造口袋

3. 健康宣教

(1)尽量避免肠造口的摩擦、受损。避免大力擦洗清洁肠造口黏膜;同时可在造口袋内放入一定量的纸巾或气体,避免造口袋直接接触肠黏膜。家中每次湿敷结束,撕下纱布前一定保持纱布是湿透的,同时动作不能太快,以免引起出血。

(2)指导家中自我处理渗血的方法:2015 年 2 月 5 日的 RBC、Hb、PLT 结果均低于正常值。嘱患者家中配备止血的药物,如云南白药等,一旦发生渗血,立即撒上止血药后使用柔软纸巾加压止血,止血后不能马上清洗肠造口,以免再次出血。一旦出血不止,应及时到就近医院就诊。

(3)加强营养。多吃补血功效的食物。

4. 结果　患者经过 4 次(每周 1 次)回院跟踪处理后评估,症状逐渐缓解,肠造口肿胀消退、糜烂愈合、渗血得以控制。

【护理体会】

接诊患者后要做好详细评估。找到引起渗血的根本原因,给予相应处理才能避免渗血的持续发生。本案例也告诉我们,为患者在出院后开展延续护理非常重要,造口治疗师坐诊的造口专科门诊是延续护理的、为患者及时解决问题的重要护理措施之一。

【思考题】

1. 如渗血量大,纱布加压难以止血时,该如何处理?

2. 该患者如反馈造口底盘较前容易发生渗漏,渗漏发生的原因是什么?该如何纠正?

第三节　肠造口坏死

一、概　　述

肠造口坏死(stoma necrosis)是血液循环受损导致的肠造口黏膜组织死亡。可表现为肠造口黏膜部分缺血或全部缺血。手术后立即发生的肠造口缺血坏死多源于手术问题,并于术后 24～48 小时内逐渐进展。其他肠造口缺血坏死可能因造口用品过紧或压力压迫引起。该并发症如未得到正确及时的处理,排泄物可引起腹膜和腹腔感染;严重的肠造口坏死,肠造口黏膜全部呈黑色,坏死组织脱落伴腐臭味时,必须立即行肠造口重建手术。

二、护理评估

(一)发生原因

1. 手术原因

(1)肠造口腹壁开口太小或缝合过紧:使外置肠段肠系膜血管受挤压,影响循环。腹壁开口小,术后早期肠祥水肿,导致肠造口处于"瓶颈关闭状态"而影响排泄和血供。

(2)误伤或结扎供应肠造口的血管:肠段游离时,尤其在肠系膜脂肪较多,肠系膜肥厚处,供应血管不能清晰识别时,容易误伤或结扎供应肠造口的血管。

(3)血管游离不充分:末端肠造口时,供应肠末端的终末血管游离过多,或修剪肠脂肪垂时,损伤肠血管,造成外置肠段缺血。

(4)肠系膜张力过大或扭曲:肠段提出皮肤外造口时,若肠系膜张力过大或扭曲,局部动脉易痉挛而导致血流不畅,进而造成肠段缺血。

(5)缝合后腹膜牵拉过紧或失误结扎了供肠血管:在腹膜外造口时,缝合后腹膜牵拉过紧,压迫供肠血管;或在闭合肠管与侧腹壁之间的间隙时,失误结扎了供肠血管。

(6)全身血管闭塞性疾病。

(7)肠系膜血栓。

2. 护理技术原因

(1)造口底盘孔径裁剪的开口过小:肠造口黏膜长时间连续受孔径过小的底盘"箍紧",影响了局部毛细血管的血供。

(2)肠造口受压:肠造口黏膜受压,如腹带包扎过紧,使循环受阻。

(3)脱垂造口长期摩擦:脱垂的肠管因蠕动与造口袋产生摩擦,容易导致肠糜烂和坏死。

(二)临床表现

1. 症状和体征　肠造口黏膜缺血坏死表现为肠造口色泽的改变,肠造口黏膜局部或完全变干、发暗,呈紫色、黑色,甚至出现腐肉。

2. 评估内容　肠造口黏膜局部还是全部缺血坏死(图9-14、图9-15),局部区域坏死应评估坏死所在的具体位置。明确肠造口缺血坏死是单纯局限于外露肠管,还是超过外露部分?肠造口黏膜是否湿润?肠造口是否水肿?

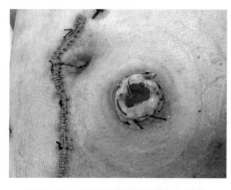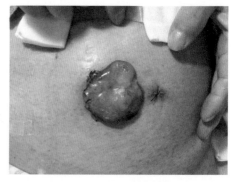

图9-14　肠造口黏膜局部缺血坏死　　　图9-15　肠造口黏膜完全坏死

3. 评估方法 正常肠造口黏膜外观为牛肉红色或粉红色,表面平滑且潮湿,用手电筒光照射会呈现透光状。常见评估方法是对外露肠造口黏膜采用手电筒光照射(图9-16),观察黏膜颜色、有无透光。如肠造口外露部分肠管完全坏死时,需观察腹壁内的肠黏膜情况。判断方法为将光滑的玻璃试管润滑后从肠造口插入,采用手电筒直接照射(图9-17),若肠造口黏膜尚未坏死会呈现透光状。此外,还可通过软式直肠镜观察腹壁下肠黏膜的颜色改变(图9-18)。

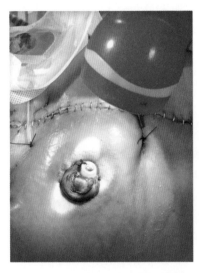

图9-16 手电筒照射肠造口黏膜

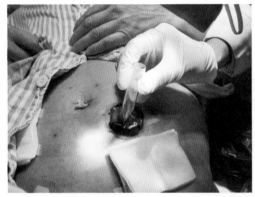

图9-17 玻璃试管插入肠造口内手电筒照射

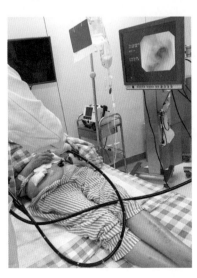

图9-18 软式直肠镜观察腹壁下肠黏膜的颜色改变

4. 鉴别诊断　部分术前不完全梗阻的患者服用中药或泻药也可能会导致肠黏膜色素沉着,呈暗黑色。这也可通过透光试验来鉴别。缺血坏死的肠管不能透光,而药物引起的肠黏膜着色可透光。

三、护　理　措　施

(一)护理措施

1. 手术后严密观察肠造口的血运　肠造口外观变紫时,应报告医生,并密切观察肠造口黏膜变化,如肠造口黏膜在短时间变成黑色,应做好随时需施行肠造口重建的准备,并做好记录和交接班。肠造口缺血也可能是暂时的,当肠襻水肿消退后,肠造口黏膜缺血症状将得以缓解。

2. 去除影响肠造口黏膜血供的因素　应剪除术后围绕肠造口周围的碘仿纱布;不宜使用两件式造口袋,以免造口底盘的硬环影响局部血液循环(非机械性扣合方式的两件式产品可以使用);宜选用透明的一件式开口造口袋,以便于观察。

3. 肠造口部分缺血坏死　如因肠造口边缘缝线结扎太紧而引致肠造口黏膜局部缺血变紫,可将缺血区域缝线拆除1~2针,并密切观察肠造口血运恢复情况。同时可使用周林频谱仪2~3次/天进行局部照射,促进肠造口的血液循环。照射时应将肠造口完全暴露,并注意调节强度。如肠造口黏膜局部完全变黑,待坏死组织与正常组织界限清楚时,可通过保守锐性清创方法逐渐将坏死清除。

4. 肠造口完全缺血坏死　腹壁外的肠造口黏膜缺血坏死,应观察是否出现臭味、腐肉,患者病情稳定后需行肠造口重建术;对于腹壁内肠管坏死者应及时手术,以防腹膜炎的发生。

5. 心理支持　做好患者及家属的心理护理,并告知病情进展的可能性。

(二)预防

虽然,大部分肠造口缺血坏死的发生与手术技巧相关,但仍应做好非手术原因引致的肠造口缺血坏死的预防。

1. 裁剪造口底盘的开口孔径必须按造口袋裁剪标准进行,不宜裁剪过小,尤其肠造口水肿时。

2. 在日常生活中,应嘱患者避免穿过于紧身的衣物,避免肠造口的受压。

知识拓展

内镜检查的适应证和禁忌证

内镜在诊断方面的适应证很广,凡诊断不清而内镜能到达的病变皆可用内镜协助诊断。应注意内镜是一种侵入性检查,通常应在一般检查完成后再考虑。但随着内镜检查技术的提高,一些疾病甚至优先选择内镜检查,尤其是考虑到在视诊的同时有可能通过内镜进行病理活检和治疗时。例如,上消化道出血时内镜检查不仅能明确病因,同时亦能进行镜下止血治疗。严重的心肺功能不全、处于休克等危重状态者,不合作者,内镜插入途径有急性炎症和内脏穿孔者应视为内镜检查的禁忌证。

内镜不仅可用于疾病的诊断,还可用于消化道早期癌及其癌前病变的内镜下切除、晚期肿瘤的内镜下姑息性治疗等。例如,内镜下黏膜切除术(EMR)、内镜黏膜下剥离术(ESD)治疗早期食管癌、早期胃癌及早期结直肠癌的疗效,已获得公认,并被列入美国NCCN指南。双镜联合(内镜+腔镜)治疗早期胃癌或胃间质瘤已见诸报道,尚有待于大样本的临床研究进一步证实其疗效。内镜下支架植入术、经皮胃造瘘术用于缓解晚期食管癌、贲门癌、胃窦癌、结直肠癌、胆管癌、胰头癌等所致的消化道梗阻,超声内镜引导下肿瘤内放射性粒子植入或化疗药物注射,内镜下光动力治疗复发性鼻咽癌、食管癌、贲门癌、结直肠癌等亦可取得较好疗效,明显提高了患者的生活质量。

资料来源:徐国良,林世永.内镜检查//万德森.临床肿瘤学.4版.北京:科学出版社,2015:64-65.

四、病例与思考

——病例分析——

【病例摘要】

患者,男,68岁,因2个月前无明显诱因出现血便,排便时肛门疼痛,且排便次数增加,粪便变细,于当地医院行肠镜检查。结果示:降结肠癌、直肠癌、降结肠息肉,于4月20日以"直肠癌"收入院治疗。5月6日,在复合全身麻醉下行Miles+左半结肠切除+乙状结肠切除,横结肠单腔造口术。术后第2天,肠造口黏膜颜色发生改变。造口治疗师跟踪处理。

【护理评估】

1. 肠造口评估　肠造口位于左上腹部,粘贴一件式透明造口袋,肠造口无排泄。肠造口周围围绕碘仿纱。肠造口 3 ~ 7 点黏膜边缘位置黑色。肠造口周围皮肤见瘀斑,以 9 ~ 3 点较为明显(图 9-19)。

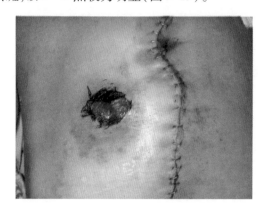

图 9-19 拆除碘仿纱后

2. 心理评估 患者及家属很担心肠造口需重新手术。

【肠造口并发症诊断】

横结肠单腔造口局部黏膜缺血坏死。

【护理措施】

1. 去除可能影响肠造口血供的因素 拆除碘仿纱。

2. 密切观察 粘贴透明的非按压式两件式开口袋,与病房管床护士做好交班,提醒每班护士注意观察肠造口黏膜的变化,并做好记录和交班。

3. 逐渐清除坏死松脱组织 5 月 16 日,患者术后第 10 天,肠造口为椭圆形,造口被 75% 黄色腐肉组织覆盖(图 9-20),予生理盐水清洗后使用剪刀逐渐清除松脱的黄色腐肉。清创后见 3 ~ 9 点位置出现皮肤黏膜分离,分离宽度为 0.2 ~ 0.3cm;棉签探查分离深度 0.3 ~ 1.5cm(图 9-21)。

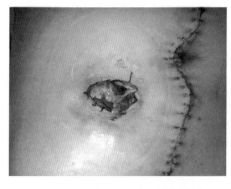

图 9-20 坏死组织逐渐松脱

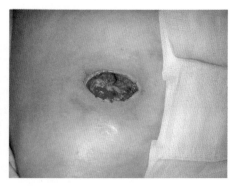

图 9-21 保守锐性清创后

4. 促进肠造口皮肤黏膜分离创面的愈合　分离创面使用藻酸盐敷料处理(图 9-22),并予防漏膏覆盖敷料后佩戴凸面造口袋＋造口腰带,以防粪便污染创面。一周后创面见红色肉芽组织(图 9-23),并逐渐愈合。

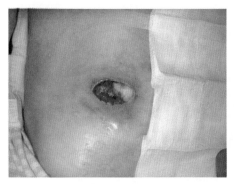

图 9-22　创面予藻酸盐敷料促进愈合

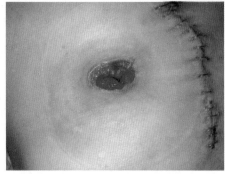

图 9-23　创面见红色肉芽组织

5. 心理护理　告知患者及其家属肠造口缺血仅仅是局部,不需二次手术,以减轻对再次手术的恐惧;及时告知肠造口皮肤黏膜分离创面好转的消息,以鼓励其康复的信心。并指导患者及家属学习肠造口的护理方法。

【护理体会】

肠造口缺血是手术后 72 小时内最常发生的并发症,因此,术后护士及造口治疗师,尤其管床护士应密切观察肠造口黏膜的颜色变化。一旦发生缺血坏死,应及时做好相应的处理,以免症状加重。坏死组织清除后形成分离创面,按皮肤黏膜分离并发症护理方法进行进一步的处理。

【思考题】

1. 发生皮肤黏膜分离后该患者为何选择凸面造口袋?
2. 该患者选择哪种类型的凸面最为合适?

第四节　皮肤黏膜分离

一、概　　述

皮肤黏膜分离(mucocutaneous separation)是指肠造口边缘与周围皮肤的分离,主要表现为从表浅至深部组织分离的全皮层裂开。是肠造口术后早期常见的并发症之一,多发生于术后 1～3 周。

皮肤黏膜分离造成皮肤与肠造口黏膜之间形成一个开放性腔隙,导致一系列问题的发生。如造口袋粘贴困难、排泄物易渗漏;患者常伴有不安情绪,心理负担重;同时往往因手术切口与肠造口较近,粪水易渗漏至伤口而增加感染的危险;分离创面愈合后由于瘢痕收缩会引致肠造口狭窄,若肠造口过度狭窄将影响排便,需要再次手术才能解决。另外肠造口皮肤黏膜分离也可能会导致肠造口回缩。因此,皮肤黏膜分离的治疗及护理是否及时、恰当、有效,对减轻患者痛苦、预防感染、促进其身心健康的恢复十分重要。

二、护 理 评 估

(一)发生原因

1. 肠造口缺血坏死　是皮肤黏膜分离的最主要因素。肠造口局部或全周发生缺血坏死经清创后(图9-24),皮肤与肠造口黏膜之间会形成创面。

2. 肠造口周围脓肿感染(图9-25)　较为少见,一旦肠造口周围出现脓肿,肠造口缝线将会脱落,脓肿经过引流、冲洗等处理后会形成创面。

3. 肠造口缝合不当　肠造口缝合技术差,缝线缝合不牢固;使用吻合器缝合,张力过大而自行脱落(图9-26);患者对缝线敏感,使缝线脱落。皮肤及黏膜对合不良、错位、中间脂肪过多。

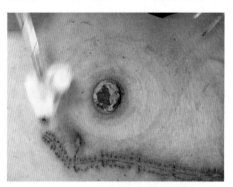

图9-24　肠造口缺血坏死经清创后

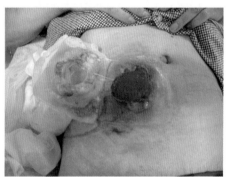

图9-25　肠造口周围脓肿感染

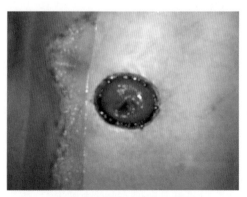

图9-26　肠造口吻合钉松脱

（二）局部评估

1. 分离的范围　分离范围可能仅局限于肠造口周围缝合处的某一区域，也可能全部区域都发生分离（图9-27）。

2. 分离创面的状况　皮肤黏膜分离造成皮肤与肠造口黏膜之间形成一个开放性创面。

（1）评估创面基底：是否存在坏死组织？腐肉？红色肉芽及潜行？分离创面的大小？渗液情况？

（2）分离的深度：分离可能仅局限于浅表的部分真皮层，也可能到达深部组织如筋膜层（图9-27）。

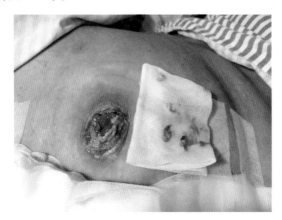

图9-27　肠造口周围发生皮肤黏膜分离

（三）全身评估

1. 心理状况　患者常伴有不安情绪，心理负担重，恐惧再次手术。

2. 自我护理能力　分离创面大和较深时，将增加护理的难度。

3. 营养状况　营养状况不良将影响分离创面的愈合。患者如存在贫血、低蛋白水肿、糖尿病等均会影响伤口创面的愈合。

4. 用药情况　患者如应用类固醇药物、化学药物治疗等将影响分离创面的愈合。

三、护 理 措 施

针对评估结果，给患者做好心理护理和加强肠造口护理技能的指导。重点在于针对病因、创面情况做好相应处理。

（一）根据皮肤黏膜分离的原因进行处理（表 9-1）

表 9-1　根据皮肤黏膜分离的原因进行处理

可能的原因	处理建议	依据
张力/坏死	寻求外科意见（肠造口重建/重新缝合	外科技术；肠系膜血循环不佳引起张力增加，局部动静脉血流受阻，进而导致肠造口内肠段及肠造口处血流减少
	清除坏死组织	局部清创，去除坏死组织，以利于肉芽生长、上皮再生
	根据分离的深度及程度进行处理	参考表 9-2 的处理意见
感染	局部拭子细菌培养结果阳性时，寻求医生意见	粪水的污染可引起局部溃疡及感染，继而导致皮肤黏膜分离的发生
	确保造口底盘裁剪的大小合适（比肠造口直径大 2~3mm），确保粘合牢固	避免粪水污染。合适的造口底盘可为肠造口周围皮肤提供一个类似地貌学上的平面，使底盘粘胶与肠造口周围皮肤持续、紧密接触
	根据分离的深度及程度进行处理	肠造口周围平面存在任何的腔隙或倾斜都应考虑使用防漏膏/条填充确保底盘与皮肤充分贴合
		参考表 9-2 的处理意见
愈合受阻	评估营养摄入情况；建议患者术后加强营养，可采取少量多餐方式摄取高热量、高蛋白食物或静脉营养；必要时转介营养师	良好的营养状态促进伤口愈合
	评估既往病史及药物史；转介营养师	局部愈合延迟常导致皮肤黏膜分离的发生，常见原因是患者营养不良，如恶病质患者；克罗恩病、溃疡性结肠炎患者；化疗、放疗患者；激素治疗等

（二）根据皮肤黏膜分离程度进行处理

1. 清洁的皮肤黏膜分离创面处理意见及依据（表9-2）。

表9-2　清洁的皮肤黏膜分离创面处理意见及依据

清洁的皮肤黏膜分离创面处理		依据
加热至体温的生理盐水冲洗		冲洗可减少组织损伤。温盐水可避免伤口冷却，减少伤口愈合的阻碍因素
敷料选择及肠造口排泄物收集	A. 浅表分离：生理盐水清洗创面后，可使用皮肤保护粉，或水胶体糊剂，敷料处理后再以防漏膏或补片遮盖，最后粘贴造口袋（裁剪造口底盘孔径宜比肠造口直径大2~3mm）；宜选择一件式造口袋，2~3天更换	浅表分离渗液量较少，皮肤保护粉或水胶体糊剂敷料可吸收渗液 防漏膏或补片：确保底盘粘贴稳妥 裁剪合适的造口袋可保护创面免受粪水污染，促进最佳的伤口愈合 因创面处理较频繁，选择一件式的造口袋较为经济
	B. 较深的分离 生理盐水清洗创面后，可使用吸收能力强的藻酸盐敷料或亲水性纤维敷料处理后再以防漏膏或补片遮盖，最后粘贴造口袋（裁剪造口底盘孔径宜比肠造口直径大2~3mm）；宜选择凸面造口底盘，并配合佩戴造口腰带或旁疝腹带	局部提供保护，使创面免受粪水污染，促进伤口从腔隙的基部开始愈合； 佩戴腰带/旁疝腹带：加强造口袋粘贴的稳固性
	C. 创面发生潜行：可考虑负压治疗	有利于渗液的管理和促进创面愈合同时有利于避免因渗液引起的造口袋的渗漏
手术后早期发生皮肤黏膜分离且合并严重肠造口回缩，在患者情况允许下宜尽早手术治疗		避免因并发症的长期存在而严重影响患者的生活质量

2. 存在腐肉的皮肤黏膜分离创面处理意见及依据（表9-3）

表9-3　存在腐肉的皮肤黏膜分离创面处理意见及依据

存在腐肉的皮肤黏膜分离创面的处理	依据
加热至体温的生理盐水冲洗	冲洗可减少组织损伤。温盐水可避免伤口冷却，减少伤口愈合的阻碍因素

续表

存在腐肉的皮肤黏膜分离创面的处理		依据
清除腐肉:使用能与创面接触的自溶性清创敷料,合并感染需使用抗菌敷料,配合保守锐性清创		腐肉的存在使伤口停留在早期的炎症反应阶段,延迟肉芽生长及上皮再生;抗菌敷料可抑制细菌的生长;保守锐性清创有利于加快腐肉的清除
保护敷料:油纱敷料		利于隔离排泄物,避免污染创面
肠造口排泄物收集	造口袋的选择:宜选择两件式造口袋	便于创面的随时评估和处理
	造口袋的裁剪:造口袋底盘大小按创面大小裁剪	
	造口袋的更换:根据伤口渗出液的情况和造口袋的更换流程进行更换造口袋。渗漏随时更换	避免肠造口排泄物对肠造口周围皮肤的刺激
根据渗出液的量按需更换敷料,遵循伤口换药原则		维持湿性环境,过多的伤口渗液会引起周围皮肤浸渍,损伤健康组织
伤口腐肉清除后,按清洁的皮肤黏膜分离的伤口处理		

(三)潜在并发症的预防

皮肤黏膜分离患者肠造口周围创面较大,极少再次缝合,主要依靠伤口敷料维持分离创面内湿性平衡,进而促进创面的愈合,创面愈合后通常会有瘢痕形成,日后肠造口可能会发生狭窄,故应指导患者定期复查,若发现肠造口狭窄时应及时指导患者扩肛,预防肠造口狭窄加重。

 知识拓展

取钉器的操作步骤

肠造口与皮肤的吻合如采用吻合钉吻合,必须使用专用的取钉器拆除。取钉器的操作步骤如下:

1. 张开取钉器头部的上下两叶,并将下叶紧贴吻合钉底部滑行。

2. 调整位置,确保需要拆下的钉完全位于取钉器两叶之间,然后完全压下手柄,直至取钉器头部的上下两叶完全闭合。

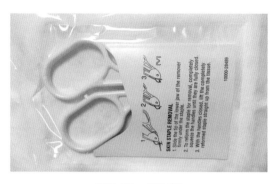

图9-28 取钉器

3. 握住合拢的手柄,待吻合钉完全从组织脱出后,最后才将整个钉子从组织里垂直提起。

资料来源:取钉器原装包装的操作指引。

四、病例与思考

- - 病例分析 - -

【病例摘要】

患者,男,65岁,因反复咳嗽、咳痰、气促10余年加重2天于1月26日入院。入院第9天夜晚出现腹胀不适,腹部平片提示小肠不完全性梗阻,经禁食、胃肠减压、通便、静脉营养支持等治疗后,腹胀无减轻,并出现左中下腹痛,CT结果:肠穿孔,盆腹腔积液,腹膜炎可能。2月17日在全身麻醉下行剖腹探查,乙状结肠憩室穿孔肠段切除,降结肠造口术,留置脾窝及右下腹盆腔引流管,术后患者血压低,感染休克并出血性休克,腹胀明显,予补液扩容、止血输血及血浆治疗,腹腔脓液培养出大肠埃希菌及粪肠球菌,予抗感染、监测腹围、腹压、禁食、胃肠减压、制酸护胃、补充白蛋白治疗,患者状况逐渐好转,腹胀有所缓解。2月22日鼻饲少量肠内营养液,2月25日患者出现腹胀并持续加重,腹部切口引流出大量绿色带渣液体,考虑消化道再次穿孔,再次行急诊剖腹探查,腹部伤口清创、腹腔引流,降结肠造口重建术,术后患者反复发热,腹胀明显,腹部张力较大,出现肠造口皮肤黏膜缝线脱落并分离,腹腔引流液为脓性,予抗感染、营养支持、禁食、胃肠减压、化痰、平喘等治疗,并请造口治疗师处理肠造口并发症问题。

【护理评估】

1. 接诊时肠造口的评估 接诊时为二次手术后第7天,肠造口不规则形、大小为 3～5cm、高度 2.5cm、颜色红润有光泽；肠造口水肿，且周边包裹黄色坏死组织；肠造口排少量黄色无渣稀便（图 9-29）。

2. 肠造口皮肤黏膜分离的评估　肠造口皮肤黏膜全周分离，6～2 点宽 2cm，其余位置宽 1.0～1.5cm，深 2cm。基底覆盖黄色坏死组织及少量粪便浸渍，渗液呈黄色透明，清洗干净创面无异味，棉签探查基底部无窦道及潜行。5～6 点、11 点、12 点皮肤边缘可见 3 个脱落缝线（图 9-30）。

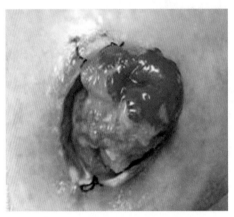
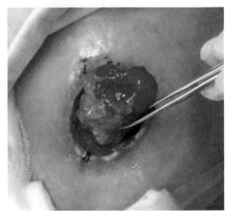

图 9-29　接诊时肠造口情况　　　　图 9-30　清洗后分离创面情况

3. 全身状况　腹部膨隆明显，叩击呈鼓音，患者诉腹胀不适，给予持续心电监护，血压 95～115/75～90mmHg，心率 95～125 次/分，体温 38.1～39.2℃，持续呼吸机辅助呼吸，SpO_2 99%，留置尿管，化验结果：葡萄糖 8.9mmol/L，白细胞 $11.85×10^9/L$，血红蛋白 86g/L，白蛋白 30.7g/L，血小板 $27.2×10^9/L$，焦虑不安，有轻微躁动，为防止意外拔管，给予双上肢不定时约束。

【并发症诊断】

肠造口皮肤黏膜分离。

【护理措施】

1. 皮肤黏膜分离伤口处理方法

（1）分离创面清洗与清创：使用生理盐水彻底冲洗伤口，拆去缝线，使用镊子对坏死组织进行刮擦，清除松软的坏死组织，再次用生理盐水棉球擦洗伤口，使用无菌纱布抹干，注意清创时不要损伤肠造口正常的组织。

（2）敷料的选择及造口袋的粘贴：因分离创面渗液较多，为了吸收渗液和促进肉芽组织生长，使用藻酸盐敷料填塞创面的基底部，外层使用水胶体超薄型敷料覆盖，并予防漏膏加固吻合，最后按照肠造口的形状裁剪一件式透明开口袋底盘并粘贴。

（3）观察及敷料更换：患者术后初期腹胀未进食，病情好转后进少量肠内营养素，排泻物为水样便，患者绝对卧床，为了方便清倒和防止渗漏，造口袋的开口朝身体左侧，并及时清理造口袋内的粪便。每天观察肠造口的颜色及造口底盘是否发生渗漏，根据渗漏的情况更换敷料及造口袋，换药时重新评估创面，并根据渗液及创面大小、深度、气味调整敷料的使用。初期 1~2 天更换，至伤口好转后 3~4 天更换。

2. 加强医护沟通，积极治疗病因　每天参与医生的查房，了解病情的进展，与医生沟通共同探讨影响分离创面愈合的因素，积极治疗，加强护理措施。

3. 改善患者的营养不良，根据医嘱给予输血及血浆、白蛋白，在禁食期给予静脉营养支持治疗，患者肠道功能恢复后给予肠内营养治疗，开始 200~300ml/d 营养素缓慢滴注，无不适后每天逐渐增加，直至达到正常的营养需求量。患者术后血糖高，请内分泌科会诊治疗代谢相关疾病。

4. 结果　肠造口皮肤黏膜分离创面换药 2 周后分离间隙 12~6 点宽0.5cm，伤口变浅，深 0.5cm，6~12 点宽 2cm，伤口内见新鲜肉芽生长，深 1cm，基底 25% 黄色，75% 红色，渗液少量无异味，伤口周围皮肤无红肿（图 9-31）。分离创面换药 6 周后完全愈合，可见瘢痕形成，肠造口高度 1.5cm，呈粉红色，圆形（图 9-32）。患者精神好，仍每天给予 1500kcal 全肠内营养素匀速鼻饲，肠造口及周围皮肤无新的并发症，每日规律排出黄绿色软便，腹软，无腹胀感觉，使用一件式开口袋适应性良好。机械通气已停止，患者呼吸平顺，无咳嗽气促，SpO_2 99%，仍留置尿管，化验结果显示：葡萄糖 6.1mmol/L，白细胞11.11×10^9/L，血红蛋白 72g/L，白蛋白 39.4g/L，血小板 138×10^9/L，水电解质平衡，情绪稳定，转至普通病房继续治疗。

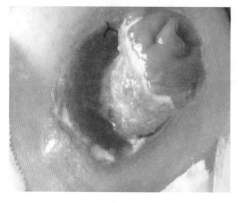

图 9-31　处理后 2 周创面情况

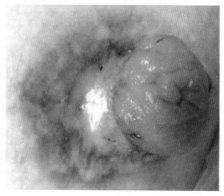

图 9-32　处理后 6 周创面完全愈合

【护理体会】

该患者病因复杂,年老、多种慢性疾病、起病急、病情危重等造成机体抵抗力差、营养不良都可能影响肠造口皮肤黏膜分离的愈合。因此,肠造口并发症的处理也离不开医生、造口治疗师的协作,积极治疗病因,提高患者的自身应激能力,才能较快地使分离创面愈合。

【思考题】

1. 该患者潜在的并发症是什么? 什么原因导致?

2. 潜在的并发症一旦发生如何护理?

第五节 肠造口回缩

一、概　　述

肠造口回缩(stoma retraction)是指肠造口的肠袢被拉回腹腔(图9-33)。肠造口术后早期及晚期均可发生。肠造口回缩的患者佩戴黏性造口袋,容易发生排泄物尤其稀粪从肠造口旁渗透至造口底盘下,导致渗漏,甚至进一步导致皮肤问题。术后早期肠造口发生回缩合并皮肤黏膜分离时,容易导致排泄物漏至盆腔,引起盆腔感染。

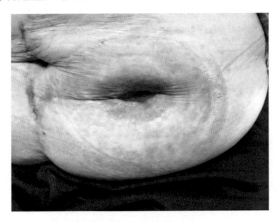

图9-33　肠造口回缩

二、护 理 评 估

(一) 发生原因

1. 肠造口缺血坏死和皮肤黏膜分离　肠造口回缩可能是由前期肠造口缺血坏死和皮肤黏膜分离导致,是肠造口回缩的常见因素。

2. 外科技术方面　肠系膜游离过短,牵出肠造口肠段长度不足或筋膜层缝合张力过高等,是肠造口回缩的主要原因。

3. 袢式肠造口支架管过早拔除。

4. 体重急剧增加　过度肥胖,肠造口周围脂肪组织过多,以致肠造口内陷。

5. 患者病情问题　如放射治疗损伤肠道或肠系膜;肿瘤因素无法充分游离肠道和肠系膜来形成较为理想和低张力的肠造口;大量腹水患者肠管不能随腹壁膨胀而延长等因素均容易发生肠造口回缩。

（二）临床表现

1. 体征　外观上肠造口内陷于皮肤表面。因肠造口坏死和皮肤黏膜分离导致的回缩往往在术后早期即可发生(图9-34)。

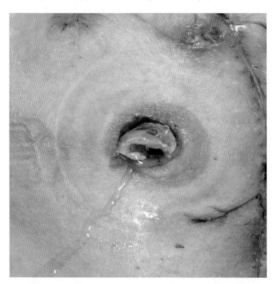

图9-34　术后早期3~6点位置肠造口黏膜回缩

2. 程度判断　区分肠段回缩至腹壁的水平,是在筋膜外还是在腹腔内。

（1）试管法:将直径小的清洁玻璃试管放入肠造口内,在光线照射下进行观察。

（2）直肠镜检查:在直肠镜直视下判断回缩的程度。

3. 造口袋的佩戴情况　造口袋佩戴时间是否较常规短? 佩戴造口袋是否困难? 渗漏发生情况? 造口袋使用的类型? 是否使用造口附属产品?

4. 肠造口周围皮肤问题　肠造口周围皮肤是否发生刺激性皮炎、增生等并发症?

5. 评估体重变化　增加? 减轻? 增减幅度?

三、护 理 措 施

（一）护理措施

1. 严密观察　术后早期发生肠造口坏死和皮肤黏膜分离的患者容易诱发肠造口回缩,因此应密切观察肠造口是否发生肠造口回缩的情况。

2. 严重病例应再次施行手术　全周发生皮肤黏膜分离且合并肠造口回缩于筋膜层以下的患者,需要再次施行手术处理腹膜炎症,重建肠造口。

3. 伴有肠造口周围皮炎者　可应用皮肤保护粉或皮肤保护膜、水胶体敷料等。

4. 降结肠和乙状结肠造口周围皮肤持续受损者　可考虑采用结肠灌洗法将肠道内粪便定期排出体外。

5. 减轻体重　过度肥胖者宜通过运动、饮食调节等方式减轻体重。

6. 造口用品的选择

（1）宜选用垫高式造口用具,如凸面底盘配合腰带,加压于肠造口周围皮肤,使肠造口基部膨出,以利于排泄物排出;如造口位置不佳不适宜使用凸面底盘者可在局部使用补片或防漏条、防漏膏、防漏圈等垫高;可配合使用造口弹力腹带或腰带,增加造口底盘与皮肤的粘合力。肠造口回缩导致造口排泄物出现渗漏的风险增大,故要增加底盘的更换频率,确保渗漏前进行更换,减少皮肤的浸渍。

（2）特别指出:肝硬化、腹腔积液患者不可使用垫高式造口用具,此类患者常因门静脉压力过高造成腹部微血管静脉曲张,曲张的微血管及皮肤非常脆弱,而凸面造口底盘的压环对肠造口周围皮肤造成的压力过大,易造成皮肤损伤,故应选用一件式平面造口袋。

7. 心理支持　耐心讲述引起肠造口回缩的原因,采用有效的方法保护肠造口周围皮肤,减少粪水刺激引起的皮炎,关心、鼓励患者。

8. 继发肠造口周围皮肤并发症时应对症处理。

（二）预防措施

1. 注意评估袢式肠造口支架管拔除时机　袢式肠造口患者术中留置的支架管一般 7～10 天拔除,拔除前宜评估肠造口的吻合是否良好,是否存在腹胀的情况。必要时延迟拔除时间。术中如无放置支架管者,要注意观察肠造口是否存在回缩的问题。

2. 术后肠造口缺血坏死的发生　术后避免肠造口受压,预防外在因素引致肠造口缺血坏死的发生,诱发肠造口回缩。注意观察术后排泄情况,避免梗阻引致肠造口血供不足而使肠造口坏死而诱发肠造口回缩。

3. 避免体重过度增加　指导患者术后进行适当的锻炼,减少卧床时间;

老年人减少进食高脂肪食物。

 知识拓展

急性化脓性腹膜炎症

急性化脓性腹膜炎症是外科最常见的急腹症,是腹膜和腹膜腔的炎症,可由细菌感染、化学性刺激或物理性损伤等引起。按病因可分为细菌性和非细菌性两类;按临床经过可分为急性、亚急性和慢性三类;按发病机制可分为原发性和继发性两类;按累及的范围可分为弥漫性和局限性两类。

资料来源:陈孝平,汪建平.外科学.8版.北京:人民卫生出版社,2014:344.

四、病例与思考

－－病例分析－－

【病例摘要】

患者,男性,50 岁。因直肠癌肠梗阻于当地医院急诊行剖腹探查 + 肠造口术后 1 个多月。因造口底盘频频渗漏而于造口治疗师门诊就诊。

【护理评估】

1. 肠造口外观的情况　患者肠造口位于左下腹,佩戴两件式开口袋(图9-35)。粪便含水分较多,伴团块松软便。患者自诉每天因渗漏至少更换 2次造口底盘。造口底盘裁剪孔径大于肠造口约 2cm。

2. 肠造口及其周围皮肤情况　肠造口黏膜无外露,外口椭圆形。肠造口周围缝线未拆除,肠造口周围皮肤内圈皮肤损伤,外周灰白色丘状物,尤其以4 ~ 11 点位置最为明显。站立体位时肠造口周围半凹型(图9-36)。

3. 疼痛评估　数字评分法评估疼痛:6 分。

4. 肠造口护理　一直由其妻子帮助,平躺进行更换。

【并发症诊断】

回肠造口回缩合并皮肤问题。

【护理措施】

1. 拆除肠造口周围缝线(图9-37)。

2. 指导肠造口护理方法　指导正确的造口底盘裁剪方法。粘贴时在 3 点凹陷皱褶的位置贴上补片(图9-38)后再粘贴可裁剪的凸面造口底盘(图9-39)。

3. 肠造口周围皮肤损伤的处理:外涂皮肤保护粉。

4. 加强造口底盘与皮肤粘贴稳妥性:指导选择造口弹力腹带(图9-40)。

5. 转介　回肠造口周围皮肤凹陷,且回缩严重,不成形的碱性回肠排泄物容易引起底盘渗漏引致皮肤问题。因此建议转介医生进一步诊治,希望能行肠造口重建术。

6. 指导患者观察排泄情况　保守治疗期间,注意观察排便情况。一旦发生腹痛、腹胀、发热等腹腔感染的症状应急诊就医。

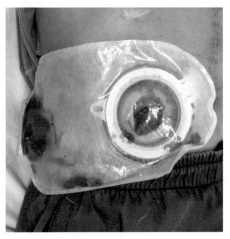

图9-35　接诊时患者佩戴两件式开口袋

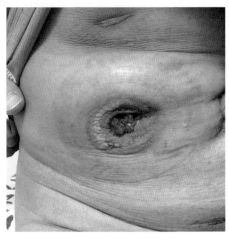

图9-36　肠造口周围半凹型

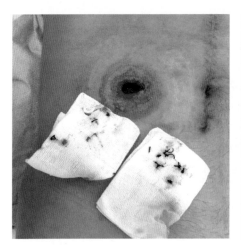

图9-37　拆除肠造口周围缝线

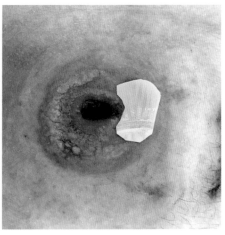

图9-38　3点凹陷皱褶的位置贴上补片

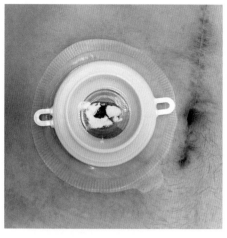

图 9-39 粘贴可裁剪的凸面造口底盘

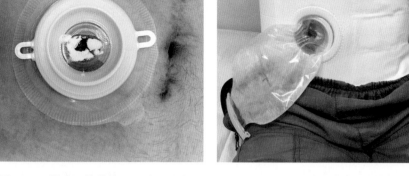

图 9-40 佩戴造口弹力腹带

【护理体会】

1. 指导回肠造口患者掌握肠造口护理方法非常重要。

2. 做好出院指导 患者手术后住院时间短,出院回家后在回肠造口护理的过程中往往会碰到很多困惑问题,因此在患者出院前应详细告知可能发生的问题及应对,并指导回院复查肠造口的重要性。

【思考题】

1. 该患者肠造口周围的并发症诊断?发生原因?

2. 此患者可使用可塑型凸面造口袋吗?为什么?

第六节 肠造口狭窄

一、概　述

肠造口狭窄(stoma stenosis)是指肠造口肠腔的缩窄,典型发生于筋膜或皮肤水平。表现为肠造口皮肤开口缩小而看不见黏膜,或外观正常但指诊时可发现肠造口呈现紧拉或缩窄状。肠造口狭窄者可发生肠造口不完全性梗阻的症状和体征。

二、护理评估

（一）发生原因

1. 手术后早期发生肠造口狭窄的因素 肠造口狭窄可发生于手术后早

期,常见因素有以下方面。

(1)手术因素:手术时皮肤层开口过小,或腹壁内肌肉层开口过小;筋膜层缝合不恰当。

(2)肠造口水肿:术后早期肠造口黏膜过度肿胀肠管受压而导致闭塞。

(3)肠造口周围创面瘢痕形成:肠造口缺血坏死和皮肤黏膜分离或手术时未将肠壁黏膜翻转完全覆盖浆膜层,引致浆膜炎导致的创面瘢痕形成,随着肉芽组织瘢痕的收缩,肠造口逐渐发生狭窄,并不断加重。

2. 后期发生肠造口狭窄的因素　肠造口狭窄也可发生于手术后期,常见因素有以下几方面。

(1)疾病的原因:如克隆病、肿瘤导致肠腔发生不同程度的狭窄。

(2)过度瘢痕形成:过度瘢痕形成常发生于反复使用不恰当的器具对肠造口进行扩张导致的创伤。

(3)并发症:泌尿造口回肠导管狭窄可能由于碱性尿液和肠道放射治疗导致慢性炎症而引起。

(二)临床表现

1. 肠造口开口明显缩小　难以看见肠黏膜(图 9-41),或肠造口皮肤开口正常,但指诊时肠管周围组织紧缩,手指难以进入,俗称"箍指"。一般以肠造口周径≤小指前段(患者本人)且出现排便困难者,可诊断为肠造口狭窄。

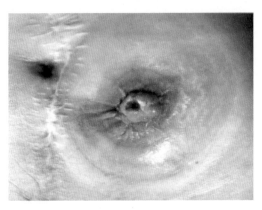

图 9-41　肠造口周围瘢痕挛缩,开口窄小

2. 严重程度判断

(1)轻度:肠造口缩窄,伴有排便费力但尚能排便。

(2)中度:肠造口缩窄,排便费力,需借助手压腹部或使用药物协助才能排便。

（3）重度：肠造口缩窄，排便困难，借助手压或药物仍无效，常觉腹胀、腹痛，甚至出现不完全性肠梗阻，单腔造口较袢式肠造口多见。

3. 排泄情况 需评估肠造口排泄是否仍然能保持通畅？排出量是否变化？佩戴造口袋情况？肠造口周围是否发生并发症？结肠造口狭窄所致的排泄困难可能导致疼痛，应观察是否伴随腹痛症状并评估疼痛的性质、程度。回肠造口狭窄可能导致不完全性肠梗阻，而泌尿造口狭窄则可能导致逆行性尿道感染。

三、护 理 措 施

（一）保守治疗

1. 轻度 可用手指或扩张器扩宽造口，但注意动作要轻柔以免增加肠造口损伤，具体方法是佩戴手套后用小拇指（好转后可改用示指）或扩张器，如圆滑的钢笔外壳（图 9-42）涂上润滑剂后轻轻插入肠造口内（图9-43），感觉有阻力时停留 3～5 分钟，每天 1 次，需要长期进行。此法仅为姑息疗法。

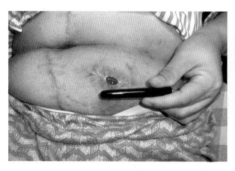
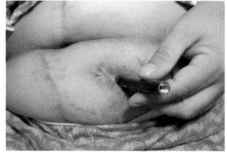

图 9-42 "扩肛"器——圆滑的钢笔外壳　　图 9-43 患者"扩肛"中

2. 中度和重度 除指导扩肛外，尚根据不同类型的肠造口做好相应的处理。

（1）结肠造口者：结肠造口狭窄所致的排泄困难导致的疼痛，软化粪便可能缓解症状。注意观察患者是否伴有便秘，因便秘易造成粪便嵌塞，如发生便秘应指导患者避免进食容易引起便秘的食物，遵医嘱服用泻药。可能需要通过对肠造口周围挤压方式协助粪便的排出。

（2）回肠造口者：嘱患者对难消化的食物如蘑菇、玉米等，应注意烹调方式，防止食物堵塞。

（3）泌尿造口狭窄者：需要保持尿液排出通畅。必要时需要从泌尿造口留置导尿管引流尿液，以保持尿液的顺利排空。注意观察是否存在因肠造口狭窄引起的尿潴留、感染等症状和体征。

3. 加强宣教　肠造口狭窄进行扩宽肠造口的方法是"治标不治本"的保守治疗，需要每天坚持有效的执行才能看到效果。因此告知患者需要耐心和坚持。指导患者注意观察肠造口狭窄的进展，如出现腹痛、腹胀、排便费力，甚至停止排便等肠梗阻症状时，应及时联系医务人员。注意观察肠造口周围皮肤是否发生并发症。

4. 造口袋的选择　需要进行扩张肠造口的患者宜选择两件式造口袋，以便每天进行"扩肛"。肠造口狭窄患者周围常存在瘢痕，给患者粘贴造口袋带来一定的难度，应指导患者选择合适的造口袋及粘贴技巧。

（二）手术治疗

扩肛无效、严重狭窄者建议尽快手术治疗，一旦发生肠梗阻者，应及时入院诊治。肿块堵塞肠造口者（图9-44）转介外科手术。

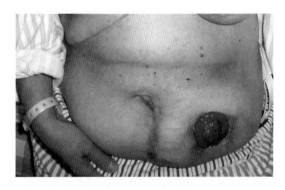

图9-44　肿块堵塞肠造口

（三）预防措施

1. 定期随访　指导患者定期门诊对肠造口进行随访，尤其是发生过肠造口坏死或皮肤黏膜分离的患者，定期随访可及时评估患者是否存在肠造口狭窄的问题，并能及时给予对症处理。

2. 避免肠造口的损伤　指导选择合适的肠造口扩张工具，并确保患者能正确使用，避免肠造口周围的创伤，引致瘢痕的形成反而会加重肠造口的狭窄。

知识拓展

肠造口不完全性梗阻症状和体征

降结肠或乙状结肠造口:腹部绞痛,暴发性排便,排气量多,粪条变细,反复腹泻。

回肠造口:腹部绞痛,反复恶心、腹泻,回肠造口喷射状排便。

泌尿造口:反复尿路感染,泌尿造口喷射状排尿,回肠导管残余尿量多,尿量排出减少,腹痛。

资料来源:Beverly GH, Ruth AB. Ostomies and continent diversions nursing management. St. Louis:Mosby- Year Book Inc,1992:103- 128.

四、病例与思考

- - 病例分析 - -

【病例摘要】

患者,男,70 岁。因低位直肠癌肠梗阻于 2003 年 9 月行急诊手术。因肿瘤侵犯周围组织合并肝、肺转移不能行根治性手术切除,仅行乙状结肠单腔造口手术。患者诉手术后造口一直平坦,无凸出,肠造口开口小,直径约 2.0cm,术后发现肠造口越来越小,医生建议最好行肠造口重建术。2004 年 3 月 10 前来我院大肠癌医疗专家处就诊,医疗专家转介造口治疗师处理。

【护理评估】

1. 患者整体情况 家属轮椅送患者来就诊,患者面色苍白,体质虚弱,无法自行远行。

2. 肠造口及其周围皮肤情况(图 9-45) 肠造口位于左下腹,开口直径约 0.5cm;肠造口周围皮肤凹陷、肠造口周围皮肤皮损(SACSTM 工具评估-L2TV5);且有皱褶;患者诉肠造口周围疼痛。咨询患者是否行肠造口扩宽术,家属反映偶尔执行,因每次使用手指扩肛,患者非常疼痛,且每次发生出血,因此患者抗拒肠造口扩肛。

3. 肠造口排泄情况 患者近日排水样便,之前排便为细条状。

4. 饮食 半流饮食,胃口差,每天进食多次,每次约 200ml。

【并发症诊断】

肠造口狭窄合并粪水性皮炎。

【护理措施】

1. 心理护理 患者癌症晚期,非常恐惧肠造口严重狭窄导致粪便无法排

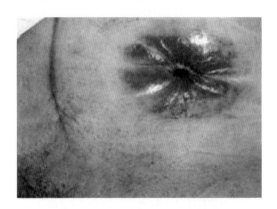

图9-45 就诊时肠造口及其周围情况

出或手术治疗。家属希望造口治疗师能帮助患者在临终期能保持排便通畅。评估后应做好患者和家属的心理护理。告诉他们肠造口"扩肛"是唯一目前保守治疗的方法,鼓励他们积极配合护理。

2. 指导扩肛 因肠造口严重狭窄,直径仅0.5cm,无法采用手指扩宽肠造口。选用前端较光滑而软的肛管(图9-46),石蜡油润滑后插入肠造口约1cm感有阻力,立即停止,停留5分钟,过程中患者无疼痛感、无出血。选用此肛管进行扩宽肠造口是合适工具。因此,指导家属学习肠造口扩肛方法,协助患者每天进行扩宽肠造口1次。1周后,患者妻子前来告知原来使用扩肛的肛管已经过松,无法扩肛。证明之前的护理方法有效果。造口治疗师寻找了1个光滑的管套(尿袋管套,此管套前端窄,逐渐增大而且光滑)套在肛管上,并以透明敷料固定后给患者作为扩肛工具(图9-47)。患者家属使用后来电告知自做工具可以扩肛。患者2个月后离世,离世前排便能保持通畅。

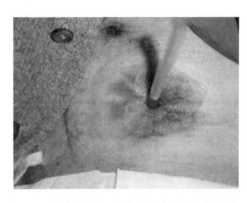

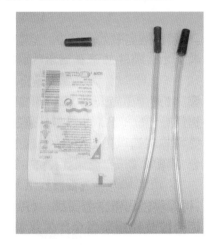

图9-46 光滑的灌肠肛管进行扩宽狭窄的肠造口　　图9-47 自制简单的"扩肛"工具

3. 肠造口周围皮炎的处理　生理盐水清洗干净肠造口周围皮肤,予纸巾抹干后,粘贴水胶体敷料,以促进糜烂皮肤的愈合。

4. 造口用品的选用　为了方便家属为患者每天进行肠造口扩肛,建议使用两件式造口袋,因肠造口周围皮肤凹陷,宜使用凸面底盘。粘贴造口底盘前先用防漏膏将皱褶的地方填平,粘贴造口底盘后宜佩戴造口腰带以加强底盘粘贴的稳固性和效果。

【护理体会】

该患者肠癌晚期,无法承受再次手术的风险,因此肠造口"扩肛"是目前唯一保守治疗的方法,通过肠造口的"扩肛"来保持排便通畅。根据肠造口的情况和医院护理资源情况,为患者选择合适的"扩肛"器最为关键。

【思考题】

1. 肛管前端套上管套后给该患者进行"扩肛"应注意哪些问题?

2. 患者饮食上应注意哪些问题?

第七节　肠造口脱垂

一、概　　述

肠造口脱垂(stoma prolapse)是肠袢由肠造口内向外翻出,长度可达数厘米至20cm以上不等(图9-48)。肠造口脱垂既可发生于单腔造口,也可发生于袢式造口;既可发生于结肠造口,也可发生于回肠和泌尿造口。但总体上多发生于横结肠袢式造口,脱出的肠段多为肠造口的远端肠袢。

肠造口脱垂常伴有肠造口水肿、出血、溃疡,严重时可发生肠扭转、阻塞甚至缺血坏死(图9-49)。脱出的肠袢因蠕动与造口袋产生长期摩擦,可引起

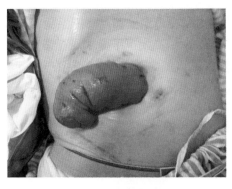

图9-48　肠造口脱垂

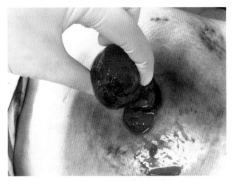

图9-49　肠造口脱出的肠袢缺血

局部溃疡、渗血,这些都会给患者带来极大的心理压力,同时给患者的自我护理带来不便,并常影响造口袋粘贴的稳固性。

二、护 理 评 估

(一)发生肠造口脱垂的原因

1. 手术因素 肠造口形成过程中外拉的肠管未能妥善固定于腹壁,腹壁肌层开口过大等手术原因。

2. 肠造口位置 肠造口没有在腹直肌内开出,缺乏腹直肌的肌肉支撑。

3. 腹壁薄弱 患者因年老、肥胖、多次手术等因素造成腹壁薄弱。因手术或生理原因导致腹壁力量薄弱,再加上长期存在腹压增加的因素,最终导致肠造口黏膜从腹壁薄弱处脱出,脱出肠祥的长度随着腹内压力增加而加重。

4. 腹压升高 各种引起腹内压增高的因素均有可能诱发肠造口脱垂的发生,如妊娠、慢性咳嗽、提举重物、剧烈呕吐等。

(二)临床表现

1. 肠造口局部评估 肠造口位于腹直肌外还是腹直肌内?肠造口的具体位置?造口脱出的长度?是否合并水肿?肠造口黏膜是否发生溃疡、坏死?是否合并其他并发症,如肠梗阻、造口旁疝?目前肠造口脱垂的处理方法?患者平躺休息后脱垂的肠管是否变小?肠造口黏膜的颜色?

2. 造口用品的选择和使用 使用的造口袋类型是否适合患者?造口底盘开口裁剪是否恰当?

3. 肠管是否发生嵌顿 评估患者是否发生腹痛、发热、呕吐,因脱垂肠管嵌顿可并发肠梗阻及嵌顿肠管坏死。

4. 是否伴有其他并发症 是否伴发造口旁疝、肠造口坏死等。

三、护 理 措 施

(一)保守治疗期间的护理措施

肠造口脱垂且未出现肠扭转、阻塞甚至缺血坏死者,可给予保守治疗,同时通过改善肠造口护理方法,调整造口用具等来提高患者的生活质量。

1. 轻微脱垂 一般无需处理,指导患者避免增加腹压的活动,加强自我观察。选择一件式造口袋,调整造口袋的大小以避免肠黏膜的创伤。宜佩戴造口弹力腹带(图 9-50)减轻腹部压力来预防脱垂的加重。

2. 脱垂的肠黏膜出现糜烂、渗血的局部处理 出血糜烂的肠造口黏膜,应加强局部清洁,可用温水每日清洁,禁忌应用消毒剂如碘酒、酒精等刺激性溶液。糜烂出血的肠黏膜可局部使用造口保护粉促进止

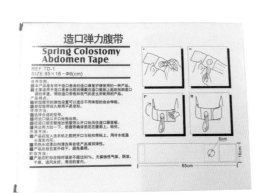

图 9-50　造口弹力腹带

血、愈合。

3. 减轻肠造口的水肿　脱垂合并严重水肿,可给予呋喃西林溶液或 50% 硫酸镁溶液、3% NaCl 溶液湿敷 20～30 分钟,以减轻肠祥肿胀。

4. 手法复位　严重脱垂者,将脱垂的肠管从肠造口回纳至肠腔内。嘱患者平躺放松,缓慢将脱垂的肠黏膜顺肠腔方向推回腹腔内,若脱垂的肠造口为祥式造口的远端肠管,脱垂的肠管回纳后可用奶嘴填塞固定(可考虑先将圆头奶嘴固定在造口底盘的底环上,并使用造口弹力腹带将奶嘴固定),肠造口近端仍可以排出粪便。单腔造口则不能采用此方法,脱垂的肠管回纳后只能使用腹带固定,但往往会影响肠造口排便,建议最好通过手术治疗。泌尿造口脱垂者,可将脱出的肠管回纳后用圆头奶嘴填塞固定,但要将奶嘴的前端剪开,以便尿液流出。

5. 避免腹压增高　指导患者多饮水、多进食粗纤维食物,保持排便通畅;避免进食容易便秘的食物;避免进行收腹锻炼如仰卧起坐、举重等。咳嗽时用手按压肠造口部位,以减轻腹部压力。

6. 造口用品的选择

(1)选择尺寸合适的造口袋,以容纳脱垂的肠管。不能回纳和合并造口旁疝者的脱垂患者最好选用一件式造口袋(必要时用一件式大袋),尽量避免选用两件式造口袋,因其底环容易损伤脱垂的肠管,套袋时也可能会摩擦肠管造成肠造口黏膜的损伤。

(2)合理裁剪:指导患者准确量度肠造口大小及掌握正确的粘贴方法。尺寸应恰当,应与肠管最大直径为标准,不能单纯量度底部,以免套袋时损伤脱垂肿胀的肠管,但为了避免肠造口周围皮肤暴露引起皮炎,宜在粘贴造口袋前在肠造口周围皮肤粘贴猪油膏补片。

7. 加强宣教　告知患者肠梗阻和肠坏死的症状及体征,出现可疑症状时应及时告知医护人员。

8. 心理支持　支持、安慰患者,尽可能采取有效的处理措施减轻症状;加强心理疏导。

（二）手术治疗

反复回纳无效的严重病例需要手术治疗,将脱垂的肠段切除后在合适的位置重建肠造口。肠造口脱垂者如出现肠扭转、阻塞甚至缺血坏死时应急诊手术治疗。

（三）预防措施

1. 开展肠造口术前定位　肠造口脱垂应以预防为主,肠造口手术前做好充分的术前准备,选取合适的位置进行肠造口定位,尽可能将肠造口定于腹直肌上。

2. 避免导致腹压增高的因素　如尽量减少提重物,进行收缩腹压的运动;慢性咳嗽、长期便秘、排便困难等症状应给予重视,积极处理;指导患者咳嗽或打喷嚏时用手按压肠造口部位。

3. 腹带减压　腹壁肌肉薄弱者宜使用腹带或束裤加以支持固定。

 知识拓展

造口弹力腹带使用须知

1. 选择合适的型号。

2. 患者平躺休息,腹肌松弛,肠造口脱垂和旁疝者使用前,先让脱垂或造口旁疝疝出的肠管通过手法回纳,不能回纳者禁止使用。

3. 将造口袋从腹带的开口处拖出来。

4. 将造口袋完整脱出,使腹带从开口处压住造口底盘。

5. 两边用力拉一下,使腹带确保固定在腹部上,粘住。

6. 清洗时不宜用热水和漂白剂,因热水和漂白剂将会使产品弹性减弱。

7. 产品应放室外晾干,不宜曝晒。

8. 投入洗衣机清洗前将开口与粘扣带贴上。

9. 腹带弹力弱、残旧应更换。

四、病例与思考

－－病例分析－－

【病例摘要】

患者,女,横结肠造口手术后1年多,现因肠造口经常脱垂将近20cm入院准备行造口重建术。但因肝功能异常暂时不能行手术治疗,请造口治疗师会诊行保守治疗。

【护理评估】

1. 外观　患者肠造口位于上腹部正中,佩戴一件式开口袋。站立体位时肠管约16cm(图9-51)。

2. 肠造口评估　肠造口黏膜颜色正常,粪便从肠造口右侧开口排出。平躺后肠管肿胀和脱垂逐渐消退。

【并发症诊断】

横结肠袢式造口的远端脱垂。

【护理措施】

1. 减轻水肿　让患者平躺后,撕除原来使用的一件式开口袋,清洁造口及周围皮肤后,予呋喃西林溶液湿敷于肿胀的脱垂肠管上20分钟(图9-51)。湿敷后肠造口黏膜肿胀有所减轻(图9-52)。

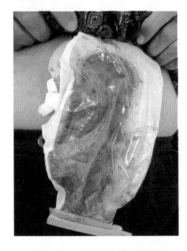

图 9-51　患者就诊时外观

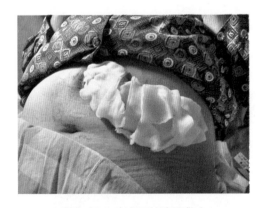

图 9-52　呋喃西林液湿敷中

2. 手法复位法(图9-53)　将脱垂的肠管回纳于肠腔内(图9-54)。根据造口的大小裁剪好两件式造口底盘的开口并粘贴在造口上;将圆头奶嘴缝合固定在造口底盘的底环上固定肠袢(图9-55),避免肠管脱出。套上造口袋收集近端排出的粪便（图9-56）。指导患者佩戴造口弹力腹带（附加塑料小胶片，以加强固定圆头奶嘴）减轻腹压（图9-57）。

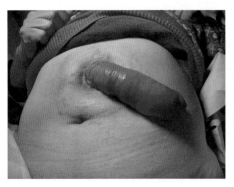

图9-53　呋喃西林液湿敷后

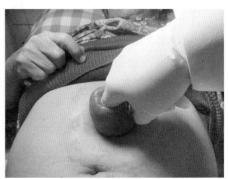

图9-54　脱垂肠管手法复位

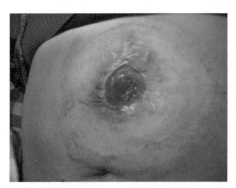

图9-55　脱垂肠管完全复位后

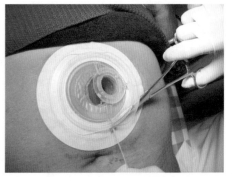

图9-56　奶嘴缝合在底盘上固定肠祥

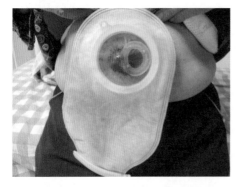

图9-57　套上两件式开口造口袋

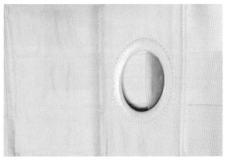

图9-58　造口弹力腹带附加塑料小胶片

3. 避免腹压增高　指导患者多饮水、多进食粗纤维食物,保持排便通畅;避免进食容易便秘的食物;避免进行增加腹压的锻炼,如仰卧起坐、举重等;咳嗽时用手按压肠造口部位,以减轻腹部压力。

【护理体会】

该患者横结肠袢式造口的远端脱垂,远端开口无排泄粪便功能。如能进行手法复位并稳妥固定,将可避免因脱垂导致的肠造口黏膜摩擦、损伤等发生,同时也可大大减轻患者的心理压力。圆头奶嘴光滑,对肠黏膜刺激小,是很好的辅助工具,但应全面考虑固定的方法。

【思考题】

1. 将圆头奶嘴塞缝合在造口底盘时,应注意哪些问题?

2. 使用圆头奶嘴堵塞脱垂回纳后的肠袢,患者可以使用一件式造口袋吗?

第八节　肉　芽　肿

一、概　　述

肉芽肿(Granulomas)是出现在肠造口与皮肤之间即皮肤黏膜交界处的过多组织。外观常呈菜花样或息肉状红色组织,质脆易出血。

二、护理评估

(一)发生原因

1. 缝线刺激　大部分由于缝线刺激所致。尤其是可吸收缝线,不需拆除,但会形成长期异物刺激(图9-59)。

2. 底盘刺激　由于坚硬造口物品(如底盘)刺激造口边缘所致。

(二)临床表现

1. 外观形状　皮肤黏膜连接处可见一粒或多粒菩提子状、菜花状、息肉样的颗粒(图9-60),红色、质脆。

2. 肉芽发生的位置　根据顺时针方向描述;明确肠造口周围缝线是否存在,肉芽根部是否有缝线。

3. 伴随症状　咨询患者是否经常因摩擦引起出血。

4. 使用的造口用品　是否过硬、造口底盘裁剪的开口孔径大小是否合适?

5. 注意与肠造口周围皮肤增生的鉴别诊断　增生发生于肠造口皮肤上,而肉芽肿发生于肠造口与皮肤间的皮肤黏膜交界处。肉芽肿多见菜花样、腺瘤状,质脆易出血,而皮肤增生多呈疣状,皮层增厚,色素沉着,呈深棕色、灰黑色或灰白色,有时会很痛,损伤后会渗血;肉芽肿常因缝线残留、异物刺激而引致,而皮肤增生是因排泄物的刺激而导致。

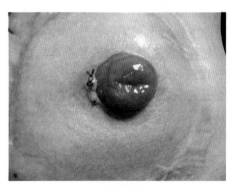

图 9-59 缝线刺激引起肉芽肿

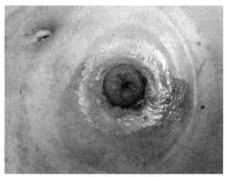

图 9-60 肠造口 4 点位置肉芽肿

三、护 理 措 施

(一)护理措施

1. 剪除缝线 肉芽根部如有缝线,使用血管钳提起缝线后用刀片或剪刀剪除。如肠造口周围缝线仍未脱落,则将残留的缝线剪除。

2. 肉芽肿的局部处理 如患者凝血功能好,采用血管钳钳闭后用剪刀剪除(图 9-61),并加压止血(图 9-62)。或者使用硝酸银笔点灼(图 9-63),一般 3 ~ 5 天一次,直至肉芽完全消退,使用时为了避免灼伤肠造口周围的皮肤,先在皮肤上外涂凡士林进行保护;必要时转介内镜室进行电烧灼处理。

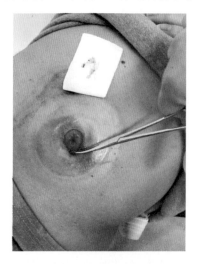

图 9-61 血管钳钳闭肠造口肉芽肿

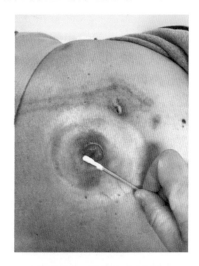

图 9-62 按压止血-剪除肠造口肉芽肿后

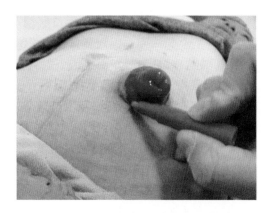

图9-63　硝酸银笔点灼肠造口肉芽肿

（二）预防措施

1. 指导患者正确量度肠造口的大小　将造口底盘裁剪至合适大小非常重要,可避免底盘经常摩擦造口边缘,引致肉芽再次发生。

2. 非可吸收缝线术后 7 ~ 10 天左右拆除缝线。如出院时未能拆除缝线者指导按约定的时间回院拆除。

3. 指导患者自我检查　指导患者日常肠造口护理中注意观察肠造口周围是否残留缝线,如发现安排时间回院拆除。可吸收缝线如 1 个月还没有吸收,应及时回院拆除。

 知识拓展

结肠单腔造口手工缝合方法

1. 常规方法切除结肠后,封闭近端结肠断端,防止肠管提出过程中污染切口。

2. 于适合位置切开皮肤,皮下组织,直径适当,切开前鞘、肌层、腹膜,彻底止血。

3. 将肠管断端自腹壁切口提出,高出皮肤 4 ~ 5cm,腹膜、前鞘分别与肠管浆膜间断可吸收缝线缝合固定。

4. 切除肠管断端闭合缘,肠管边缘向外翻转,真皮层、皮肤水平结肠浆肌层、肠管边缘三点式缝合,形成高于皮缘 0.5 ~ 1.0cm 的隆起,一期开放肠造口。

资料来源:中华医学会外科学分会. 结直肠切除术后消化道重建技术专家共识. 中国实用外科杂志,2014,34(3):217-221.

四、病例与思考

－－病例分析－－

【病例摘要】

患者,男性,因直肠癌在当地医院行 Miles 术后 3 个多月。现于我院行辅助化疗。患者因发现肠造口周围有息肉样组织且经常摩擦出血于造口门诊就诊。

【护理评估】

1. 肠造口外观评估　患者肠造口位于左下腹,佩戴两件式凸面开口袋。造口袋内见黄色成形粪便。

2. 肠造口及其周围皮肤评估　撕除造口袋和底盘并清洁肠造口及其周围皮肤后,可见患者肠造口为单腔乙状结肠造口,圆形,颜色正常,肠造口与皮肤缝合处的 12 点、2 点和 3 点位置分别有大小不一的小息肉样组织,其中以 3 点位置的最大(图 9-64)。肠造口周围皮肤正常,患者站立体位时肠造口周围皮肤稍凹陷。

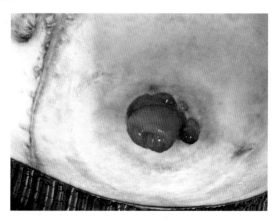

图 9-64　肠造口与皮肤缝合处 12 点、2 点和 3 点位置分别有大小不一的小息肉样组织

3. 心理影响　因小息肉样组织经常摩擦出血,患者和家属非常担心肿瘤复发。

【并发症诊断】

肉芽肿。

【护理措施】

1. 消除肉芽肿　先处理 3 点位置最大的。准备 1 小块藻酸盐敷料(图 9-65)备用,让患者平躺放松后使用血管钳钳闭肉芽肿(图 9-66),待见肉芽肿处于缺血状态后将肉芽肿完全钳断分离(图 9-67),分离后见黑色非吸收缝线,剪刀剪除(图 9-68)。立刻使用先前准备的藻酸盐敷料进行加压止血(图 9-69)。

2. 其他位置肉芽肿的处理　因 12 点和 2 点位置的肉芽肿较小,直接使用血管钳分别在相应位置寻找线头,结果 12 点和 2 点肉芽肿的根部寻找到非吸收黑色缝线,剪刀剪除。

3. 粘贴造口袋　患者因站立体位时肠造口周围有轻微凹陷,指导患者继续使用原来的造口袋(图 9-70)。

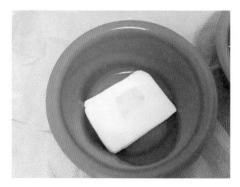
图 9-65　准备藻酸盐敷料

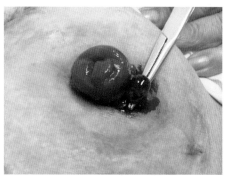
图 9-66　血管钳钳闭肉芽肿

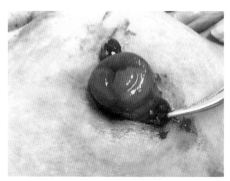
图 9-67　肉芽肿完全钳断分离

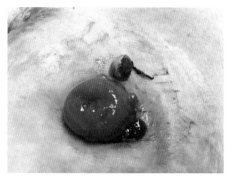
图 9-68　剪除了残留缝线

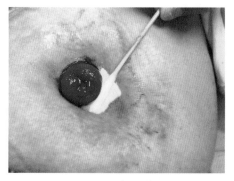
图 9-69　藻酸盐敷料进行按压止血

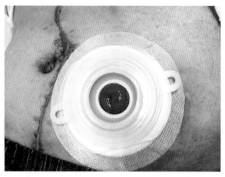
图 9-70　患者佩戴两件式凸面造口袋

4. 心理护理　告知患者,小息肉样组织是肉芽肿,是良性组织,不是肿瘤复发,已经处理了,之前摩擦而引起的渗血现象也将避免。

【护理体会】

肠造口周围的缝线一般 7 天左右拆除,遗漏尚未拆除残留下来的缝线,常导致肉芽肿的发生。因此,发现肉芽肿时,首先警惕是否因残留缝线引起,尤其出院后第一次就诊者。较小的肉芽肿可直接使用血管钳检查肉芽肿根部是否残留线头,但较大的肉芽肿要先处理肉芽肿后再寻找是否残留缝线。

【思考题】

1. 该患者 3 点位置的肉芽肿使用血管钳钳闭前还应评估哪些问题?
2. 该患者 3 点位置的肉芽肿钳断后止血方法还有哪些?

（郑美春）

第十章

肠造口周围并发症的预防及处理

第一节 刺激性皮炎

一、概　　述

　　肠造口周围皮肤刺激性皮炎(peristomal irritant dermatitis)是由于肠造口周围皮肤受到浸润性损伤及化学刺激而引起,是肠造口术后最为常见并发症之一,依据发生原因不同,可将刺激性皮炎分为粪便刺激所导致的粪水性皮炎(fecal dermatitis)(图10-1),和尿液刺激导致的尿源性皮炎(urine dermatitis)(图10-2)。粪水性皮炎在临床上较为常见。

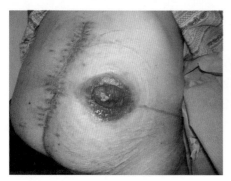
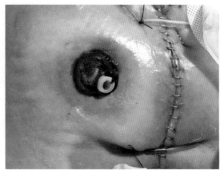

图 10-1　粪水性皮炎　　　　　　　图 10-2　尿源性皮炎

二、护理评估

(一)发生原因

　　多种原因可引起排泄物经由造口底盘处漏出刺激肠造口周围皮肤而引起损伤,现将常见原因列举如下。

201

1. 肠造口构造和位置不理想

（1）肠造口高度不理想：肠造口外露黏膜高度过低、与腹部平齐或低于腹部水平。排泄物容易从底盘内圈边缘渗入底盘。

（2）肠造口位置不理想：①因急诊手术或其他原因未行术前肠造口定位者，一旦术中将肠造口设置在患者看不见的位置或在髂骨旁，术后造口底盘难以有效粘贴；②肠造口开在伤口正中，因伤口渗液浸蚀，造口底盘渗漏风险高；③肠造口周围皮肤凹陷，影响造口底盘粘贴的稳固性；④肠造口周围皮肤皱褶多或不平整，排泄物容易渗入底盘与皮肤之间的间隙造成渗漏。

2. 肠造口护理技能差。

（1）皮肤护理问题：①粘贴底盘前对肠造口周围皮肤清洁不彻底，残留的黏胶影响底盘粘贴的稳固性；②粘贴底盘前未将皮肤抹干，粘贴的底盘很快吸收饱和。

（2）造口袋的选择不恰当，使造口底盘难以与皮肤很好地粘合。

（3）护理技术问题：①造口底盘开口裁剪过大，暴露的皮肤容易被排泄物浸蚀，尤其是碱性较强的回肠排泄物，一旦与皮肤接触，1 小时内即可引起红斑，数小时内即可引发皮肤表面溃疡；②造口附属产品使用不当，如防漏膏涂满了整个底盘，一来更换造口底盘时难以清洁，二来会影响底盘的粘贴性能；③造口袋的粘贴技巧尚未掌握，如造口底盘压住了袢式造口的远端开口，没有将底盘的胶纸撕除就粘贴等；④造口底盘使用时间过长，底盘粘胶失去黏性，与皮肤之间的粘合度差；⑤造口袋未能及时排放，造口袋过分胀满，底盘承受的重力过大容易松脱。此外，造口袋胀满气体时会造成造口袋内压力增加，气体会从造口底盘下渗漏出来。

（4）患者自身护理能力差，如患者存在手的灵活性差、视力差等生理性问题，则难以按要求完成肠造口护理的操作。

3. 体位改变　患者取不同的姿势时皮肤张力改变会影响底盘粘贴的稳妥性。此外，部分患者进行体位改变时肠造口周围皮肤容易出现凹陷和皱褶而导致渗漏发生。

4. 体型改变

（1）腹部膨隆：体重增加幅度过大或腹胀等情况容易引起腹部膨隆，使患者难以看见肠造口或发生肠造口回缩，增加肠造口护理难度。

（2）体重过度下降：如肿瘤无法切除仅行造口手术的患者往往因肿瘤的发展，体重逐渐甚至猛烈下降，导致肠造口周围皮肤出现皱褶而影响造口底盘粘贴的稳固性。

5. 肠造口并发症的发生　肠造口回缩、肠造口周围肿瘤转移、增生、旁疝等并发症都会增加粘贴造口袋的难度。

6. 支架管的留置　增加了粘贴造口袋的难度。

（二）临床表现

1. 损伤的范围

（1）受损区域：受损皮肤局限于排泄物接触的区域，形状通常不规则，可发生于肠造口周围局部或全部皮肤。

（2）伴随现象：粪便渗漏引起刺激性皮炎的患者，更换底盘时可见在肠造口周围皮肤渗漏处对应的底盘上有粪便黏附，皮肤潮湿（图10-3）；而由尿液渗漏引起刺激性皮炎的患者，往往更换底盘时可见肠造口周围皮肤潮湿，渗漏量较大时可见尿液经渗漏处流出。

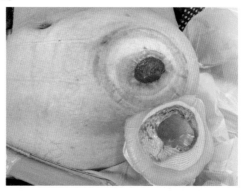

图 10-3　造口底盘上黏附粪便

2. 疼痛　患者常会主诉受损区域有烧灼感。

3. 损伤的深度　受累区域最初仅仅是红斑、进一步进展为部分皮层损伤。

4. 底盘稳妥性差　排泄物渗漏直接导致造口底盘与皮肤粘合不牢靠，渗漏严重者需要频繁更换底盘，反复撕除与粘贴会进一步造成皮肤损伤，加重患者痛苦。

三、护 理 措 施

（一）局部处理

1. 原因分析　造口底盘撕除前后均要进行检查并分析渗漏的原因。

2. 局部处理

（1）用温水或生理盐水清洗肠造口及其周围皮肤，注意动作轻柔，清洗后用纱布轻轻抹干皮肤，最大限度减轻对皮肤的摩擦刺激，避免二次损伤。

（2）选用肠造口周围皮肤评估工具对受累皮肤进行评估，如 DET 评估工具，SACS™ 评估工具，评定肠造口周围刺激性皮炎的损伤程度和范围。

（3）根据受累深度进行处理：①受累深度局限于表皮，仅仅是红斑：局部喷洒少量皮肤保护粉，并喷洒无痛保护膜，让皮肤形成保护屏障后粘贴造口袋；②部分皮层损伤：渗出液少，局部喷洒少量皮肤保护粉后，再喷洒无痛创口保护膜，待干片刻后，再重复喷洒保护膜 2~3 次，以达到严密保护的效果，也可直接粘贴超薄型水胶体敷料或泡沫敷料；③渗出量大，创面内层敷料可使用藻酸盐或亲水性纤维敷料,外层再粘贴超薄型水胶体敷料或单纯使用泡沫敷料(敷料外层不会影响粘贴造口袋的)。肠造口周围宜使用防漏膏堵塞,避免排泄物的渗漏。

(4)注意肠造口周围皮肤的修正:肠造口周围皮肤不平整及造口回缩、低平者,应使用防漏膏或防漏条填补皮肤皱褶或粘合部位的缝隙。

(5)佩戴造口腰带或造口弹力腹带:对肠造口回缩、低平、肠造口开口偏向一侧者,宜选用凸面底盘配合使用造口腰带,大量渗液者最宜佩戴造口弹力腹带,加强底盘的粘合力,减少排泄物渗漏。

3. 重新评估和指导患者肠造口护理技能 指导患者和家属正确裁剪造口底盘、正确使用造口附属产品、正确的底盘粘贴技巧和注意事项、排泄物的排放方法和注意事项,让患者及家属操作回示学习效果。

4. 药物治疗 水样便患者宜转介医生使用止泻药。

(二)预防措施

1. 术前肠造口定位 非急诊手术情况下术前应提供正确的肠造口定位,以尽量减少因肠造口位置选择不佳导致术后自我护理的困难。

2. 加强急诊行肠造口手术患者的护理指导 紧急手术时,常无法如术前定位时的考虑周全,术后指导患者或家属粘贴造口袋时,要特别注意患者取坐、平躺、侧卧、弯腰等姿势时肠造口周围皮肤情况。必要时教导患者如何针对腹部凹陷不平之处,利用可裁剪的造口底盘,防漏条或者防漏膏进行填补。

3. 造口用品的选择指导 指导患者选择合适的造口护理用品,并确保能正确使用。

4. 指导患者正确裁剪造口底盘 裁剪造口底盘前注意测量肠造口的大小,术后 6 ~ 8 周水肿期内,每次更换底盘时均要测量,底盘裁剪的孔径以大于肠造口 1 ~ 2mm 为宜。此外造口底盘裁剪的形状应尽可能与肠造口形状相近。

5. 指导患者及时排放造口袋内容物 造口袋内的粪便或尿液达 1/3 ~ 1/2 时要及时排空,避免排泄物过重造口底盘受过度牵拉发生渗漏。

6. 皮肤护理指导 指导患者使用干净的自来水或温水清洗肠造口周围皮肤,忌用碘酒、酒精等消毒液清洗造口周围皮肤,以免皮肤干燥而更易受损伤(图 10-4)。

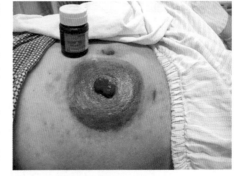

图 10-4 肠造口周围皮肤外涂碘酊皮肤干燥

7. 造口袋更换频率指导 指导患者掌握判断更换造口袋的指征和频率。

8. 饮食指导 指导患者康复期保持营养均衡,摄入循序渐进,控制体重。避免因短期内体重增减明显而引起肠造口周围皮肤情况不佳。

知识拓展

接触性皮炎(contact dermatitis)

接触性皮炎是由于接触某些外源性物质后,在皮肤黏膜接触部位发生的急性或慢性炎症反应。根据发病机制可分为刺激性和变应性接触性皮炎。

资料来源:张学军. 皮肤性病学.8 版. 北京:人民卫生出版社,2013:106.

四、病例与思考

- -病例分析- -

【病例摘要】

患者,男性,66 岁,因造口袋粘贴不稳,肠造口周围皮肤刺痛急诊入院。该患者 2 周前因直肠癌行直肠癌根治术(Dixon)、回肠袢式造口术。术后第 2 天开始排气、排便,恢复良好,术后 1 周出院。出院后造口袋粘贴后频频渗漏,2 天内更换了 10 个造口袋,肠造口周围皮肤刺痛严重影响睡眠。此次入院后请造口治疗师急会诊,协助处理。

【护理评估】

1. 肠造口的情况 肠造口位于右下腹部,椭圆形,3cm×4cm,为回肠袢式造口,突出皮肤1cm,近端开口(排便出口)的 6~7 点方向与皮肤平齐。

2. 肠造口周围情况评估(图10-5)

(1)仰卧位时肠造口周围皮肤无凹陷、皱褶;坐位时见肠造口边缘黏膜低于皮肤,特别是 5~10 点方向,近端开口低于皮肤,可见糊状便排出。

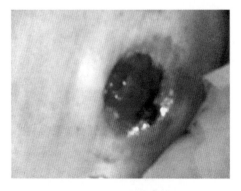

图 10-5 肠造口周围皮肤情况

(2)皮肤问题:2～10点方向的皮肤潮红,表皮脱落、渗出;DET评分10分。

3. 疼痛评估 疼痛评分9分(10分法)。

【并发症诊断】

粪便刺激肠造口周围皮肤所引起的粪水性皮炎。

【护理措施】

1. 护理目标 减轻患者痛苦、有效收集排泄物、减少对皮肤刺激。

2. 护理方案

(1)清洗:先用柔软纸巾清洁粪便,再用温水或自来水沾湿棉布或不碎纸巾轻柔清洗肠造口及其周围皮肤。清洗干净后抹干皮肤,用湿纸巾包绕在造口黏膜处,防止粪便流出污染已清洁的皮肤。

(2)皮炎处理:皮肤受损处涂抹皮肤保护粉、喷洒液体敷料。嘱患者坐起,用防漏条将凹陷处填平,预防侧漏和保护皮肤。

(3)裁剪造口底盘与贴袋:选用两件式微凸面底盘;使用防漏条填平造口周围皮肤凹陷处,确保底盘与造口周围皮肤粘贴紧密,防止排泄物经此处流出,对皮肤造成损伤;配合佩戴造口腰带,加强凸面底盘与肠造口周围皮肤吻合的有效性,同时让肠造口乳头部膨出,减少肠造口周围皮肤浸泡在粪水中的机会(图10-6)。

(4)饮食指导:病情允许时指导患者尽量吃固体类食物或可溶性纤维食物,使粪便成形,以减少粪水的刺激。

3. 护理效果 3天后更换造口袋再次评估,使用的凸面造口底盘无渗漏,撕下的底盘无沾污粪便,肠造口周围皮肤的刺激性皮炎已经完全愈合(图10-7)。患者自诉疼痛也消退。

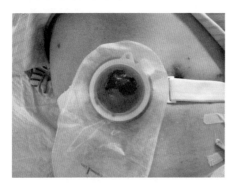 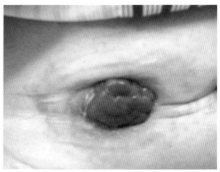

图10-6 患者佩戴　　　　图10-7 患者肠造口周围
两件式凸面底盘　　　　皮肤刺激性皮炎愈合

【护理体会】

由于肠造口术改变了该患者排便方式和身体外形,对患者的肉体和精神都是沉重打击,出院后出现造口袋粘贴不稳,肠造口周围皮肤破损、刺痛,无疑给患者增加了心理负担和痛苦,因此,医护人员应主动接近患者,深入了解其心理状态,多关心和安慰患者,详细向患者及家属讲解出现此状况的原因、处理方法;介绍造口护理相关知识,明确告诉患者该问题是可以解决的,以增强其治疗信心,同时指导家属、患者积极参与肠造口的自我护理,让其看到治疗效果,消除心理焦虑。

【思考题】

1. 针对此患者,如何预防刺激性皮炎的再次发生?

2. 目前有哪些肠造口周围皮肤评估工具? 如何应用于该患者?

(叶新梅　郑美春)

第二节　变应性接触性皮炎

一、概　　述

肠造口周围皮肤变应性接触性皮炎(peristomal allergic contact dermatitis)是指由于肠造口周围皮肤对接触到的化学成分产生超敏反应而导致的皮肤炎症。为典型的Ⅳ型超敏反应。接触物为致敏因子,本身并无刺激性或毒性,多数人接触后不发病,仅少数人接触后经过一定时间的潜伏期,接触部位皮肤黏膜发生超敏反应性炎症。分为急性和慢性变应性接触性皮炎。此类皮炎的特点是有一定的潜伏期,首次接触后不发生反应,经过1~2周后如再次接触同样致敏物才发病;皮损往往呈广泛性;皮肤斑点试验阳性。

二、护 理 评 估

(一) 发生原因

过敏原的刺激:造口用品对皮肤而言是刺激物,刺激物的刺激容易诱发皮肤炎症反应。常见的过敏原包括底盘、造口袋、防漏膏、皮肤保护粉、夹子、腰带等,临床上以对造口底盘黏附剂过敏者最多见。

(二) 临床表现

1. 急性变应性接触性皮炎的症状和体征　起病较急,皮损局限于接触部位。通常在与造口产品接触的皮肤出现红斑(图10-8、图10-9);皮损的范围和形状与过敏原一致;患者自觉皮肤瘙痒或灼痛,搔抓后可将致病物带到远隔部位,并产生类似皮损。一般1~2周内可痊愈。

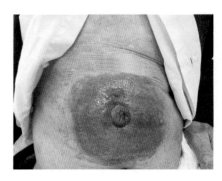

图 10-8　造口底盘引起的急性
变应性接触性皮炎

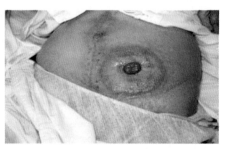

图 10-9　造口底盘边缘胶带引起的
急性变应性接触性皮炎

2. 慢性变应性接触性皮炎的症状和体征　长期反复接触造口护理产品可导致局部皮损慢性化,表现为皮损轻度增生及苔藓样变;皮损的范围和形状与过敏原一致;大部分患者没有皮肤瘙痒感。如使用防漏膏的患者如在造口底盘的开口边缘出现圈状变色,则考虑其对防漏膏过敏。

三、护 理 措 施

(一)处理方法

1. 去除过敏原　造口用品过敏时,应停止使用该用品,因为过敏原的反复刺激,会加重皮肤的损伤。

2. 变应性接触性皮炎的治疗　以内服外搽(内用抗组胺药,外加类固醇激素)为主。患者可尝试在粘贴两件式造口底盘/一件式造口袋前外涂类固醇药膏,每次清洗和抹干肠造口周围皮肤后,涂药 10 分钟左右,再用清水洗净肠造口周围皮肤,抹干后贴袋。

3. 更换造口护理用品　①造口底盘或造口袋无纺布过敏者应更换另一系列的造口底盘和造口袋;②防漏膏过敏者,应不再使用防漏膏;③腰带过敏者,宜在腰带内铺上棉质的手帕和毛巾,隔绝其与皮肤的接触并减少摩擦。

4. 斑贴试验　斑贴试验是诊断外源性变应原的特异性检查方法,是诊断接触性皮炎最简单可靠的方法。试验方法为在患者腹壁粘贴一小块需要使用的造口护理产品,24 小时和 48 小时后分别评估 1 次,评估患者皮肤是否有红、肿、痒、烧灼感或其他变态反应(过敏反应)表现。虽然身体背部也可以进行测试,但腹壁皮肤的温度、厚度和造口产品接触部位的皮肤性质相似,因此更适宜作为实验部位。尽管术前可能已经进行斑贴试验,但术后进行斑贴试验也同样重要。

5. 结肠造口灌洗　降结肠或乙状结肠造口排便成形患者,如对现有造口护理产品斑点试验均阳性,可考虑进行结肠造口灌洗。

6. 诊断和鉴别诊断　主要根据发病前接触史和典型临床表现进行诊断；去除病因后经适当处理皮损很快消退也提示本病,应进行斑贴试验。注意与刺激性皮炎和机械性皮肤损伤进行鉴别。

7. 变应性接触性皮炎合并刺激性皮炎　应结合刺激性皮炎的处理方法进行处理。

（二）预防措施

1. 咨询患者的过敏史　肠造口手术前和使用造口护理用品前,应咨询患者的过敏史。评估患者对食物、药物是否曾发生过过敏情况。

2. 斑贴试验　有过敏史的患者,宜在术前进行斑贴试验。

3. 及时诊断　当发现患者接触造口护理产品,如底盘、造口袋无纺布、防漏膏、防漏条等发生炎症反应时,护士应高度怀疑其变应性接触性皮炎。

 知识拓展

超 敏 反 应

1. 定义　超敏反应(hypersensitivity)又称变态反应(allergy),指已致敏机体接触相同抗原时,所引起的组织损伤和(或)生理功能紊乱。超敏反应也是机体对抗原物质的特异性免疫应答,只是表现为异常的或病理性的免疫应答。

2. 超敏反应的分类　最早曾按变应原引起组织损伤发生的快和慢分为速发型和迟发型。以后 Gell 和 Coombs(1963)按变态反应的发生机制及临床特点,将其分为Ⅰ、Ⅱ、Ⅲ和Ⅳ四型。Ⅰ型称变态反应型,Ⅱ型称细胞毒型,Ⅲ型称免疫复合物型,Ⅰ、Ⅱ、Ⅲ型为抗体介导,可经血清被动转移。Ⅳ型称迟发型,由 T 细胞介导,可经细胞被动转移。

资料来源:曹雪涛,熊恩东,姚智. 医学免疫学[M]. 北京:人民卫生出版社,2013:1-47.

四、病例与思考

－－病例分析－－

【病例摘要】

患者,女性,76 岁,直肠癌根治乙状结肠单腔造口术后 1 年,现因造口袋粘贴处皮肤发红、瘙痒,造口袋粘贴困难就诊。患者主诉 2 个月前经肠造口朋友介绍,选用某类造口产品,之前粘贴此类造口底盘无不适症状,但此次粘贴后接触部位皮肤发痒,更换造口底盘时发现肠造口周围皮肤发红,随后又出现皮肤红疹、破溃,近期症状加重,肠造口周围皮肤无法有效粘贴造口袋。

【护理评估】

1. 全身评估　患者糖尿病史 20 多年,血糖控制不理想,血糖波动在 15 ~ 20mmol/L,已出现糖尿病相关并发症:视网膜病变、尿蛋白(+ + +)等。

2. 局部评估　肠造口位于左下腹部,圆形,直径 32mm,为乙状结肠单腔造口,突出皮肤 1cm,肠造口排出粪便成形。肠造口周围皮肤凹陷,有红疹、皮损处有渗液,DET 评分 9 分(图 10-10)。

【并发症诊断】

患者对使用的造口底盘发生变应性接触性皮炎。

【护理措施】

1. 肠造口周围皮肤清洗　先用柔软纸巾清洁粪便,再用生理盐水沾湿纱布清洗肠造口及其周围皮肤,清洗干净后拭干皮肤。

2. 变应性接触性皮炎的护理　根据医嘱涂抹激素类药膏(图 10-11),涂药 20 分钟后,再用清水洗干净周围皮肤(图 10-12)。抹干皮肤后使用藻酸盐敷料吸收渗液,予水胶体超薄敷料覆盖(图 10-13),在肠造口与皮肤连接的缝隙处用防漏条将凹陷处填平,以减少粪便对皮肤的刺激。

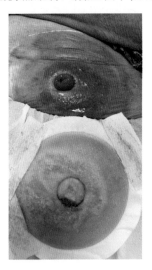

图 10-10　患者就诊时
肠造口周围皮肤情况

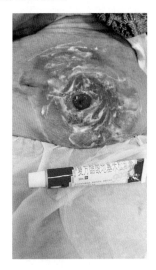

图 10-11　肠造口周围
皮肤外涂类固醇药

3. 更换另一系列的造口产品　斑贴试验后选用不过敏的造口底盘(图 10-14)。但需跟进,如再次发生变应性接触性皮炎,而粪便成形,可指导患者接受结肠造口灌洗。

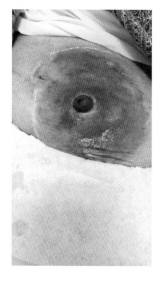

图 10-12　肠造口周围皮肤外涂类固醇药膏清洗后

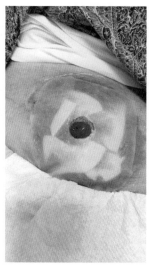

图 10-13　肠造口周围皮损处予藻酸盐敷料吸收渗液 + 水胶体敷料覆盖

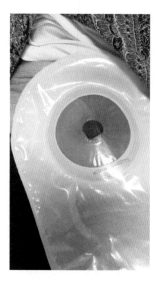

图 10-14　患者更换另一厂家造口袋

4. 做好血糖的监测　建议就诊糖尿病专科,按医嘱口服降糖药或注射胰岛素,注意饮食并监测血糖,空腹血糖最好控制在 6mmol/L,餐后血糖在 8mmol/L 以下较为理想。

5. 护理效果　患者肠造口周围皮损 1 周后完全愈合(图 10-15)。更改后的造口袋使用没再发生变应性接触性皮炎。指导继续使用更改后的造口袋。

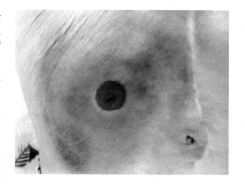

图 10-15　处理 1 周后肠造口周围皮损完全愈合

【护理体会】

变应性接触性皮炎是肠造口周围皮肤的并发症,多见于敏感皮肤。糖尿病患者的皮肤较脆弱,高血糖会加剧皮肤损伤的程度。因此,对敏感皮肤,最好预先进行斑贴试验。粘贴造口袋后出现肠造口周围皮肤瘙痒,要及时查找原因。

【思考题】

1. 如何避免合并刺激性皮炎的发生?

2. 如何给此患者进行斑贴试验?

(叶新梅　郑美春)

211

第三节　机械性损伤

一、概　　述

肠造口周围皮肤机械性损伤(peristomal mechanical trauma)一方面指的是肠造口周围皮肤表皮层或真皮层的继发性损伤引起的缺损。另一方面是由于压力、剪切力或不恰当的护理、造口袋或附属产品的不合适而引致的机械性破坏。

二、护理评估

(一)发生原因

1. 移除造口底盘方法不恰当　因撕离造口袋时过急或过分用力,引起皮肤表皮层被撕脱。

2. 反复粘贴或撕除造口底盘　造口底盘频频更换导致皮肤表皮层的角质层剥离,使皮肤完整性受损。

3. 不恰当清洁造口周围皮肤　①清洁用具差:用质地粗糙的卫生纸、毛巾等用品用力擦拭肠造口周围皮肤,造成轻微的表皮破损;②使用碱性清洗液:洗去皮肤水分以及皮脂,让皮肤的防御功能下降;③物理刺激:大力擦拭肠造口周围皮肤,尤其在防漏膏或底盘粘胶残留难以清洗时。

4. 压力、剪切力损伤　如使用凸面底盘、腰带时肠造口周围皮肤容易受压或受剪切力的作用而发生损伤。

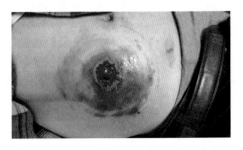

图 10-16　肠造口周围皮肤机械性皮肤损伤

(二)临床表现

1. 疼痛　受损皮肤疼痛。

2. 受损皮肤　损伤较表浅、形状不规则、出血、有渗液(图 10-16)。

三、护理措施

(一)护理措施

1. 重新评估患者或家属更换造口袋的技巧　指导其轻柔、恰当地移除造口袋技巧。

2. 选择合适的造口产品　可选用黏性较轻的造口底盘或使用全猪油膏底盘,必要时剪去造口底盘周围胶纸部分,配合腰带使用防止造口底盘轻易脱落。

3. 适当减少造口底盘更换次数 避免皮肤重复受伤,促进创伤创面迅速愈合。

4. 轻柔清洗造口周围皮肤 清洁肠造口周围皮肤时,动作要轻,减少摩擦。

5. 损伤皮肤的处理 皮肤保护粉、皮肤保护膜、水胶体敷料等。

(二)预防措施

1. 指导患者正确移除底盘 指导患者和家属掌握底盘移除的方法,并确保其按要求执行。残留粘胶难以清除时可使用剥离剂或松节油等协助清洁。

2. 尽量不在肠造口周围皮肤粘贴胶带 选用无胶带粘边的底盘,同时不能为了加强造口袋的稳固而在底盘周围粘贴胶带。

3. 注意加强周围皮肤的保护 对于皮肤较差,如全身水肿者,可先在肠造口周围喷洒皮肤保护膜或粘贴水胶体超薄型敷料后再粘贴造口底盘。

 知识拓展

撕脱性皮肤损伤

1. 定义 由于摩擦力或摩擦力联合剪切力共同作用引起表皮与真皮层的分离(部分皮层缺损)或表皮层和真皮层均与皮下组织分离(全皮层缺损)的一类伤口。

2. STAR 分级

①1a:伤口边缘可以复位到正常的解剖位置(无组织缺损),皮肤/皮瓣颜色不苍白、暗淡、发暗(无缺血表现)

②1b:伤口边缘可以复位到正常的解剖位置(无组织缺损),皮肤/皮瓣颜色苍白、暗淡/发暗(有缺血表现)

③2a:伤口边缘不能复位到正常的解剖位置(有组织缺损),皮肤/皮瓣颜色无苍白、暗淡/发暗(无缺血表现)

④2b:伤口边缘不能复位到正常的解剖位置(有组织缺损),皮肤/皮瓣颜色无苍白、暗淡/发暗(有缺血表现)

⑤3:皮瓣完全缺失。

资料来源:LeBlanc K,Baranoski S,Holloway S,et al. Validation of a new classification system for skin tears. Adv Skin Wound Care,2013,26:263-265.

四、病例与思考

－ － 病例分析 － －

【病例摘要】

患者男性,72岁,因"直肠癌根治乙状结肠造口术后7个月,肠造口周围皮肤溃烂、疼痛"就诊。患者主诉治疗结束后,排便较规律,一天清洁2次粪便即可。为节省造口用品费用没有使用造口袋收集粪便,只用纸巾包裹肠造口。1个月前患者排稀水样便,肠造口周围皮肤出现潮红、糜烂,粘贴造口袋后底盘易脱落,为延长造口底盘的使用时间,在肠造口周围粘贴布胶布加固,撕除造口底盘和胶带时,皮肤被撕破。

【护理评估】

1. 全身评估 患者高血压、糖尿病史10多年。

2. 局部评估 肠造口位于左下腹部,圆形,直径4cm,为乙状结肠单腔造口,肠造口突出皮肤1cm,排出糊状便。肠造口与皮肤连接处有凹陷,肠造口周围皮肤潮红、湿疹、疼痛、出血,位于3点、9点处损伤已累及真皮层(图10-17),DET评分15分。

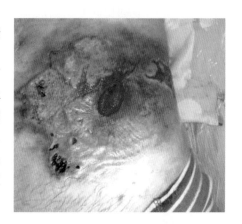

图 10-17 肠造口周围皮肤
机械性皮肤损伤累及真皮层

【临床诊断】

肠造口周围皮肤机械性损伤。

【护理措施】

1. 肠造口及造口周围皮肤清洗 先用软纸巾清洁粪便,再用生理盐水棉球或纱块轻柔清洗造口和造口周围皮肤,清洗干净后用无菌纱布拭干皮肤。

2. 肠造口及造口周围皮肤的护理 根据伤口情况选用藻酸盐敷料外加水胶体敷料处理3点和6点的创面,在肠造口与皮肤连接的缝隙处用防漏条将凹陷处填平以减少粪便对皮肤的刺激并保持皮肤的干爽,最后粘贴可塑形的造口底盘(图10-18),造口袋连接于造口底盘上。

3. 健康教育 建议患者使用造口袋收集粪便;选用有黏性适当的造口底盘,以便揭除,指导其正确撕除造口底盘的方法和技巧。

4. 护理效果 处理后10天,肠造口周围皮肤机械性损伤创面完全愈合(图10-19)。

【护理体会】

肠造口周围皮肤机械性损伤是肠造口周围皮肤并发症之一,多见于敏感脆弱的皮肤。使用黏性太强的胶布或底盘时,由于难于撕除,手法不当就容易损伤皮肤。对于年老体弱、皮肤敏感者,粘贴造口底盘前可先喷洒液体敷料,干燥后液体敷料会形成一层膜,相当于第二层皮肤,能起到有效保护的作用。指导患者一旦发生皮肤损伤,应及时回院就诊非常重要。

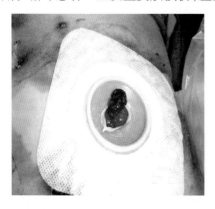 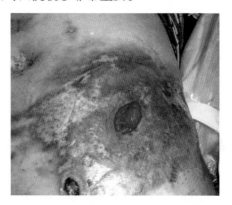

图 10-18　患者改选佩戴可塑性　　　图 10-19　机械性损伤创面完全愈合
　　　　　凸面造口袋

【思考题】

1. 如何应用 SACS™ 肠造口周围皮肤评估工具对该患者机械性皮肤损伤情况进行评估和记录?

2. 患者使用可塑性凸面底盘有哪些注意事项?

(叶新梅　郑美春)

第四节　毛　囊　炎

一、概　　述

肠造口周围皮肤毛囊炎(peristomal folliculitis)是指肠造口周围皮肤的毛囊及其周边组织受细菌感染而发生的炎症反应,常见致病菌包括金黄色葡萄球菌、链球菌以及铜绿假单胞菌。尽管这类感染是表浅的,但若不及时治疗,可能会扩展至毛发的茎部。

二、护　理　评　估

(一) 病因

1. 肠造口周围皮肤的毛发修剪不当　运用不正确的方式修剪肠造口周

围皮肤上生长的毛发或者频繁修剪该类毛发都会损伤皮肤和毛囊。当患者抵抗力差时,如患糖尿病,使用抗生素、免疫抑制剂的情况下,毛发修剪不当造成的毛囊感染发生率会增加。

2. 移除造口底盘时损伤肠造口周围皮肤的毛囊　移除造口底盘时手法不当,没有一手按压皮肤一手慢慢撕除底盘或者暴力撕除底盘,造成肠造口周围皮肤损伤。受损皮肤容易并发毛囊炎。

（二）临床表现

1. 局限于毛囊口的化脓性炎症　皮损初期表现为以毛囊为中心的红色丘疹样改变(图 10-20)。若处理不当,数天内病情可恶化,皮损中央出现脓疱,周围有红晕。脓疱干涸或破溃后形成黄痂(图 10-21),痂皮脱落后一般不会留瘢痕。

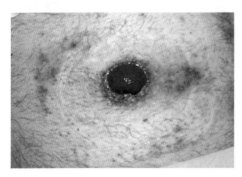

图 10-20　肠造口周围毛囊炎初期
（红色丘疹样改变）

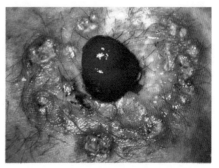

图 10-21　肠造口周围毛囊炎后期
（脓疱破溃后形成黄痂）

2. 疼痛　患者常会抱怨撕除造口底盘时,会有毛发被拉扯般的疼痛感。

3. 鉴别诊断　毛囊炎、疖、痈是一组累及毛囊及其周围组织的细菌感染性皮肤病。临床上应注意与疖、痈进行鉴别诊断。

三、护　理　措　施

（一）毛囊炎的处理

1. 皮损初期（红色毛囊性丘疹）　使用碘伏消毒液消毒后,应用生理盐水将残留的碘剂清洗干净,纱布抹干,选用藻酸盐或亲水性纤维敷料覆盖破损处后再粘贴水胶体敷料,最后粘贴造口底盘。如渗液少,也可以使用皮肤保护粉进行处理。

2. 皮损进展期（毛囊出现脓疱）　应明确是否有霉菌或金黄色葡萄球菌感染,并针对其菌种使用银离子敷料或按医嘱使用抗生素进行处理后再粘贴造口袋。用药前宜先使用碘伏消毒液消毒,用棉签将脓疱内的液体挤压出来。注意排泄物的有效收集,以免排泄物污染创面而加重感染。

(二)毛囊炎的预防

1. 指导患者掌握正确地撕除造口底盘的方法　一手按压皮肤,一手缓慢撕除造口底盘;若造口底盘粘贴过紧,不易撕除时,可使用剥离剂或松节油等协助撕除。

2. 指导患者正确剔除肠造口周围皮肤毛发的方法　当肠造口周围皮肤有毛发时,宜选用电动剃须刀剔除或使用剪刀、指甲钳将毛发剪除,不宜使用手动剃毛刀剃除,避免伤及皮肤的毛囊。

 知识拓展

疖

疖(furuncle)是毛囊深部及周围组织的化脓性炎症,好发于头面部、颈部和臀部。皮损初期表现为毛囊炎性丘疹,基底浸润明显,随后炎症向周围扩展,形成质硬结节,伴红肿热痛,数天后中央变软,有波动感,顶部出现黄白色点状脓栓,脓栓脱落后有脓血和坏死组织排出,后炎症逐渐消退而愈合。

资料来源:张学军.皮肤性病学.8版.北京:人民卫生出版社,2013:74.

四、病例与思考

- -病例分析- -

【病例摘要】

患者,男,50岁,因直肠癌行回肠双口式造口术后6个多月,2015年10月14日回院造口专科门诊复查。

【护理评估】

1. 肠造口情况　患者佩戴一件式造口袋;肠造口排泄物为水样便;撕除造口袋后见肠造口位于右下腹部,双口式造口,肠造口黏膜正常。

2. 肠造口周围皮肤情况　肠造口周围皮肤毛发较多、长度1～2cm,较软。肠造口周围皮肤无损伤(图10-22)。

3. 肠造口护理　患者手的灵活性好,出院后
2 个月后自我护理肠造口。家庭关系好,与妻子、
儿子同住。不适时妻子能主动帮助患者护理肠
造口。

【潜在并发症】

肠造口周围皮肤毛囊炎。

【护理措施】

1. 剔除肠造口周围皮肤毛发　使用剪刀将毛
发剪除(图 10-23),剪除后在肠造口周围的皮肤上
喷洒创口保护膜(图 10-24),再粘贴造口袋。

2. 评估患者撕除造口底盘的手法　咨询患者
日常生活中如何撕除造口底盘,并让患者示范,针
对存在问题及时纠正。

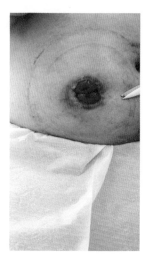

图 10-22　肠造口周围
皮肤毛发较多和长

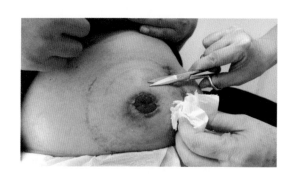

图 10-23　剪刀剪除肠造口周围毛发

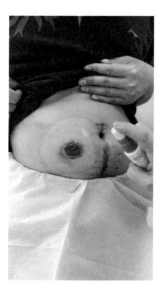

图 10-24　肠造口周围
皮肤喷洒创口保护膜

3. 健康宣教　指导患者正确剔除肠造口周围皮肤毛发的方法:指导患者
每次更换造口袋时注意观察肠造口周围的毛发是否生长出来,如毛发生长了
应及时修剪。自己处理时宜选用指甲钳剪除,如其妻子协助,可使用剪刀或

指甲钳剪除,但注意避免损伤皮肤。

【护理体会】

肠造口周围皮肤毛囊炎发生率虽然很低,但肠造口周围皮肤毛发浓密的患者如不及时剪除,一旦毛囊破损后,肠造口周围皮肤又处于潮湿环境,很容易导致毛囊感染。因此术后加强宣教,指导患者及时修剪毛发和正确的移除底盘,非常重要。

(叶新梅　郑美春)

第五节　放射性皮炎

一、概　　述

肠造口周围放射性皮炎(peristomal radiodermatitis)是指由电离辐射装置照射肠造口周围皮肤引起的炎症性损害。

个别癌症患者肠造口术后会进行盆腔姑息性或辅助性放射性治疗(图10-25),放射治疗过程中,放射线容易引起肠造口周围皮肤损伤。肠造口周围皮肤一旦发生放射性皮肤损伤,将难以粘贴造口袋而影响排泄物的收集,受损皮肤疼痛,患者生活质量较低。值得庆幸的是,随着放疗技术的改进,目前非目标放射治疗部位都会以铅板覆盖,可减少不必要的损害。肠造口术后患者在放射治疗时,常规

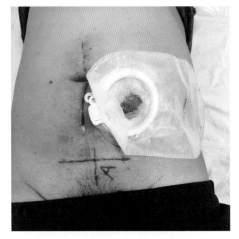

图 10-25　紫色标记是肠造口患者
进行放射治疗的定位标识

使用挡板保护肠造口,因此放射线引起的肠造口周围皮肤损伤已较少见。

二、护理评估

(一)发生原因

1. 放射线导致肠造口周围皮肤发生病理性改变　肠造口术后患者在接受放射治疗后肠造口周围的皮肤会产生一系列病理改变。真皮层弹性纤维组织受损;皮肤表层变薄及破损;皮肤末梢微小血管受损;受损皮肤初始发红,久而久之会出现局部黑色素沉着、纤维化、肥厚、弹性差。这些改变会增

加皮肤对创伤的敏感性,并抑制皮肤的正常愈合过程。

2. 放射线导致皮肤及皮下组织萎缩 放射治疗后皮肤及皮下组织萎缩,局部的血运、养分及氧供很差,皮肤易因摩擦、碰撞等因素发生溃疡,甚至坏死。

3. 诱发因素

(1)排泄物的刺激:放射治疗期间患者往往会发生放射性肠炎,导致肠造口排泄物性状变稀,造口底盘渗漏风险增加。

(2)皮肤护理方法不正确:使用粗糙的清洁用具大力擦洗肠造口周围皮肤或频繁更换、不正当撕除造口袋均会损伤已经因放射治疗变得较为脆弱的皮肤。

(二)临床表现

1. 急性放射性皮炎的分级 放射治疗期间,肠造口周围皮肤可能会发生不同程度的急性放射性皮炎。根据 CTCAE V3.0 急性放射性损伤的分级标准,将放射治疗过程中出现的急性皮肤损伤分为 6 级(见知识拓展),肠造口周围皮肤放射性皮炎通常为Ⅱ、Ⅲ级。

2. 肠造口周围皮肤损伤程度和损伤部位的判断 临床上多选用肠造口周围皮肤评估工具进行评估。对肠造口周围皮肤损伤程度和部位描述较为全面的是 SCASTM 肠造口周围皮肤评估工具。L2 损害(开放性损伤但没有累及至皮下组织,部分皮层缺失)较为常见,TⅠ～TⅤ象限均有可能受累。

3. 疼痛 患者往往自诉肠造口周围皮肤有烧灼、疼痛感。

三、护 理 措 施

(一)肠造口周围放射性皮肤损伤的局部护理

1. L1 级损害(肠造口周围皮肤发红但完整) 主要是做好皮肤的保护。每次粘贴造口袋前先使用皮肤保护粉加创口保护膜或者粘贴超薄型水胶体敷料保护肠造口周围的皮肤,再粘贴造口袋来收集粪便。

2. L2 级损害(开放性损伤但没有累及至皮下组织,部分皮层缺失) 因创面渗液多,可选用藻酸盐敷料或亲水性纤维敷料吸收伤口渗出液,使用超薄型水胶体敷料覆盖粘贴后,再粘贴造口袋收集粪便,或者使用泡沫敷料进行处理。必要时佩戴造口腰带/造口弹力腰带;密切监测造口袋渗漏情况,合理安排换药频次,做好排泄物的收集,以免再次刺激创面。

3. L3 级损伤(开放性损伤累及到皮下组织) 根据渗液情况选择敷料,藻酸盐敷料/亲水性愈合敷料 + 超薄型水胶体敷料或者泡沫敷料处理创面后,再粘贴造口袋收集粪便,必要时佩戴造口腰带/造口弹力腰带或者停止放射治疗。

4. L4级损伤（全皮层缺失，伴有坏死组织）　这种情况发生率很低，一旦发生应停止放射治疗，及时给予保守锐性清创＋自溶性清创，必要时可采用负压治疗。选用凸面造口袋收集粪便，佩戴造口腰带/造口弹力腰带。

（二）预防措施

1. 造口用品的选择和使用　放射治疗前指导患者选择黏性较轻的底盘或全猪油膏底盘（图10-26）；如底盘周边有粘贴胶纸（图10-27），应剪去。难以清除的防漏膏、防漏条等尽量不要使用。如一定需要使用防漏膏，宜选择无酒精成分的类型。需要佩戴造口腰带者，注意保护皮肤，以免腰带摩擦导致皮肤损伤。

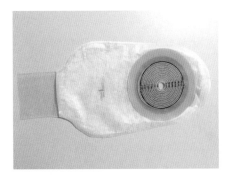

图10-26　全猪油膏底盘的造口袋

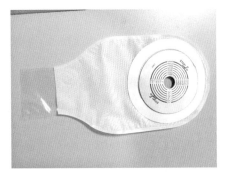

图10-27　底盘周边有粘贴胶纸的造口袋

2. 指导患者正确移除造口袋的方法　一手按压皮肤，另一手轻轻撕下造口底盘。

3. 轻柔清洗肠造口周围皮肤　清洁肠造口周围皮肤宜采用一次性软布（毛巾容易损伤表皮）、成人洁肤巾（失禁皮肤护理专用）或免洗清洗剂移除污物，勿使用肥皂或消毒液。清洗皮肤时不可用擦拭法，尽量采用冲洗或轻拍式方法清洁，水温不可太高。

4. 指导患者每次更换造口袋时应做好皮肤评估　评估皮肤的清洁度，皮温、局部皮肤的变化（有无脱皮、脱屑、破损、灼热感或者刺痛感等），如有破损，还需评估损伤的程度和具体部位。

5. 放射治疗时肠造口周围皮肤防护　放射治疗时使用挡块遮挡，保护肠造口周围皮肤。

6. 放疗期间健康教育

（1）肠造口周围皮肤瘙痒时，指导患者不能用手搔抓，可以喷洒皮肤保护粉进行处理。指导患者剪指甲，避免抓伤皮肤。

（2）造口袋渗漏应尽快更换并对肠造口周围皮肤进行清洗。

（3）皮肤损伤后应及时回院就诊。

 知识拓展

急性放射性皮肤损伤的分级标准

根据 CTCAE V3.0 急性放射性损伤的分级标准，急性皮肤损伤各分级临床表现如下：

0 级：皮肤无变化。

Ⅰ级：轻度红斑、脱屑、瘙痒、毛囊扩张、色素沉着、干性脱皮等。

Ⅱ级：中度/明显红斑、中度水肿、斑点样湿性脱皮（大部分局限于皮褶）。

Ⅲ级：融合性湿性脱皮（不局限于皮肤皱褶），并非因小创口或磨损所致的出血。

Ⅳ级：皮肤坏死，全真皮层溃疡；相关部位出现自发性出血。

Ⅴ级：死亡。

资料来源：National Cancer Institute CTEP. CTCAE. Version 3.0［EB/OL］.［2010-01-08］. Http://ctep. cancer. gov/reporting/ctc. html.

四、病例与思考

- － 病例分析 － -

【病例摘要】

患者，女，56 岁，行直肠癌根治乙状结肠单腔造口术，术后 3 周在门诊进行放射治疗，采用四野盒式照射，用直线加速器 8MV X 线外照射，放射剂量 40～72Gy，共 31 次。患者主诉放射治疗 15 次后，肠造口周围皮肤破损，疼痛伴烧灼感，造口袋粘贴不牢，时有渗漏。主管医生转介造口专科护理门诊。

【护理评估】

1. 肠造口外观　患者使用一件式造口袋，收集到糊状便，造口底盘边缘 6～9 点位置覆盖卫生纸，收集从底盘渗漏出来的液体，卫生纸已经完全湿透。患者主诉最近 1 周造口袋因渗漏每天至少需更换 2 次。

2. 肠造口周围皮肤情况　撕除造口袋后，造口底盘和肠造口周围皮肤沾染粪便。清洗干净后可见肠造口周围皮肤局部有损伤。肠造口周围皮肤损伤程度和部位根据 SCAS™皮肤评估工具评分为 L2 TⅢ&TⅣ（图 10-28）。患者取坐位和站立位时肠造口周围 3 ~ 9 点有凹陷。右下腹部见紫红色的放射治疗定位标识。

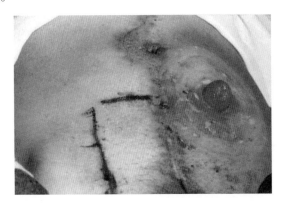

图 10-28　肠造口周围放射性皮炎 L2，TⅢ 和 TⅣ

3. 疼痛　患者主诉有疼痛伴烧灼感，疼痛评分 7 分（数字评分法）。

【并发症诊断】

肠造口周围皮肤放射性皮炎。

【护理措施】

1. 肠造口周围放射性皮炎的处理　生理盐水清洗创面，用纱布轻轻抹干，创面内层敷料选用亲水性纤维敷料，内层敷料外使用水胶体超薄敷料覆盖后再粘贴造口袋。开始处理的第一周 1 ~ 2 天换药 1 次，之后渗液逐渐减少，每周更换 2 次。

2. 预防肠造口周围皮肤损伤加重　肠造口位置接近放射野，指导患者每次放射治疗时使用挡板遮挡肠造口。每次更换造口袋时，动作要轻柔，一手轻轻撕开造口底盘，一手按着皮肤，避免仍然完好的皮肤损伤；不宜使用一件式闭口袋和单纯含氧化锌粘胶的造口袋，患者原来选用的是一件式平面开口袋，为了加强造口袋能稳妥收集粪便，给患者改选了猪油膏黏性的两件式凸面开口造口袋；因肠造口周围皮肤放射性皮炎渗液多，患者需佩戴造口腰带加强造口袋粘贴的稳固性。为了预防腰带对患者腹部皮肤的摩擦，在腰带与皮肤接触的区域垫上质软的毛巾进行防护。

3. 放射野标识的保护　指导患者保持照射界限清楚，切勿擦洗照射野标记。标记一旦模糊应及时告知医生。为避免照射野皮肤受到刺激，嘱咐患者勿用肥皂擦洗；指导患者穿棉质内衣、内裤，以减少衣物对皮肤的刺激。

4. 心理护理　耐心讲解放射治疗的注意事项及治疗过程中可能出现的

不良反应,增加正性心理支持,使患者消除顾虑,克服心理障碍,主动配合治疗。

5. 护理结果 2周后肠造口周围放射性皮炎完全愈合。肠造口周围皮肤疼痛消退。

【护理体会】

肠造口位置邻近放射野,造口周围皮肤容易受到放射线的影响而发生损伤。护理的关键在于保护好肠造口周围皮肤免受粪水刺激。因此,指导患者做好肠造口周围皮肤的护理尤为关键。

【思考题】

1. 该患者如放射治疗期间发生腹泻如何护理?
2. 该患者可以淋浴吗? 如进行淋浴需注意哪些问题?

(郑美春)

第六节 皮 肤 增 生

一、概 述

肠造口周围皮肤增生(peristomal hyperplasia)是指紧邻肠造口周围皮肤区域出现的疣状突起,是肠造口患者常见的并发症之一,通常好发于泌尿造口和回肠造口。它不仅使患者承受疼痛、瘙痒,而且影响造口袋的粘贴,对患者的生活造成一定的影响。

二、护 理 评 估

(一) 发生原因

肠造口周围皮肤增生是由于肠造口周围皮肤长期暴露于排泄物中。常见原因有造口底盘裁剪的开孔孔径过大,使肠造口周围的皮肤长期被尿液浸渍、刺激;肠造口护理不当导致排泄物渗漏,且未及时更换造口袋,使排泄物持续刺激肠造口周围皮肤。

(二) 临床表现

肠造口周围皮肤长期受刺激的局部皮肤皮层增厚(图10-29),表现为不规则的疣状突起,可能突出皮肤几毫米以上,有色素沉着,呈深棕色、灰黑色或灰白色,致痛明显,损伤后易渗血。损伤从肠造口底部开始,蔓延范围不同,突出皮肤几毫米以上,周围皮肤色素沉着,可能有发红、糜烂。由于肠造口周围皮肤凹凸不平坦,造口袋渗漏明显。

三、护理措施

（一）局部处理

1. 评估患者肠造口护理的状况　评估患者使用的造口用具的选择是否恰当、是否掌握造口底盘的裁剪技巧、粘贴造口用具的操作步骤是否正确、造口袋的更换是否及时等。

2. 增生处理　判断增生发生的原因并给予纠正、去除。使用凸面造口底盘将增生部分压平，使用凸面底盘佩带腰带尤其造口弹力腰带（图 10-30），效果更好。

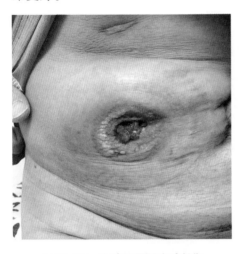

图 10-29　肠造口周围皮肤长期
受刺激的局部皮肤皮层增厚

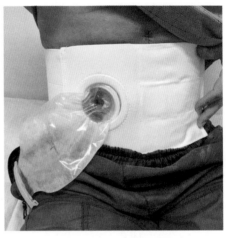

图 10-30　患者佩戴凸面
底盘＋造口弹力腰带处理

3. 皮肤损伤处理　皮肤损伤部位可撒上少许皮肤保护粉，用于吸收渗液在皮肤上形成凝胶状物质，保护皮肤。若增生严重，影响粘贴造口袋，并且患者持续疼痛，可能需要请外科医生手术治疗。

（二）预防

1. 指导患者恰当选用合适的底盘及辅助用品。

2. 教会患者造口底盘的裁剪技巧　指导其使用造口量度表或尺子测量造口的大小，用笔描记在造口底盘上。用剪刀沿记号剪下（一般比测出的造口大 1～2mm），避免造口底盘裁剪过大或过小。底盘裁剪后用工具或手指磨平边缘至光滑，避免粗糙面损伤、刺激造口黏膜。确保患者正确掌握造口的自我护理技能，并建议造口袋使用 5～7 天后更换，不宜过长。特别要教会患者观察、判断底盘是否有渗漏，一旦发现有渗漏，需立即更换。

知识拓展

疣

疣(verruca,wart)是由人乳头瘤病毒(HPV)感染皮肤黏膜所引起的良性赘生物,临床上常见寻常疣、扁平疣、跖疣和尖锐湿疣等。疣状表皮发育不良也被认为与 HPV 感染密切相关。

资料来源:张学军. 皮肤性病学.8 版. 北京:人民卫生出版社,2013 :67.

四、病例与思考

－－病例分析－－

【病例摘要】

患者,女性,73 岁。因结肠癌于 4 个月前行结肠肿瘤切除＋横结肠袢式造口术。术后 14 天康复出院,出院后由家属协助肠造口护理。主诉出院后造口袋容易渗漏,需频繁更换造口袋,每天需更换 1～2 次,肠造口周围皮肤受粪水浸渍出现疼痛、渗液,周围皮肤逐渐隆起,于 5 月 20 日就诊本院慢性伤口造口护理专科。

【护理评估】

1. 局部评估　右上腹见一肠造口,大小约 2cm×2cm,肠造口黏膜高出皮肤平面约 0.5cm,肠造口黏膜红润,有黄色稀便流出。肠造口周围皮肤增生并有色素沉着,尤以 2～10 点方向严重,皮肤增生高度约 0.5cm,增生隆突处的皮肤组织炎性糜烂,少量浆样性渗出（图 10-31）,疼痛评分 6 分（10 分法）。患者腹壁皮肤松弛,肠造口周围皮肤凹凸不平,采取坐位时造口下方皮肤皱褶更明显（图 10-32）。使用一件式透明造口袋,造口袋已出现渗漏。

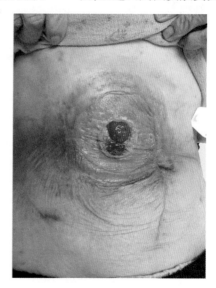

图 10-31　肠造口周围皮肤增生

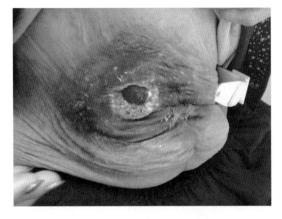

图 10-32　患者坐位时肠造口周围皮肤凹陷

2. 全身评估　患者精神状态一般,生活基本自理,但需由家属协助造口袋更换等造口护理工作。由于造口袋频繁出现渗漏,患者表现焦虑,对生活失去信心。

【并发症诊断】

肠造口周围皮肤增生。

【护理措施】

1. 用清水或 0.9% 氯化钠溶液(生理盐水)棉球清洁肠造口黏膜及周围皮肤,清洗后用干纱块抹干肠造口周围皮肤。因患者皮肤增生并皮炎处疼痛,故注意清洗时动作轻柔,避免采用来回擦洗的方法或用粗糙的纸巾或毛巾擦洗,以免加重皮肤损伤。

2. 于肠造口周围、皮肤增生及皮炎处均匀涂抹少量皮肤保护粉,再距离皮肤 10～15cm 喷洒 3M 无痛保护膜,待干,然后靠近肠造口黏膜的边和周围皮肤凹陷部位涂抹防漏膏预防渗漏。

3. 选用两件式凸面底盘,以压制过度增生的皮肤。合理剪裁底盘孔径,底盘孔径比肠造口大 1mm 即可,切忌剪裁过大。由于患者消瘦,皮肤皱褶明显,粘贴造口底盘时应注意绷紧皮肤将底盘沿着肠造口紧密地贴在皮肤上,用手指从内往外轻压底盘,使其与皮肤紧贴,扣上造口袋,并用弹性柔棉宽胶带将造口底盘外侧边缘粘胶封边固定,外加专用造口腰带或造口弹力腰带勒紧固定,并让患者手捂着造口底盘 3～5 分钟,使其粘贴更牢固。

4. 造口袋粪水达 1/3 满时,要及时排放,防止粪水倒流使造口底盘容易渗漏脱落。在肠造口周边炎严重阶段,如造口袋没有渗漏可 2～3 天更换 1次,皮炎愈合后可 3～5 天更换 1 次,造口袋渗漏时需及时更换。

5. 指导患者按时复查,评估处理效果以便采取相应的护理措施。

227

【护理体会】

肠液或尿液与肠造口周围皮肤慢性接触可引起皮肤假性上皮瘤样增生,是慢性炎症造成的皮肤良性增生病变。肠造口周围皮肤增生通常需在泌尿造口或回肠造口等潮湿的环境下才会引起,加上造口底盘裁剪过大,肠造口周围皮肤长期浸泡在尿液及水液状粪便里,皮肤出现发红、溃疡、疼痛问题。长时间影响之下,便会演变成湿疣状的皮肤组织增生,围绕在肠造口边缘。皮肤增生后由于皮肤不平坦,容易引起肠造口底盘渗漏,渗漏后由于尿便反复刺激,加重皮肤增生,形成恶性循环。对出现肠造口周围皮肤增生的患者,应重新详细评估肠造口及肠造口周围皮肤状况,评估造口袋容易渗漏的原因,患者使用的造口用具和操作方法是否适当等。并针对具体原因指导患者作相应的处理以减少造口袋渗漏,对已发生增生的局部皮肤采用凸面造口底盘及造口腰带加压的方法进行压制,对于困难性极高的上皮增生严重患者,必要时考虑手术治疗。

【思考题】

1. 肠造口周围皮肤增生的常见原因有哪些? 如何预防?
2. 肠造口皮肤增生如何处理?

(黄漫容)

第七节　肠造口旁瘘

一、概　　述

肠造口旁瘘是指由多种原因导致的肠造口侧壁出现瘘口。肠造口旁瘘在临床上较为少见,发病率为 0.41%,克罗恩病引起的最常见,尤其是复发性克罗恩病,7% ~10% 回肠造口的克罗恩病患者受影响。粪水从瘘口流出至肠造口周围组织,引起皮肤组织局部感染,表现为肠造口旁皮肤创面或皮肤黏膜缝合处有粪水流出,或粪水渗入深部组织甚至流入腹腔引起腹腔感染。同时由于回肠造口排泄物较为稀薄、腐蚀性大,一旦发生肠造口旁瘘则可能引起皮肤湿疹糜烂、腹壁坏死性筋膜炎等并发症,严重时可危及患者生命。

二、护 理 评 估

(一) 发生原因

引发肠造口旁瘘的病因较多,明确肠造口旁瘘的病因及发病机制,有利于医务人员做好疾病的预防与护理,为制定进一步的医疗决策提供指引。现将造口旁瘘的病因归纳如下。

1. 手术因素　肠造口手术外翻缝合全层缝合肠壁（特别是用不吸收缝线）是导致造口旁瘘发生的重要原因。间断缝合肠造口肠壁和腹膜、腱膜时，打结过紧也会使肠造口肠壁被撕裂形成瘘口。此外，回肠造口早期支架管放置不当，导致局部肠管受压，发生压力性坏死，也是形成造口旁瘘的原因之一。

2. 疾病因素　肠造口术后，若肠道发生梗阻，肠管内压力增加，易在肠壁薄弱处形成瘘口。肠造口周围发生感染时，受累肠管易受侵蚀而出现瘘口。

3. 医源性因素　肠造口指检或扩肛时动作过于粗暴，检查者在没有润滑的情况下执行操作，扩肛器尺寸过大，应用开塞露时直接将开塞露插入造口或造口用具压迫外翻肠管黏膜致压力性坏死等，都可能导致肠壁浆肌撕裂而发生肠造口旁瘘。

（二）临床表现

当肠造口旁伤口或皮肤黏膜分离处有粪水流出时，需准确判断粪水的来源，粪水是从肠造口外倒流入伤口，还是出现肠造口旁瘘？肠造口旁瘘最典型的表现为粪水从肠造口肠管的侧壁流出，腐蚀肠造口周围皮肤，引起粪水性皮炎或皮肤黏膜分离。此类患者常造口袋粘贴不稳，更换频率增加。患者主诉造口护理困难，肠造口周围皮肤疼痛难忍。若粪水漏至腹腔，可引起腹腔感染而出现急腹症，表现为腹部压痛、反跳痛和腹肌紧张，部分患者还会出现局部脓肿形成和体温增高、血象改变等感染征象。评估造口旁感染创面的大小、深度，基底组织情况和感染的严重程度，以及有无潜行、窦道等情况。

当患者发生肠造口旁瘘时，要充分评估，及时查找引起肠造口旁瘘的原因，并需通过指检或肠镜等方法评估瘘口的位置、大小。当发生皮肤黏膜分离时，瘘口的位置较易被发现；当患者仅有粪水性皮炎时，瘘口不易被发现。有学者提出应用经肠造口3D超声波扫描法明确探查瘘口的位置。

三、护　理　措　施

（一）护理措施

1. 肠造口粪水引流　避免粪水继续从肠造口侧壁瘘口流入创腔是控制感染、促进瘘口闭合和创腔愈合的重要环节。有效的粪水引流是治疗肠造口旁瘘的关键。发生肠造口旁瘘后，应暂行禁食，以减少粪便的形成，同时通过肠造口插入肛管引流粪水，肛管插入深度应超过瘘口所在部位。插管前需充分润滑肛管和手指，先用手指探查肠造口肠管的走向及瘘口所在部位，然后再缓缓插入肛管，插管动作宜轻柔，插入的管道不宜过硬，肛管末端可连接一次性负压引流瓶，作低负压引流粪水。

2. 感染创面扩创引流　肠造口旁瘘所引发的肠造口周围皮肤问题主要为粪水性皮炎和皮肤黏膜分离。肠造口旁瘘流出的粪水如不能及时畅通引流,将导致造口旁脓肿形成,严重者感染将向下扩散而引起腹腔感染。因此,在肠造口旁瘘形成后,应及时拆除相应部位的皮肤黏膜缝线,扩创伤口以利引流粪水,并用生理盐水棉球彻底清洗创腔,清除坏死组织,填塞银离子敷料或美盐敷料控制感染和引流粪水,每天更换1次。感染控制后根据创腔具体情况应用合适的伤口敷料进行处理,促进肉芽组织生长,填充创腔,促进伤口愈合。

3. 肠造口护理　肠造口旁瘘发生后,接诊早期可视情况拆除相应部位的缝线引流粪水和脓液。粘贴造口袋时不完全封闭创面外口,以免粪水积聚,使感染加重或向深部扩散。如果肠造口旁瘘位置较浅,可用凸面底盘加腰带,将瘘口逐渐露出创面外。剪裁造口袋底盘的孔径大于肠造口加创面外口1～2mm,将瘘口与肠造口合二为一进行处理。如瘘口较大或位置较深,须通过肛管引流粪水,并对创腔充分引流,必要时行剖腹探查和造口重建。当粪水外漏得到有效控制,局部脓肿彻底清除且创面渗出减少时,封闭创面,缩小底盘裁剪口径至大于肠造口1～2mm。嘱患者勤排空造口袋内粪水,防止粪水倒流而影响底盘粘贴的稳固性。造口袋宜选用两件式透明造口袋,既方便观察也便于引流管的放置与固定。

4. 饮食控制　同类型患者宜选用不同的饮食控制方案。对于下段肠道造口且瘘口较小的患者,宜采纳普食,多食粗纤维食物,促进粪便成形,经造口排出。对于粪水较稀、引流困难的患者,可尝试禁食、抑制肠液分泌、静脉补充营养直至瘘口闭合。在控制饮食的同时注意定时监测电解质、酸碱等生化指标,以维持内环境稳定。

5. 继发肠造口并发症的处理　肠造口周围感染脓肿愈合后可形成瘢痕,导致肠造口狭窄。因此,在创面愈合后要及时行肠造口指检,检查肠造口是否狭窄。要为患者做好健康宣教,告知患者注意观察排便形态、有无排便困难、有无腹胀腹痛,并定期门诊复查。复查时一旦发现存在肠造口狭窄,应指导患者进行扩肛。

6. 心理护理　临床上遇到此类案例时,告知患者不必惊慌,目前国内外已有多个成功治愈肠造口旁瘘的案例,只要积极配合医务人员治疗,大部分肠造口旁瘘是可以治愈的,为患者树立信心。

（二）预防

肠造口旁瘘的护理,重在预防。主要通过以下几个方面:

1. 医疗技术改进　术中在肠造口肠管与腹壁固定时,注意缝针勿穿过黏膜层,以防肠造口穿孔。

2. 肠造口指检避免创伤　术后肠造口指检或扩肛时需剪短指甲,戴橡胶手套时用凡士林或石蜡油充分润滑,并注意顺应造口肠腔缓慢进入,遇阻力调整方向,动作轻柔。

3. 肠造口灌入液体避免创伤　如需使用开塞露,不能直接将开塞露插入造口,以免引起造口出血或黏膜损伤,甚至黏膜穿孔,可通过注射器连接吸痰管注入。

4. 造口底盘剪裁要恰当　造口底盘剪裁不能太小,比肠造口大 1～2mm 为宜,避免长期环箍压迫肠管而引起溃烂穿孔。

 知识拓展

炎症性肠病

炎症性肠病包括两种明显不同的疾患,即克罗恩病和溃疡性结肠炎,以及一些病因不明的症候群。它是肠道非特异性炎症,其中克罗恩病可累及全肠道和肠壁各层,而溃疡性结肠炎仅累及肠道黏膜。

资料来源:万德森.造口康复治疗理论与实践.北京:中国医药科技出版社,2006,42.

四、病例与思考

- - 病例分析 - -

【病例摘要】

患者,男性,23 岁。因克罗恩病于 2014 年 11 月 25 日在气管内麻腹腔镜下行部分小肠切除加回肠袢式造口术,手术过程顺利。术后予抗感染、禁食和静脉营养支持,对症处理和伤口、造口换药等处理,术后第 2 天肠造口有排气及有水样便排出,术后第 3 天开始进食流质饮食。术后第 7 天造口治疗师护理肠造口时发现肠造口 9 点方向的支架管与皮肤缝线处伤口愈合不良,并出现造口袋容易渗漏的情况。术后第 12 天拔除支架管,第 14 天更换造口袋时见有大量水样便从原支架管口流出。

【护理评估】

1. 局部评估　右下腹回肠造口大小约 2cm×3cm,高于皮肤平面约 1cm,肠黏膜红润,有排气排便,粪便为黄色水样便,每天 1500～2000ml。肠造口周围皮肤平坦,无明显皱褶。肠造口皮肤黏膜缝线已拆除,肠造口皮肤黏膜缝合处 9 点方向(原肠造口支架管穿出皮肤处)见一创面,大小约 1.5cm×1.5cm,探查见创腔底部沿 2～3 点方向潜行深约 3cm,创腔基底红色,有较多黄色水样便及脓性液体流出(图 10-33)。创腔周围皮肤红肿、皮炎,触诊肠造口周围组织 9～2 点方向有压痛,无反跳痛及肌紧张。

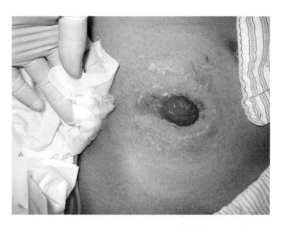

图 10-33　肠造口旁有黄色水样便及脓性液体流出

2. 全身评估　患者生命体征稳定,体温 37.5～38.3℃ 正常;血常规白细胞计数 $11.6 \times 10^9/L$,红细胞计数 $5.04 \times 10^{12}/L$,血红蛋白 107g/L,总蛋白 96g/L,白蛋白 305g/L,血糖 5.9mmol/L;体重 58kg,身高 172cm,体质指数(BMI)19.6;检查患者有无腹部压痛、反跳痛和腹肌紧张等腹膜炎表现。由于造口袋容易渗漏,需频繁更换,费用成本加重,以及出现支架管处流出粪水等情况,患者及家属表现焦虑情绪,担心治疗效果。

【护理措施】

1. 评估造口旁创面的粪水来源及原因　当发现肠造口旁创面有粪水流出后,需判断创面内粪水是从肠造口外倒流入创面,还是出现肠壁瘘口后粪水流入周围组织,再通过创面流出。操作者用生理盐水棉球将创腔内粪水清洗干净后注意观察创腔,发现仍不断有水样便从创面流出,戴无菌手套并用石腊油润滑后行肠造口指检探查,发现肠造口近端在深约2cm处肠壁有一直径约1cm的小孔。本例患者在术后出现肠造口旁瘘前并没有行造口指检或扩肛等检查或治疗,通过与手术医生探讨,认为术后出现造口旁瘘可能与造口支架管与皮肤缝合处愈合不良、支架管不稳固而对肠管产生摩擦,同时由于支架管的管径过细对肠造口肠管的浆膜层有切割影响,造成术后水肿的肠管因反复摩擦而引起穿孔。

2. 评估从造口旁瘘流出粪水的流向　出现肠造口旁瘘后,需评估粪水的流向,注意观察有无粪水向深部渗入引起腹腔感染的可能。观察患者有无腹部压痛、反跳痛和腹肌紧张等腹膜炎表现及有无体温升高等情况。本例患者没有出现腹腔感染。

3. 保持造口旁创腔引流通畅　从肠造口旁瘘流出的粪水如不能及时畅通引流,将导致肠造口旁脓肿形成,严重者感染将往下扩散而引起腹腔感染。

用生理盐水棉球彻底清洗创腔,再剪裁相应大小与长度的银离子敷料填塞引流,以控制感染与引流粪水,每天更换 1 次。

4. 正确剪裁与粘贴造口袋 在肠造口旁瘘的瘘口未闭合前,粘贴造口袋时不能将创面外口封闭,以利充分引流。为防止从造口流出的粪水倒流入创腔,按创腔外口形状及比外口略小的尺寸剪裁防漏皮(或片状水胶体)并覆盖创面(图 10-34),以增加造口底盘的粘贴面积,增加粘贴的牢固性。靠近肠造口黏膜的边缘涂抹防漏膏(图 10-35),以防粪水通过防漏皮的缝隙渗入创腔。将剪裁适当大小孔径(造口底盘孔径比肠造口大 1mm 即可)的凸面造口底盘沿着肠造口紧密地贴在皮肤和防漏皮上(图 10-36),用手指从内往外轻压底

盘使其与皮肤紧贴,最后扣上袋子和系好造口腰带,调节好腰带的松紧度,腰带的松紧度稍偏紧,以不影响腹式呼吸为妥。银离子敷料从防漏皮外侧边缘引出(图 10-34),引出皮肤处用小方纱覆盖,小方纱被浸渍时及时更换。为防止粪水排放不及时致使造口底盘容易脱落,可在造口袋排放口处放入大胶管并用橡皮筋扎紧,将大胶管连接中心负压装置持续低负压抽吸粪水,或连接一次性负压瓶,当造口袋有粪水时,及时挤压负压瓶以排放粪水。造口袋每天或隔天更换 1 次。

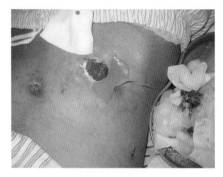

图 10-34 剪裁防漏皮并覆盖创面 + 优拓银离子敷料从防漏皮外侧边缘引出

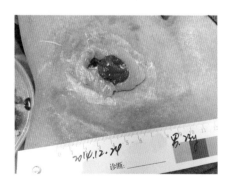

图 10-35 肠造口黏膜的
边缘涂抹防漏膏

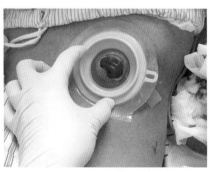

图 10-36 凸面造口底盘沿着肠造口
紧密地贴在皮肤和防漏皮上

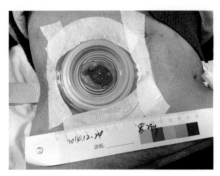

图 10-37 将瘘口与造口
合二为一进行处理

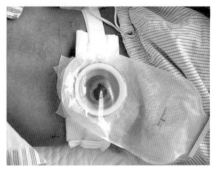

图 10-38 造口腰带固定
造口底盘,纱纱吸收渗液

第 7 天后由于患者水样便多,从旁瘘创腔流出的粪水增多,导致造口底盘脱落,每天需更换 1～2 次。第 8 天开始改变瘘口与造口的处理方法,即将瘘口与造口合二为一进行处理(图 10-37)。按造口与瘘口的形状、大小剪裁造口底盘,即造口袋底盘的孔径比肠造口加瘘口直径大 1～2mm,按上述方法粘贴好造口底盘,并系好造口腰带调整好松紧度(图 10-38),通过凸面底盘和腰带的压力令造口周围皮肤下压,使肠造口旁瘘口尽可能突出皮肤表面,以便于粪水的收集,减少渗漏的机会。采用此方法进行造口及造口旁瘘护理,能有效收集从肠造口及瘘口流出的粪水,造口袋渗漏现象减少,2～3 天更换 1次,无出现局部压痛、肌紧张及反跳痛等局限性腹膜炎情况,周边皮肤正常,患者能自我护理。

【护理体会】

肠造口旁瘘临床较为少见,常常是由于肠造口手术外翻缝合时全层缝合肠壁、造口用具压迫外翻膨出边缘致压力性坏死、扩张造瘘口时用力不当或使用的扩肛器太粗导致肠壁浆肌撕裂产生的。表现为粪便从造瘘肠管的侧壁流出,引起造瘘旁局部感染、皮肤黏膜分离和脓肿形成,且粪水污染周围皮肤,引起皮肤感染糜烂,增加患者痛苦和给护理带来不便。因此,肠造口旁瘘重在预防。发现肠造口皮肤黏膜缝合处有粪水时注意观察,准确判断粪水的来源,以便及时发现问题。出现肠造口旁瘘后及时扩创,充分引流,以免粪水积聚且令感染向深部扩散而引起腹腔感染。因此,需观察患者有无腹部压痛、反跳痛和腹肌紧张等腹膜炎表现及有无体温升高等感染情况。如果肠造口旁瘘位置较浅,可用凸面底盘加腰带固定,将瘘口逐渐露出创面外。如瘘口较大或位置较深,须通过禁食减少粪便形成,并用肛管引流粪水,避免粪水继续从肠造口侧壁瘘口流入创面,必要时行剖腹探查和肠造口重建。

【思考题】

1. 引起肠造口旁瘘的常见原因有哪些？
2. 如何判断肠造口旁瘘的形成？

（黄漫容）

第八节　尿酸盐结晶

一、概　　述

尿酸盐结晶是泌尿造口最常见并发症之一，是指细菌将碱性尿液内的尿酸分解成白色粉末结晶，黏附在肠造口及其周围皮肤上。

二、护　理　评　估

（一）发生原因

正常人尿液多为弱酸性，pH 为 5.5 ~ 6.5。饮食的酸碱度往往影响尿液的 pH。酸性尿液易形成尿酸与氨基酸结晶，在碱性尿液中形成的结晶多为磷酸盐、碳酸盐与草酸盐。尿酸结晶与饮食中摄取较多碱性食物，再加上水分摄入不足导致尿液偏碱性有关。研究认为进食蛋类、鱼类、瘦肉、动物内脏、核桃、花生等酸性食物，则尿液呈酸性，进食菠菜、绿豆芽、芥菜、杏仁等碱性食物，则尿液呈碱性。细菌也会使尿液呈碱性，磷酸盐沉积形成结晶黏附造口及造口周围皮肤上，因此，肠造口清洁欠佳也会导致肠造口尿酸盐结晶的形成。

（二）临床表现

尿酸盐结晶表现为磷酸盐沉积肠造口黏膜及其周围皮肤形成片状褐色或灰色的结晶附着。患者可出现黏膜及皮肤轻微出血、血尿，肠造口有强烈尿味。评估尿酸结晶的严重程度、范围和发生原因，肠造口周围皮肤是否存在其他异常情况。评估患者的肠造口自我护理技巧是否正确，造口用品使用是否适合，相关知识的掌握程度及患者的饮食、饮水习惯等。

三、护　理　措　施

1. 结晶处理　指导患者更换造口底盘时用柔软的毛巾沾白醋水（醋与水的容积比例为1∶3）清洗、去除肠造口及其周围的结晶物。若结晶不易清洗干净，可先用配好的白醋水湿敷，再擦拭。然后再用清水清洗干净肠造口及其周围皮肤后再粘贴造口袋。

2. 预防

(1)饮食指导:鼓励患者在饮食中注意食物的酸碱性,多进食酸性食物,如蛋类、鱼类、瘦肉、燕麦、面包等。鼓励患者多饮水,每天 2000～3000ml。饮用富含维生素 C 的果汁或食用维生素 C 1000mg/d,以稀释和酸化尿液,避免泌尿造口结晶形成。

(2)健康宣教:指导患者使用有抗反流装置的泌尿造口袋,夜间接床边袋,指导患者正确的造口护理技巧,正确进行尿液管理。平时在更换泌尿造口袋时,可用弱酸性沐浴液将少许沉淀物清洗及擦拭干净。如出现造口黏膜及周围皮肤出血,可采用压迫止血,压迫止血无效时及时就诊。

 知识拓展

永久性泌尿造口

　　永久性泌尿造口(permanent urinary stoma)泌尿道某一器官发生严重不可复性病变,不能用尿路成形方法恢复从尿道排尿,可将尿路直接或间接开口于腹壁,取新的途径将尿液排出体外,或称为尿流改道。永久性泌尿造口分为不可控性和可控性两类。不可控性泌尿造口是将输尿管直接或通过一段肠管开口于皮肤;可控性泌尿造口是将输尿管造口于乙状结肠或直肠,利用肛门括约肌管制排尿。利用一段肠管造成的可控膀胱则需形成抗失禁的输出道,开口于腹壁,术后由患者自行间歇导尿。

四、病例与思考

－－病例分析－－

【病例摘要】

患者,男,64 岁。因膀胱癌于 2012 年 5 月行膀胱切除、回肠代膀胱术。术后患者康复良好,肠造口能自理。约 8 个月前发现肠造口黏膜出现白色点状物,逐渐增大,质硬,与黏膜黏附紧密,不能清除。于 2015 年 5 月 5 日就诊本院慢性伤口造口护理专科。

【护理评估】

1. 局部评估 右下腹泌尿造口,大小约 2cm×3cm,高度平皮肤平面,流出尿液颜色淡黄色,澄清。泌尿造口黏膜红润,但肠黏膜表面 3～4 点及 9～10 点方向分别有大小约 1.0cm×0.8cm×0.2cm 及 0.8cm×0.8cm×0.5cm 白色晶状体,质硬,与肠黏膜黏附紧密(图10-39)。周边皮肤色素沉着,并有散在性粒状皮肤增生。患者使用两件式泌尿造口袋,中央孔径剪裁大小约4cm×4cm,5~7天更换1次。患者出院后初期按指导定期到医院造口门诊复查,但术后1年后没有再复查肠造口情况。

2. 全身评估　患者精神状态好,生活及造口能自我护理,营养状态良好,糖尿病史15年,血糖控制良好。

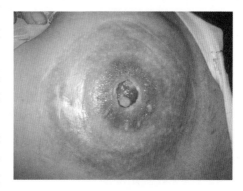

图10-39　白色晶状体,
质硬,与肠黏膜黏附紧密

【护理措施】

1. 用1:3食用醋加水稀释液局部湿敷肠黏膜约20分钟后擦拭,轻轻清洗白色结晶体(图10-40),再用生理盐水棉球洗净,小方纱擦干,最后于黏膜创面及泌尿造口边缘皮肤涂抹少量皮肤保护粉(图10-41)。

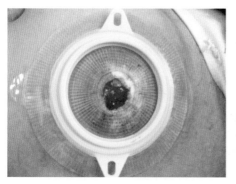

图10-40　1:3食用醋加水
稀释液局部湿敷和清洗后

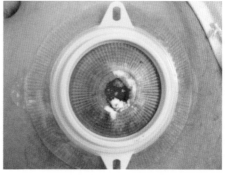

图10-41　泌尿造口边缘
喷洒少量皮肤保护粉

2. 指导患者裁剪造口袋的正确方法;合理剪裁底盘孔径,底盘孔径比泌尿造口大1mm即可,切忌剪裁过大。

3. 建议选用两件式凸面底盘,加用造口专用腰带勒紧固定,以压制过度增生的皮肤。

4. 尿液结晶的发生与饮食中摄取较多碱性食物有关,再加上水分摄取不足所引起。因此,鼓励患者多喝水,每日饮水量至少为2000~2500ml;多吃一些酸性食物如,肉类、燕麦、面包、蛋及面类等,多吃新鲜蔬菜及水果。

5. 指导患者泌尿造口黏膜及周围皮肤的清洗方法。在更换造口袋时,宜用弱酸性沐浴液将沉淀物清洗及擦拭干净。若不易将结晶清洁干净,则可用1:3 的食用醋加水稀释后湿敷后擦拭,或用稀释的小苏打水擦拭。

6. 指导患者定期造口专科门诊复查。

【护理体会】

尿酸盐结晶是泌尿造口最常见并发症之一。主要与饮食中摄取较多的碱性食物有关。当机体摄入较多量的碱性食物,再加上水分摄入不足,尿液呈浓缩状态,尿酸浓度增高,形成晶体析出。因此,对于泌尿造口患者,应鼓励患者多饮水、水分摄取 2000～3000ml/d。指导患者日常更换造口袋时,局部皮肤或肠黏膜宜用弱酸性的沐浴液将皮肤或黏膜上的沉淀物清洗及擦拭干净。一般 3～5 天更换 1 次造口袋,一旦发现渗漏应随时更换。术后后期也应定期回医院造口专科门诊复查泌尿造口情况,以及时发现问题及使问题及时得以处理。

【思考题】

1. 尿酸盐结晶形成的原因有哪些? 如何预防?
2. 出现尿酸盐结晶后如何处理?

(黄漫容)

第九节　肠造口周围静脉曲张

一、概　　述

肠造口周围静脉曲张(peristomal varices)也称脐周静脉曲张(caput medusa),为比较罕见的肠造口周围并发症,主要发生于各种原因(肝脏疾病居多)引起的门静脉高压患者。Resnick 等于 1968 年首次报道了这一并发症。Eade 等在因肠道炎症性疾病而行直肠结肠切除的患者中首先发现回肠造口旁静脉曲张。此外,因泌尿系统疾病行回肠导管术的患者也有发生静脉曲张的报道。

肠造口周围静脉曲张主要有两种分类方法:根据肠造口类型进行分类分为回肠、结肠造口周围皮肤静脉曲张和泌尿造口周围静脉曲张。根据 Saad 等提出的血流动力学分类方法,肠造口周围静脉曲张分为 1a 型、2a 型和 3a 型、1b 型、2b 型和 3b 型(表 10-1)。肠造口周围静脉曲张一般以 1a 型、2a 型最为常见,少部分静脉曲张可缓慢发展为 3a 型,其余类型则比较少见。

表 10-1　血流动力学分类系统(门静脉侧支循环分类系统)

	仅有门静脉阻塞	门-门静脉阻塞和门-体静脉阻塞并发	
		门-门静脉主干网络伴有门-体静脉侧支循环减少	
无阻塞(肿胀)类型(a 型)	1a 型	2a 型	3a 型
阻塞类型(b 型)	1b 型	2b 型	3b 型

二、护　理　评　估

(一)发生原因

门脉高压患者因门脉高压没有得到有效控制导致门静脉-体静脉之间产生分流,当分流发生在门静脉系统的肠系膜静脉与体循环的皮下静脉之间,即形成肠造口旁静脉曲张。研究指出,食管胃底静脉曲张、肝脏活检中提示处于进展期的原发性硬化性胆管炎、脾肿大、肝肿大、血浆胆红素水平升高、血浆白蛋白水平及血小板计数降低等危险因素均有可能引起肠造口周围静脉曲张的发生。

(二)临床表现

1. 外观　肠造口周围静脉曲张典型的特征为肠造口周围出现清晰可见的以肠造口为中心呈放射状分布的曲张静脉(图 10-42)。

2. 出血　发生此并发症的患者最突出的潜在风险为曲张静脉破裂出血。多数患者因小血管破裂出血而紧急就医。出血通常见于皮肤和黏膜的交界处(图 10-43)。出血量大小不等,大量出血时可伴有休克症状(脸色苍白、心率快、脉细弱等);长期反复出血可伴有贫血症状;严重出血时也可威胁生命。

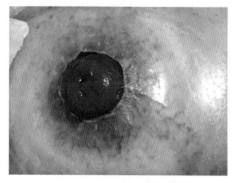

图 10-42　肠造口周围出现
清晰可见的曲张静脉

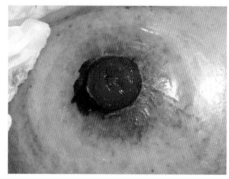

图 10-43　肠造口周围静脉
曲张小血管破裂出血

三、护理措施

（一）肠造口周围静脉曲张的护理

肠造口周围静脉曲张一般不需特殊的处理。患者往往因造口袋内收集到血液，尤其大量血液时才回院急诊。

1. 出血时紧急处理 发现造口袋内有鲜血，应立即撕下造口袋，评估出血位置及原因。发现肠造口旁静脉损伤出血，应立即采用压迫止血法，按压出血部位，必要时撒上止血药（如云南白药粉、藻酸盐敷料等），再加压止血或者使用硝酸银棒点灼出血点再加压止血。上述方法处理无效时，通知医师并协助使用药物加压止血或结扎破损血管止血。

2. 生命体征监测 如患者就诊前已经流失较多血液，应严密观察患者的生命体征。

3. 健康宣教

（1）肠造口及其周围尽量避免受压、碰撞、外伤、摩擦。

（2）清洗、更换造口袋时动作应轻柔。

（3）非必要的黏性产品如防漏膏应避免使用，因移除这些产品会增加创伤和出血。

（4）指导患者使用材料柔软的底盘，慎用硬底盘和腰带。

（5）合理裁剪造口底盘开口，注意保护肠造口及其周围皮肤。

（6）避免频繁更换造口底盘。

（7）指导患者发生出血时的紧急处理方法：如造口袋收集到血液，先撕除造口袋并评估出血点，如见明显出血点应立即自行压迫止血。嘱患者在家里备用止血药物，以便应急时使用。

4. 心理护理 临床上遇到此类案例时，告知患者不必惊慌，只要积极配合医务人员治疗，做好出血的急救处理，大部分出血可得到较好控制，为患者树立信心。

5. 转介 尽管肠造口旁静脉曲张可能导致反复出血，但因为这一并发症直接导致死亡的发生率仍然比较低，患者预期寿命的长短主要取决于原发肝脏疾病的性质及严重程度。治疗方案的基本点应该放在对原发肝脏疾病的治疗及肝功能的维持上。因此，肠造口周围静脉曲张的患者应及时转介给医生进一步的诊治。

（二）肠造口周围静脉曲张的预防

1. 预见风险 若患者本身患有肝脏疾病，如肝硬化、门脉高压，进行肠造口手术后，可能并发肠造口旁门-体静脉分流，护理人员应警惕其发生肠造口周围静脉曲张发生的风险。

2. 健康宣教

（1）指导肠造口患者做好自我检查，每次更换造口袋时评估肠造口周围皮肤是否可见以肠造口为中心呈放射状分布的紫色改变（图10-44），一旦发现及时就诊。

（2）指导患者定期回院复查肠造口及其周围皮肤情况。

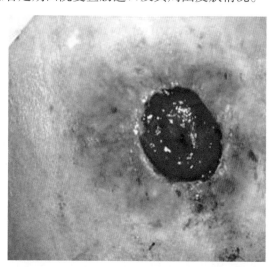

图 10-44　以肠造口为中心放射分布的紫色改变

 知识拓展

门静脉高压症

门静脉的血流受阻，血液淤滞时，容易引起门静脉系统压力增高。临床上表现为脾大和脾功能亢进，食管胃底静脉曲张和呕吐、腹水等。具有这些症状的疾病称为门静脉高压症（portal hypertension）。门静脉正常压力为 13～24cmH$_2$O，平均值为 18cmH$_2$O，比肝静脉压高 5～9cmH$_2$O。门静脉高压症时，门静脉压力大都增至 30～50cmH$_2$O。

肝静脉压力梯度（HVPC）不超过 12mmHg 时，食管胃底曲张静脉很少破裂出血。

资料来源：陈孝平，汪建平．外科学．8 版．北京：人民卫生出版社.2014：437.

四、病例与思考

- -病例分析- -

【病例摘要】

患者,男性,61 岁,诊断为直肠腺癌伴肝转移。由于肿瘤占位引起所在肠段肠腔狭窄,患者出现梗阻症状,遂急诊行 Hartmann 手术。患者肠造口术后 18 个月,因造口袋内收集到大量血液就诊。门诊值班护士疑患者消化道出血立即通知胃肠肿瘤外科医生和造口治疗师诊治。

【护理评估】

1. 局部评估　揭开患者衣服可见肠造口位于左下腹,肠造口外覆盖两件式开口袋,造口袋收集到鲜红色伴有血块的液体,约 150ml(图 10-45)。

2. 全身评估　患者极度消瘦、脸色苍白、腹部膨隆。主诉乏力、虚弱、眩晕,在家里家属给予更换造口袋后发现造口袋里不断收集到鲜红的血液,从出血开始到就诊约 5 小时,已经排放 3 次鲜红色血便,约 600ml。患者和家属情绪较紧张,对出血情况表示担忧。

【并发症初步诊断】

因造口治疗师初次接触患者,对患者肠造口及其情况不太了解,因此初步诊断为患者大出血,因患者肝功能异常,不排除肠造口周围静脉曲张出血。

【护理措施】

1. 立即止血　撕除造口袋可见 5 点位置皮肤和黏膜的交界处喷射状出血点,立即用纱布加压止血。按压 5 分钟后松开纱布,出血点已经止血。检查肠造口无血液排出。

2. 肠造口周围情况评估　患者腹部膨隆,皮肤菲薄;肠造口周围皮肤完整,以肠造口为中心呈放射状散在的紫色改变,表面血管扩张迂曲(图 10-46)。确诊患者发生肠造口周围静脉曲张,引致出血的原因可能是更换的造口袋割伤了外露的小静脉。

3. 健康指导

(1)该患者是晚期肿瘤患者,指导患者家属正确使用造口袋,建议改用底盘柔软的一件式造口袋;底盘裁剪完成后,用手抚平粗糙的开口边缘,以免割伤外露的小静脉。因皮肤菲薄,建议粘贴造口袋前对肠造口周围皮肤喷洒创口保护膜,降低撕除造口底盘时引起创伤的风险。

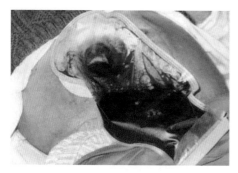

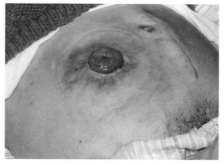

图 10-45　造口袋收集到
鲜红色伴有血块的液体

图 10-46　腹部膨隆肠
造口周围静脉曲张

（2）避免局部受压、碰撞。

（3）清洗、更换造口袋时动作应轻柔,勿用力擦拭和撕除造口袋。

（4）如在家再次见到造口袋收集到新鲜血液时,先撕下造口袋进行检查,如见局部出血点应立即进行压迫止血,并及时就医。

4. 转介　转介肝胆科医生给予输血,护肝等对症处理。

【思考题】

1. 该患者会再次出现大出血吗? 接诊时该如何应对?

2. 如何判断肠造口患者消化道出血?

（郑美春）

第十节　肠造口周围恶性肿瘤

一、概　　述

肠造口周围恶性肿瘤（malignancy in the peristomal area）是指发生于肠造口黏膜及其周围皮肤的恶性病变。此类并发症多发生于回肠和乙状结肠造口患者,是致命的罕见并发症。

二、护　理　评　估

（一）发生原因

1. 恶性肿瘤种植　手术切除肠管时肿瘤的种植。

2. 恶性肿瘤进展与复发

（1）原发恶性肿瘤进展:无法进行肿瘤根治手术的肠造口患者随着恶性肿瘤的进展,肿瘤可能会侵犯肠腔,甚至穿破肠造口周围皮肤生长。

（2）恶性肿瘤复发：恶性肿瘤手术切除与肠造口手术后一段时间，肿瘤复发而导致。

（二）临床表现

1. 局部症状

（1）外观：肠造口旁或肠造口周围皮肤上可见异常肿块（图10-47），起初也许是1个或多个分散的小结节（图10-48）。这些小结节随着时间进展，逐渐增大融合成块甚至破溃。

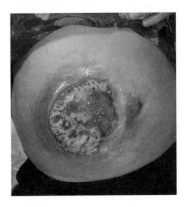

图10-47　肠造口周围5～1点
位置出现伴有黏液覆盖的肿块

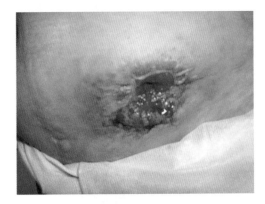

图10-48　肠造口周围9点位置
出现小结节,4～8点位置出现肿块

（2）伴随症状和体征：肿瘤破溃往往伴有恶臭味，渗出液多，肿瘤摩擦容易出血。患者自诉造口袋容易渗漏，个别患者甚至无法粘贴造口袋。

（3）指检：示指伸入肠造口探查可能会触诊到硬块。

2. 全身症状　肿块阻塞肠管引起腹痛、排便不畅等梗阻症状,晚期肿瘤患者通常伴有全身中毒症状。

3. 鉴别诊断　肠造口周围脓肿形成亦可出现肠造口周围稳定的、局限性的团块,需要与肠造口周围恶性肿瘤进行鉴别。局部组织的活检病理检查有助于明确团块组织的性质。另外个别患者腹压增高时会有肿块从肠造口突出（图10-49），随着肿块的增大，也会堵塞肠腔引起粪条变细或排便困难，这些肿块

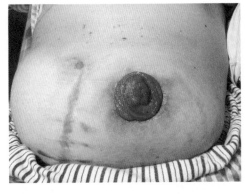

图10-49　肠造口突出的肿块

是否恶性,需通过病理检验来鉴别。

三、护理措施

1. 恶性肿瘤创面的护理 患者如佩戴黏性造口袋,每次更换底盘时需对恶性肿瘤创面进行护理。皮肤完好的小结节位置,可喷洒创口保护膜;溃疡创面宜选用冲洗的方法,冲力不宜太大,若创面渗液多且伴有恶臭味,可选用抗生素溶液如甲硝唑溶液湿敷或冲洗,若创面渗液少,清洁后直接喷洒皮肤保护粉进行处理即可;一般采用粘贴造口袋的方法收集渗液与排泄物。不能粘贴造口袋时可使用藻酸盐敷料吸收渗液,外层覆盖棉垫和护垫。但此方法尽量少用,因为频频更换敷料会影响患者日常生活的质量。

2. 造口产品选择和使用 肠造口周围出现恶性肿瘤,粘贴的造口袋会很容易渗漏,甚至无法粘贴造口底盘。护理此类患者时,选择和使用合适的造口护理产品尤显重要。

(1)造口袋的选用:粘贴造口袋既可很好收集肠造口排泄物,又可避免恶性肿瘤产生的臭味散发。因肿瘤碰撞和摩擦均容易发生出血,因此宜指导患者选用柔软、材质温和、较大容量的一件式开口造口袋,肿瘤较大常规造口袋难以粘贴时可自制大型造口袋使用。

(2)造口底盘的裁剪:造口底盘剪裁范围应按肠造口及周围恶性肿瘤大小进行裁剪,避免压迫受影响的皮肤和癌细胞组织造成出血;若发生出血,可用局部覆盖藻酸盐敷料或皮肤保护粉喷洒出血处并压迫止血;如排泄物较稀且肠造口周围恶性肿瘤溃烂,渗出较多时可选择一件式开口袋连接床边尿袋,以较准确观察引流液和排泄物的量。

3. 健康宣教 嘱患者避免碰撞和压迫肠造口及其周围的恶性肿瘤;清洗时动作应轻柔,最宜采用冲洗的方法;撕除造口底盘时应特别注意力度和皮肤保护;掌握局部出血时自行急救的措施;注意观察局部肿块有无增大、破溃和排便情况,肿块增大或出现排便不畅时应及时就诊。

4. 转介 接诊此类患者时,除以上护理外,应及时转介医生行进一步诊治。肠造口恶性肿瘤的手术治疗主要为对原有肠造口的切除或大范围的腹壁组织的切除,同时在合适的位置进行肠造口的重建。如确定需行手术治疗时,配合医生做好术前肠造口定位。如不能手术治疗需行化疗和放射治疗时,指导患者定期复查肠造口情况。

知识拓展

良性肿瘤与恶性肿瘤的区别

病理特征	良性肿瘤	恶性肿瘤
肿瘤细胞的分化	好	差
细胞的异型性	小	大
核分裂	无/少	多；常伴有病理性核分裂
生长方式	外生性，膨胀性	侵袭性（浸润性）
与周围组织的关系	推开或压迫	破坏
包膜	常有	无
边界	清晰	不清晰
生长速度	较慢	快（短期内迅速增长）
继发改变	较少出血、坏死，可钙化/囊性变	出血、坏死、溃烂
复发与转移	无/极少	常见
对机体的影响	较少	较大，甚至致命

资料来源：万德森．临床肿瘤学．4 版．北京：科学出版社，2014：30.

四、病例与思考

－－病例分析－－

【病例摘要】

患者，男性，58 岁，2 年前因直肠腺癌于当地医院行直肠癌 Miles 术，术后 2 个月发现肠造口的边缘有黄豆大小的肿块，肿块越来越大，于当地复查。医生告知其为肿瘤转移，已经较为晚期无法手术治疗。现患者为求进一步诊治入住我院。入院后请求造口治疗师会诊。

【护理评估】

1. 局部评估

（1）外观和气味：进入病房已经闻到恶臭味。解开患者的上衣，可见肠造口位于左下腹，肠造口以塑料袋包裹（图 10-50），无渗血和粪便。

（2）肠造口及其周围情况：撕除包裹于肠造口上的塑料袋，可见肠造口颜色正常，圆形，直径 28mm，肠造口周围被菜花样状重叠一起的结节肿块包裹（图 10-51），肿块大小：1～7 点位置 5～6cm，7～9 点位置 3～4cm，9～1 点位置 1～2cm。肠造口排出绿色糊状粪便。

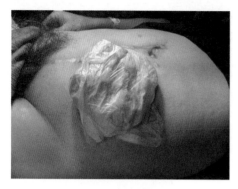

图 10-50　肠造口及肿块
以塑料袋包裹

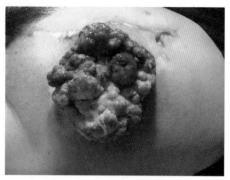

图 10-51　肠造口周围被菜花样
状重叠一起的结节块肿包裹

2. 全身评估　患者精神好,情绪较为平稳,肠造口自我护理能力良好,经济、社会支持良好。

【并发症诊断】

肠造口周围肿瘤,不排除恶性肿瘤。

【护理措施】

1. 解决排泄物和伤口渗液收集问题　根据肠造口及肿瘤的情况,为患者选用一件式大型开口袋(图 10-52)。因肠造口周围肿瘤呈菜花状,因此在肠造口11～1点和5～7点位置粘贴补片后再粘贴造口袋(图 10-53)。为了避免肿瘤与造口袋的摩擦,在造口袋里放入纱布和少量气体(图 10-54)。可粘贴的造口袋边缘仅有2cm,为了加强粘贴的稳固性在造口底盘的边缘粘贴宽胶带。

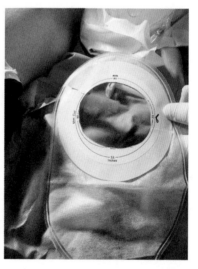

图 10-52　为患者选择的一件开口袋

2. 健康宣教　指导患者造口袋 1/3 满时排放,避免碰撞肠造口部位,发现造口袋收集血性液体时及时告知值班医护人员。

3. 术前检查护理　入院后患者需进行 CT、钡灌肠和结肠纤维内镜等检查。指导临床护士尽量选用口服泻药的方式为患者清洁灌肠,注意观察患者口服泻药后的排便状况。

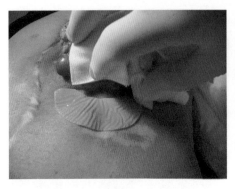

图 10-53　肠造口 11~1 点和
　　　　　5~7 点位置粘贴补片

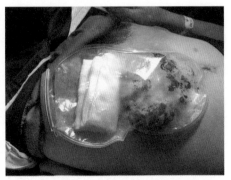

图 10-54　造口袋里放入纱布和
　　　　　少量气体

4. 术前肠造口定位　在左上腹和右下腹为患者进行肠造口定位,为术中需重建肠造口而准备。

5. 术后护理　经术中探查确认患者肠造口的肿瘤并非转移,仅仅是肠造口周围种植,因此在原位行乙状结肠造口重建术(图 10-55)。术后按肠造口护理常规指导患者护理肠造口。

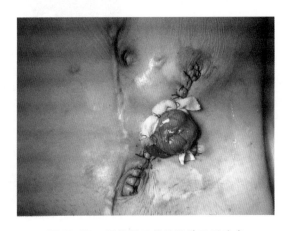

图 10-55　原位行乙状结肠造口重建术

【思考题】

1. 术前为何需给该患者选择左上腹和右下腹的位置作为肠造口的位置?

2. 术后伤口可能潜在什么问题? 一旦发生该如何处理?

（郑美春）

第十一节　造 口 旁 疝

一、概　　述

造口旁疝(peristomal Hernia)是指与肠造口有关的腹壁切口疝,由各种原因使小肠或结肠经肠造口侧方脱出所致,多发生于术后两年内。作为肠造口术后最常见的肠造口周围并发症之一,造口旁疝的发生轻则导致患者局部不适,影响腹部外观及造口袋的粘贴,重则诱发肠梗阻、肠穿孔而危及患者生命,因此,相关领域内的医务人员需对该并发症予以高度的重视。

(一)造口旁疝的发病特点

目前,关于造口旁疝发生率的报道并不一致,这主要与学者们对于造口旁疝的诊断方法和随访时间长短不同有关。造口旁疝的发生与肠造口密切相关。临床上最常见的肠造口包括结肠造口、回肠造口以及泌尿造口,而根据肠造口形式的不同又可将肠造口分为袢式造口和单腔造口。袢式造口多为临时性,而单腔造口多为永久。有文献报道,造口旁疝发病率为30% ~ 50%。不同肠造口类型的旁疝发生率存在差异,其中,回肠袢式造口旁疝发病率为0 ~ 6.2%,回肠单腔造口旁疝发病率为1.8% ~ 28.3%,而结肠袢式造口发病率为0 ~ 30.8%,结肠单腔造口发病率为4 ~ 48.1%。由以上数据可知,相对于回肠造口,结肠造口更容易发生肠造口旁疝。泌尿造口旁疝发生率为5% ~ 25%,值得注意的是,由于旁疝导致泌尿造口袋粘贴困难,泌尿造口患者一旦发生旁疝,极有可能需再次手术,再次手术比率为90%。另外,随着肠造口时间的延长,造口旁疝发生率增加,肠造口术后近期肠造口旁疝发生率为2% ~ 20%,而远期发生率可达37%。在我国,造口旁疝发生率报道为3% ~ 10%,国外报道为10% ~ 36%,国内外造口旁疝发生率的差异可能与不同国家肠造口技术以及护理水平的差异有关。

(二)造口旁疝的分类

1. 根据解剖特点造口旁疝可分为以下几种类型。

(1)真性造口旁疝:腹膜囊经腹壁缺损突出,位于皮下或组织间,发生率最高,占90%。

(2)造口间疝:常合并肠造口脱垂,腹内肠管随肠造口肠袢向皮下突出,筋膜缺损并且扩大。

(3)皮下脱垂:腹壁筋膜完整,由肠造口处肠袢向外突出所致。

(4)假性疝:较少见,由于腹壁薄弱或支配腹直肌神经损伤过多,在肠造口侧方出现不因体位改变而变化的弥漫性突出。该分类法最早由国外学者

Rubin 等于 1993 年提出,由于分类内容细致且符合解剖学特点,临床实用价值高,深受我国学者认可。

2. 根据造口旁疝的大小及其对腹壁切口的影响可将其分为以下四型。

(1)Ⅰ型:单发的小造口旁疝。

(2)Ⅱ型:小造口旁疝合并腹壁切口疝。

(3)Ⅲ型:单发的大造口旁疝。

(4)Ⅳ型:大造口旁疝合并腹壁切口疝。

造口旁疝的大小以 5cm 为界,直径 <5cm 被认为是小造口旁疝,直径 >5cm 被认为是大造口旁疝。该分类法由 Gil G 等于 2011 年提出,Gil G 等在分类的基础上还提出了每种类型造口旁疝的处理意见,增加了该分类法的临床可操作性。

3. 根据造口旁疝的直径大小分类　该分类法由中华医学会外科学分会和腹壁外科学组制定,可为手术方案的拟定提供参考。①小型疝,0～3cm;②中型疝,3～6cm;③大型疝,6～10cm;④巨大型疝,>10cm。

二、护　理　评　估

(一)造口旁疝的病因及发病机制

造口旁疝的病因包含多种危险因素。美国造口旁疝护理指南提出任何令腹压增高的因素如剧烈咳嗽、呕吐、腹腔内肿瘤生长、妊娠都会促使旁疝的发生,此外,高龄、腹肌薄弱、肥胖、伤口感染、吸烟、激素类药物应用、肠造口腹壁开口变大、肠造口没有定位于腹直肌上也是旁疝发生的危险因素。2010年 Pilgrim 等对肠造口旁疝的致病因素做了较为细致的归纳,具体可分为三个方面:疾病进程因素、患者因素和技术因素。

1. 疾病进程因素　包括肥胖、糖尿病、溃疡性结肠炎、其他腹壁疝、慢性阻塞性气道疾病、术后感染、激素的应用以及恶性疾病。肥胖、慢性阻塞性肺疾病会导致腹内压升高,升高的压力持续作用于肠造口周围腹壁使腹腔内容物向外膨出,而糖尿病、溃疡性结肠炎、感染、激素的应用等因素可引起腹壁强度下降,使之无法拮抗正常或者升高的腹内压导致疝环的形成及扩大。

2. 患者因素　包括年龄、吸烟、营养不良等。吸烟活动会导致患者腹内压增高,而年龄增加、营养不良的患者腹壁强度下降。

3. 技术因素　包括肠造口位置、类型、大小、肠造口肠管拉出途径、是否预防性留置补片等。当肠造口位于伤口上或者腹直肌外侧时,患者肠造口区域腹壁强度较低,拮抗腹内压能力相对较差,患者易发生肠造口旁疝。结肠造口较回肠造口旁疝发生率高,可能与回肠造口大多为临时性造口,旁疝还未发生时就已行回纳手术有关。目前尚未有足够的证据表明肠造口腹壁开口多大是合适的,而腹壁开口过大时,肠黏膜与腹膜难以充分缝合,患者术后易发生旁疝。肠造口肠管拉出途径分为经腹膜外途径和经腹膜途径。研究报道,腹膜外途径比经腹膜途径发生造口旁疝的概率低。补片的留置会加强腹壁的强度,对造口旁疝的发生起到预防性的作用。

（二）造口旁疝的临床表现

1. 轻度造口旁疝　表现不明显或仅在造口旁有轻微的膨胀,临床查体难以发现,需依赖辅助检查才能诊断,因而容易发生漏诊。Cingi 等研究报道单纯依靠体格检查得出的造口旁疝发生率为 52%,而影像学技术的应用使造口旁疝的诊断更为明确,发生率高达 78%。

2. 重度造口旁疝　可表现为肠造口周围腹壁明显膨出,患者取站立位或腹压增高时最明显(图 10-56)。除腹部外观的改变外,此类患者常伴有腹痛及腹部坠胀牵拉感,这主要与疝囊压迫腹部皮肤使其过度延伸有关。此外,造口旁疝还会增加患者肠造口部位护理的困难,部分患者因造口底盘粘贴不稳而出现局部皮肤的炎症反应,严重者需手术纠正。当突入疝环的肠管发生嵌顿绞窄时,患者将出现肠管的堵塞、坏死,甚至危及生命。虽然医疗技术的进步很快,但是据研究报道,近 20 年来造口旁疝所致紧急并发症发生率并未下降。

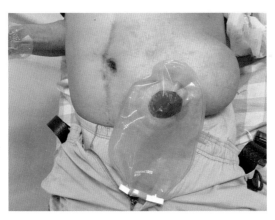

图 10-56　患者站立时肠造口周围腹壁明显膨出

三、护 理 措 施

（一）造口旁疝的护理措施

1. 造口旁疝的评估方法

（1）评估技巧:为患者进行造口旁疝评估时要保持室内光线明亮、环境整洁,充分保护患者隐私。指导患者取站立位,揭下造口袋,仔细观察肠造口周围皮肤有无膨隆,双侧对比有助于诊断。因旁疝早期临床表现不明显,可借助超声或者放射性检查来明确诊断。学者提出,经肠造口指检和指导患者做Valsalva试验也有助于行造口旁疝的诊断。Valsalva试验是令患者行强力闭呼动作,即深吸气后紧闭声门,再用力做呼气动作,呼气时对抗紧闭的会厌。

(2)评估内容:包括肠造口类型、肠造口手术的时间、肠造口位置、肠造口周围皮肤情况;造口旁疝的类型、大小、是否可有效还纳、疝囊活动度、肠造口排气排便以及有无肠梗阻、肠较窄的发生;患者现用造口产品、底盘粘贴的稳固性、患者肠造口自我护理能力等。

2. 根据造口旁疝特点,做出护理决策 造口旁疝严重程度不同,处理方式也不同。早期或症状轻微者,尤其是肠造口旁疝<10cm且平卧时肿块完全还纳的患者以及全身情况差、年老体弱的造口旁疝患者可使用造口弹力腹带进行保守治疗,而症状严重,疝囊巨大的造口旁疝需及时转介给医生进行手术治疗,明确造口旁疝手术适应证和禁忌证有助于判断转介的时机,从而避免盲目的保守治疗以延误患者的病情。

3. 腹带的选择与应用 在为患者选用腹带时要选择造口旁疝专用腹带。造口旁疝专用腹带上的聚乙烯造口圈允许造口袋从造口圈中拉出,解决了造口排泄物的排放问题。另外,聚乙烯衬板的硬度较大,在拉力作用下,可有效加强腹壁强度并使底盘与皮肤粘贴得更紧密。研究显示,相对于普通腹带,造口旁疝专用腹带用于治疗造口旁疝的效果更加显著。对于体形较为特殊如过度肥胖或消瘦的患者可根据身体尺寸为其量身制作合适的腹带。

腹带应用的疗效与造口旁疝的大小以及平卧位时能否回纳密切相关(表10-2)。

表10-2 不同类型旁疝的造口弹力腹带应用疗效

造口旁疝大小	平卧位时能否充分回纳	疗效
<10cm	完全回纳	效果明显
10~15cm	完全回纳	有效果
10~15cm	不能充分回纳	效果不明显

造口弹力腹带应用过程中应注意点:腹带的松紧以不影响患者呼吸为宜,刚开始应用腹带时,考虑到患者的适应能力,应先绑松一些,之后逐渐加紧;进食以及进食后1小时可放松腹带,以免导致患者不适;腹带应用前应对旁疝进行充分还纳,患者下床前绑上腹带;夏季患者出汗较多时,可在造口弹力腹带外围放置一条可吸汗的布类;造口弹力腹带松紧弹力差时应及时更换;造口袋宜从聚乙烯圈中拉出,以免影响排泄物的排出(图10-57)。但造口

旁疝不能回纳者(图 10-58)不能使用造口弹力腹带加压固定。

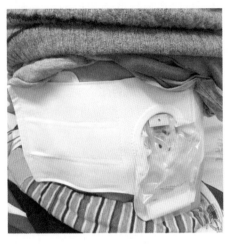
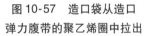

图 10-57　造口袋从造口
弹力腹带的聚乙烯圈中拉出

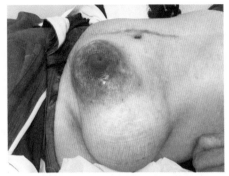

图 10-58　造口旁疝不能回纳

　　4. 造口产品的选择和应用　造口旁疝患者容易出现造口袋粘贴不稳的问题。应指导患者宜选用一件式造口袋,避免使用两件式尤其是凸面底盘,以减少患者换袋过程中出现的腹部用力问题。对于因旁疝阻碍而无法看到肠造口的患者,可指导其对着镜子进行粘贴造口袋。更换造口产品后,底盘依旧粘贴不稳,渗漏频繁发生,则应考虑转介给医生行手术治疗。对于因底盘粘贴不稳而出现粪水性皮炎的患者,应对患者肠造口周围皮炎进行处理,处理方法详见"肠造口周围刺激性皮炎"。结肠造口患者,若发生造口旁疝,则不宜进行结肠造口灌洗。

　　5. 健康教育

　　(1)告知患者造口旁疝发生的原因及特征,减轻其心理压力。

　　(2)指导保守治疗患者腹带的应用方法及注意事项,并嘱其定期随诊。

　　(3)指导患者加强腹部肌肉锻炼,合理饮食,积极控制体重。

　　(4)指导患者避免增加腹部压力,如咳嗽、大笑、重体力劳动。

　　(5)指导患者观察造口排气排便情况,警惕肠梗阻、肠绞窄等情况的发生。

　　(6)指导患者穿宽松的衣服,既避免对造口的压迫,又保持衣着美观。

　　6. 转介手术治疗　造口旁疝的治疗方式包括非手术治疗和手术治疗。非手术治疗以造口弹力腹带应用为主,只适用于症状轻微,可有效还纳的患者(详见造口旁疝的护理)。手术治疗目的在于消除腹壁筋膜缺损,加强腹壁强度,防止疝的复发。下面主要介绍手术治疗相关要点。

（1）手术适应证:①原肠造口位置不满意,在易位肠造口同时修补疝;②原肠造口处肠过度脱垂而致狭窄或功能不满意时;③疝的存在妨碍了肠造口护理,如造口袋渗漏;④疝颈过小使复位困难,有绞窄的危险;⑤造口旁疝巨大引起严重症状。

（2）手术禁忌证:①肿瘤姑息手术或已有转移的肠造口患者;②有严重心肺疾病或慢性咳嗽的支气管疾病;③肥胖为相对禁忌证,术前可控制或调节体重。

（3）手术类型及疗效:造口旁疝修补手术较多,不同类型的手术有着不同的疗效。根据手术方式的不同可将造口旁疝修补术分为单纯原位修补术,肠造口易位术和网片修补术。根据手术途径的不同分为腹腔镜下旁疝修补术和剖腹修补术。①单纯原位修补术:早在1965年,Thorlakson首创原位筋膜修补手术以纠正保守治疗无效的造口旁疝。该术式简单易行,但由于术后旁疝复发率高达50%～76%,现已不被学者们建议使用。目前,该术式只适用于小造口旁疝、急诊手术和高龄患者。②肠造口易位术:肠造口易位术后新造口旁疝的发生率依然较高,且原造口关闭处及开放切口处的切口疝发生率较高,这一术式已较少应用。当其他修补方式失败而肠管长度不足以原位造口时,可进行肠造口移位。肠造口移位后在原肠造口处放置补片,可降低原位疝的发生率。③网片修补术:网片修补术是目前应用较多的手术方式。无论是预防性留置补片还是治疗性留置补片都可有效管理旁疝的发生。网片放置部位可分为腹壁前、腹膜前和腹腔内,网片制作材料包括合成材料和生物材料。腹膜前留置网片具有不用再次剖腹,避免肠管与补片接触摩擦引起的并发症如肠管穿孔、纤维化等的优点,缺点为手术过程较为复杂,容易发生术后感染。腹腔内留置补片操作相对简单,术后感染发生率低,而且术中可以同时处理其他伴发疝如切口疝,缺点是手术费用较高,增加了肠管和补片接触的机会,可能导致纤维化、肠管损伤和肠管穿孔。

（二）造口旁疝的预防

造口旁疝是肠造口术后常见并发症,研究显示1/3的造口旁疝患者需要手术治疗,再次手术会增加患者的经济、心理以及生理负担,而且相关数据提示即使进行手术治疗,患者术后存在较大的复发风险。由此可见,有效预防造口旁疝的发生具有非常重要的意义。造口旁疝的预防主要从以下两方面进行。

1. 避免腹压增高　对于肥胖的患者,术前应指导患者适当控制体重。术后加强观察,明确并及时解除可能会引起患者腹压增高的因素,如大笑、剧烈咳嗽、排便排尿困难、腹水,指导患者术后勿提重物及进行增加腹部压力的运动如俯卧撑、举哑铃等。

2. 增加腹壁强度　术前指导患者加强腹部肌肉锻炼,明确患者是否存在贫血,低蛋白血症,高血糖,肝、肾功能不全等情况,并及时纠正以免影响术后腹部伤口的愈合,将肠造口定位于腹直肌上。术后加强支持治疗,严格执行无菌操作,避免伤口感染及愈合不良。此外,研究报道,在肠造口同时在腹膜外放置补片有防止发生造口旁疝的作用。

 知识拓展

经腹膜外途径肠造口

不同于肠管直接穿过腹壁各层的腹膜途径肠造口,经腹膜外途径肠造口是指肠造口肠管于腹膜前间隙走行 1~5cm 后再穿过腹壁各层。

末端结肠造口通过腹膜外隧道,有效加强了肠造口肠管的固定,避免了腹腔内造口近侧肠段的过度游离,同时减少了腹内压力对造口的直接作用,因而能有效减少造口回缩狭窄、黏膜脱垂和肠造口旁疝的发生率。同时控便能力的改善可使肠造口容易护理,肠造口周围皮肤刺激亦明显减少。肠造口通过腹膜外隧道,虽然腹壁内长度增加,但取消了腱膜与肠管的环形固定,反而减少了肠造口坏死的发生率。

来源:李世拥,陈坤,黄彦钦,等. 实用结直肠癌外科学. 北京:人民卫生出版社,2012:407.

四、病例与思考

- - 病例分析 - -

【病例摘要】

患者,女性,70 岁,8 个月前无明显诱因出现排便次数增多伴便血,间伴腹痛、腹胀,无恶心、呕吐。2015 年 11 月 6 日在我院行电子结肠镜检查,检查结果显示:距肛缘 2cm 齿状线附近可见一处小隆起病变,大小约 3.0mm × 2.0mm,肿物表面尚光滑,触之易出血,予取 3 块组织活检。病理诊断为直肠腺癌。2015 年 11 月 18 日患者在我院于全麻腹腔镜下行"Miles 术"。术后第五天患者离床活动用力咳嗽后,觉得肠造口周围有坠胀感,第六天起床活动发现左右腹部不对称,无排便。

【护理评估】

1. 局部评估　患者佩戴两件式可塑性凸面造口袋,借助造口腰带固定,造口袋内无气体和粪便,肠造口位于左下腹。患者取站立体位可见肠造口周围局部隆起,大小约4cm(图10-59),左右腹部不对称,平躺腹肌松弛后肠造口周围局部隆起完全消退。

2. **全身评估** 患者精神尚可,能离床独立走动,腹部软,术后第四天无排便。灌入2支开塞露后能排出软便,胀痛感稍消退。患者因担心疼痛加重,一直不敢进食。会阴部伤口愈合良好,渗液少。

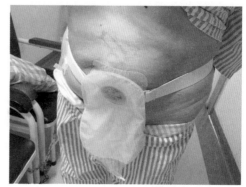

图10-59 肠造口周围局部隆起

3. **肠造口护理** 患者一直以来依赖其妹妹的照顾,不愿意自我护理肠造口,肠造口护理能力欠缺。

【并发症诊断】

肠造口术后早期造口旁疝。

【护理措施】

1. **预防造口旁疝加重** 让患者平躺放松腹肌,将造口旁疝回纳后指导其佩戴造口弹力腹带,告知其正确的佩戴方法和技巧(图10-60)。佩戴造口弹力腹带后患者取站立体位,肠造口局部无隆起(图10-61),局部胀痛感消退,告知其晚上睡觉时可取下造口弹力腹带,但离床活动时必须佩戴。

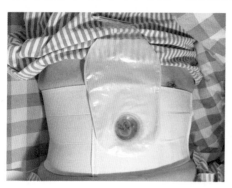

图10-60 患者平躺造口旁疝回
纳后佩戴造口弹力腹带

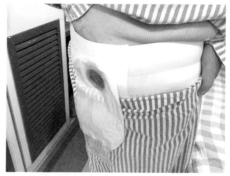

图10-61 患者佩戴造口弹力
腹带后站立姿势局部无隆起

2. **严密观察病情** 告知临床护士注意观察患者排便情况及是否出现腹痛、腹胀等梗阻的症状和体征。

3. 健康宣教

（1）避免腹压增高：指导患者起床时先转向右侧，用左手按压于肠造口位置，用右肘关节支撑床面起身（图 10-62），从而减轻肠造口局部的压力。指导患者咳嗽、大笑、打喷嚏时注意按压腹部肠造口位置。控制体重，过度消瘦会导致腹壁薄弱。

（2）鼓励患者进食：告知其造口旁疝目前可以完全回纳，回纳后使用造口弹力腹带固定，一般不会影响排便，按医嘱放心进食即可。

（3）肠造口护理指导：鼓励患者参与肠造口的护理。给患者讲解居家肠造口护理注意事项。

4. 加强医护沟通　建议医生为患者行腹部透射，了解造口旁疝的发生原因。

5. 结果　患者佩戴造口弹力腹带后肠造口排便顺畅（图 10-63），肠造口局部胀痛感消退。术后第 9 天出院。

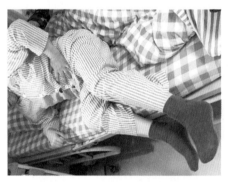

图 10-62　指导患者起床姿势

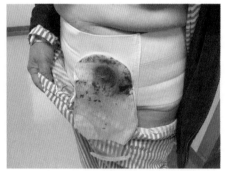

图 10-63　患者佩戴造口弹力
腹带后肠造口排便顺畅

【思考题】

1. 该患者居家护理过程中，发生哪种情况应急诊？
2. 假如造口旁疝不能回纳该如何处理？

（郑美春）

第十一章

造口护理产品

第一节　造口产品的发展

肠造口(intestinalstomas)手术虽然在 16 世纪前已开始,但是有目的、有计划的肠造口手术仅有 200 年的历史。随着肠造口手术的不断开展,接踵而至的并发症又困扰了医护人员和患者,对于患者而言不仅仅关注手术本身的成功,更多的是手术后生活质量的改善,造口产品的发展对患者生活质量的提高起到了举足轻重的作用。

有文献记载的造口袋最早见于 1975 年,法国的一个农民做了腹股沟结肠造口术后,用一个小型皮制袋子来收集排泄物。最早出现的商业造口袋始于 1944 年,美国芝加哥一家公司 H. W. RUTZEN&SON,INC 生产出第一只带腰带的橡胶排放型造口袋,可是这些造口袋均未能解决渗漏和皮肤炎症问题。1952 年 Turnbull 医生无意间发现原来用于牙齿填充剂的物质——梧桐胶(karaya)可作造口周围皮肤保护剂和造口袋的黏附剂,这一发现带来了造口产品的革命性变化,成为造口袋发展的分水岭。20 世纪 50 年代以前的造口护理产品以患者自行设计、非黏贴型造口产品为主,如橡胶盖和橡胶袋、玻璃碗加腰带,以及橡胶袋等。50 年代以后开始有专业厂家致力于造口产品的研究和开发,造口袋的粘胶技术不断发展,早期造口底盘采用的是氧化锌粘胶(Zinkoxide),粘着力强,但吸水性差,影响皮肤的正常呼吸,增加皮肤浸渍机会。20 世纪 60 年代后,相继推出梧桐胶(karaya)、水胶体粘胶(Hydrocolloid)等,增加了患者的舒适度。同时,造口袋薄膜也不断发展,从早期的 PE、PVC 膜,到现在高分子材料 LLDPE、EVA、EVOH 等多层共挤复合薄膜,造口产品的防臭、过敏、隐蔽等都有了很大的进步。

现代造口产品包括了造口袋、造口栓、造口附件产品以及灌洗器。11 世纪加州的外科医生 Dudley Smith 和外科器材公司技术员 Jhon Greer 合作发明了一套装置叫做 colostogator,将结肠灌洗方法付诸实施,与现代造口灌洗器非常相似。

　　我国内地最早生产的造口袋是非黏贴型橡胶袋,两件式。20 世纪 90 年代中期开始有简易一件式造口袋。这两种造口袋现在市面上还可以见到。

第二节　造口护理产品

　　目前,全球有十数家专业公司从事造口用品的开发与生产,投放市场的造口用品品种繁多,为造口患者提供了一个多元化的选择范围。

一、造口底盘

　　造口底盘是造口袋接触皮肤的圆形、方形或者花形的结构,可以单独存在,也可以与造口袋融为一体,前者与配套的造口袋联合使用称为两件式造口袋,后者为一件式造口袋。下面以两件式造口底盘为例进行造口底盘的分类说明。

(一)造口底盘按照孔径可分为预开孔底盘、可裁剪底盘和可塑底盘

　　1. 预开孔底盘　出厂时既已预留一定尺寸的孔径,使用时依照造口的尺寸选择相应型号的底盘。其优点是无需裁剪,操作方便,缺点是对造口的形状要求较高,只能用于固定大小的造口(图 11-1)。

　　2. 可裁剪底盘　出厂时预留一个小孔,背面标有尺寸,使用时依据造口的尺寸进行相应的剪裁。其优点是可任意剪裁以适应不同形状、大小的造口,缺点是需要操作者手眼灵活方可操作(图 11-2)。

　　3. 可塑底盘　是一种具有回弹记忆功能的复合材质粘胶底盘,使用时无需裁剪,只需根据造口的形状从预开孔处将粘胶向内卷起,任意塑成圆形、椭圆形或不规则形,再行黏贴,底盘粘胶回弹后护住造口,更加紧密。优点是无需剪裁同时适应不同形状大小的造口(图 11-3)。

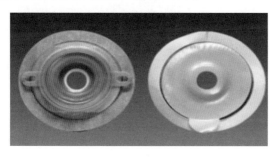

图 11-1　预开孔底盘

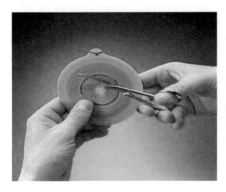
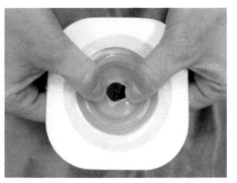

图 11-2　可裁剪底盘 　　　　　　　　图 11-3　可塑底盘

（二）按照平面可分为平面底盘、凸面底盘和轻微凸面底盘

1. 平面底盘　造口底盘平坦,适用于造口周围皮肤平坦的造口患者(图11-4 上)。

2. 凸面底盘　特殊情况的造口者使用,如造口凹陷、回缩或者位置不当等(图 11-4 中)。

3. 轻微凸面底盘　适用于轻微回缩和凹陷造口;平齐造口;周围皮肤皱褶造口等(图 11-4 下)。

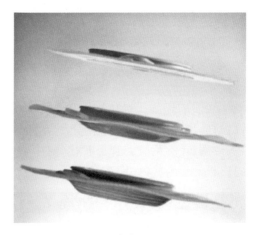

图 11-4　平面底盘(上)凸面底盘(中)轻微凸面底盘(下)

二、造　口　袋

理想的造口袋不仅能妥善地容纳体积、性状不同的造口排泄物,并能有效地防止排泄物外漏至皮肤上。目前使用的造口袋除从结构上分为一件式造口袋和两件式造口袋以外,从功能上可分为肠造口袋和尿路造口袋,从排

放情况可分为开口袋和闭口袋,从颜色上可分为透明袋和不透明袋,还有的
含有自动排气的碳片,有的则需要另外戳孔粘贴碳片以助排气(表 11-1)。

表 11-1　造口袋的分类及特点

分类		特点	示图
按结构	一件式	造口袋和底盘融为一体,直接粘贴于腹壁,使用方便,底盘柔软,顺应性好,一次性粘贴,不能更换方向	
	两件式	包括造口底盘和造口袋两部分,底盘粘贴于腹壁,造口袋可脱卸清洗,重复使用,可随意变换造口袋开口的方向,比一件式操作复杂	
按功能	肠造口袋	适用于排泄物成形或糊状的患者,开口袋排放口大,便于排放和冲洗	
	尿路造口袋	具有双层抗反流装置,防止排泄物逆流至造口周围引致皮肤浸渍,适用于排泄水样便和尿液的患者	
按颜色	透明袋	透明,便于观察造口情况和排泄物性状,适用于术后早期或者年龄较大的患者	
	不透明袋	肉色不透明,避免粪便或尿液对患者的视觉刺激,适用于康复期患者	
按开口	闭口袋	底端封闭,一次性排空,免洗,适用于粪便成形、每天更换 1~2 次的患者	
	开口袋	底端开放,可多次排放和清洗,适用于粪便较多或稀薄的情况,和封口夹一起使用	

三、特殊类型造口袋

1. 小儿造口袋　造口袋小巧玲珑,适合小儿造口患者(图11-5)。

2. 迷你型造口袋　造口袋小巧,柔软隐蔽,肉色不透明,附带碳片,适用于社交、性生活、结肠灌洗的患者(图11-6)。

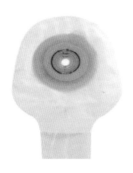

图11-5　小儿造口袋

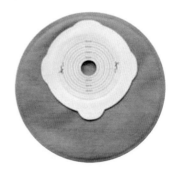

图11-6　迷你型造口袋

四、灌 洗 器

结肠造口灌洗是定时将定量的水自造口灌入结肠,通过反射性刺激肠道排出粪便,使得造口在两次灌洗间隔期间无或者较少排出粪便,从而达到自行控制排便的目的。帮助患者养成定时排便的习惯,减少了异味,节省造口产品的使用,同时增加了患者的社交信心和自尊。这样的操作需要借助灌洗器来完成(图11-7)。

灌洗器包括集水袋及流量控制器、灌洗栓(锥形)、灌洗袖、腰带及卡环、迷你造口袋等部分(图11-8)。灌洗操作时还需准备温水和润滑剂,必要时佩戴手套。

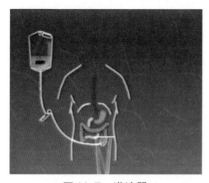

图11-7　灌洗器

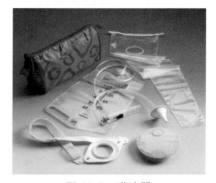

图11-8　灌洗器

(李菊云　吴 玲)

附　录

附录1　消化系统造口患者健康教育计划单（术前）

科室：　　床号：　姓名：　　　性别：　　年龄：　　病历号：

一、一般资料：		
入院日期：	手术日期：	出院日期：
通讯地址：	电话：	入院诊断：
职业：	最能给予帮助的人：	

二、手术前资料：

1. 患者了解疾病/手术情况

——疾病诊断：□知道　□不知道　　——手术方式：　□知道　□不知道（见备注）

——造口知识：□了解　□不了解　　——病人及家属心理：□接受　□抗拒

2. 手术前健康教育：

内容	对象	方式	时间	签字
讲述造口手术的重要性				
讲述造口手术的方式				
造口定位				
试戴造口袋				
针对心理问题给予相应辅助				
发放造口护理小手册及指导阅读				

说明：对象：A 家属；B 陪护；C 患者　　　方式：a 讲解；b 示范；c 书面；d 音像

备注：手术方式不知道的情况下，直接进入术后健康教育计划单

附录 2　消化系统造口患者健康教育计划单（术后）

	健康教育内容：	对象	方式	时间	签字
观察	手术方式：_____ 术后诊断：_____ 造口类型：□泌尿造口　□结肠造口　□回肠造口 其他：_____ 造口位置：□左侧腹　□右侧腹　　□腹部正中 造口形状：□圆形　　□椭圆形　　□不规则形 造口性质：□永久性　□暂时性 造口黏膜颜色：□红润　　□紫黑　其他：_____ 造口的大小：_____cm　高度：_____cm 				
	出院前造口的大小：_____ 高度：_____				
	造口周围皮肤情况：□与相邻皮肤没有区别 　　　　　　　　□红斑　　□损伤　　□皮疹				
	出院前造口周围皮肤情况：□完整　□不完整				
	造口并发症：□过敏　□出血　□坏死　□回缩 　　　　　□粪水性皮炎　□脱垂　□皮肤黏膜分离 　　　　发生时间：_____				

造口袋更换流程: 摘除 检查 佩戴	揭除:一手固定造口底盘周围的皮肤,另一手由上向下撕离已用造口袋;			
	检查:造口底盘粘胶情况、造口黏膜及周围皮肤;			
	清洁:盐水棉球或纱布由外向内的清洗造口;			
	测量:造口尺测量造口的大小、形状			
	剪裁:弯剪直接剪裁出合适的开口			
	粘贴:由下而上将造口底盘紧密的贴在皮肤			
	佩戴:由下而上将造口袋与造口底盘按紧,粘贴造口袋更换时间			
出院指导	指导拆除造口底盘、裁剪和粘贴造口袋的技巧			
	指导如何选用、储存造口袋种类、造口附件产品及注意事项			
	指导患者饮食、衣着、活动或社交的相关健康指导及注意事项			
	介绍阳光讲堂、造口门诊及造口联谊会内容			

说明:对象:A 家属;B 陪护;C 患者　　　　方式:a 讲解;b 示范;c 书面;d 音像

附录3　儿童造口患者的护理流程

适用疾病	儿童肠造口术是为消除患儿严重消化道畸形及急腹症等进行的外科手术,进而解除肠道梗阻,控制肠道炎症或为下一步更好的治疗做准备,多适用于肛门直肠畸形、先天性巨结肠、先天性回肠或结肠闭锁、狭窄以及新生儿坏死性小肠结肠炎、急性坏死性小肠炎、胎粪性肠梗阻、克罗恩病、溃疡性结肠炎、肿瘤和创伤等
造口形态	儿童肠造口通常为红色或粉红色、湿润、扁平状、椭圆或者圆形、无神经末梢。有时可见造口慢慢蠕动,为促进排便的正常现象。手术初期或肠梗阻严重时的造口会水肿,一般3~4周会逐渐缩小,慢慢恢复至正常
造口袋更换时间	需要更换造口袋时应选择最佳更换时间,如哺乳前、饭前,事先准备好所有物品,尽量在患儿安静或熟睡时进行双人操作,一人更换造口袋,一人安抚患儿
造口袋更换	儿童造口袋更换流程和成人基本一致,请参照本书相关内容。随着患儿体重及身高的改变,造口及腹部的形状及大小也将发生变化,应认真评估并及时调整,并注意每次裁剪造口底盘时应顺应患儿体型。双造口且两造口距离接近时,可选择底盘稍大的造口袋,剪出相应的造口形状,底盘上保留中间空隙,将两造口同时罩在一个造口袋内
造口袋排放时机	造口袋有1/3~1/2满时应排空造口袋,婴幼儿啼哭或吸奶时吸入大量气体导致造口袋气体增加,应及时排放气体
造口用品选用原则	应选用儿童专用造口护理用品,好的儿童专用造口产品应具备以下功能及特点: 1. 在保证功能的情况下,造口袋尺寸应较小,减少对患儿活动的影响。 2. 造口袋配有过滤器,中和异味、减少胀袋,增加造口袋隐匿性。 3. 造口袋的前、后无纺布衬里柔软、舒适且防水,可迅速变干,并配有卡通设计。 4. 安全的粘贴式扣合系统确保造口袋安全粘贴在造口底盘上,减少渗漏风险,身体顺应性好且柔软,为患儿带来更舒适的体验。 5. 浮动粘贴环使得佩戴时无需在腹部施加压力,降低不适感。使用弹力胶贴可顺应身体形态变化,加强固定底盘,减少患儿好动引起底盘松动或脱落。 6. 儿童皮肤娇嫩,应配合造口护理专用的粘胶祛除剂,轻柔揭除底盘,避免皮肤损伤增加疼痛。 7. 隐蔽的一体化排放口密闭安全,卫生且操作简便,能够折叠隐藏到柔软的衬里内。 8. 避免使用化学性强及含药性的皮肤用品,如含乙醇(酒精)成分的防漏膏、类固醇的药膏等。

服药原则	需服药时应严格遵医嘱;根据患儿造口位置的不同,一些药物可能不会被吸收,应事先咨询开药的医生,如回肠造口患儿服用缓释剂药物无法吸收,应提前告知医生开具非缓释剂药物	
饮食原则	手术初期应遵医嘱饮食;恢复期的造口患儿,其饮食原则与成人造口患者大致相同,应细嚼慢咽促进消化吸收,多饮水帮助食物在肠间运行,用餐时少说话减少胀气,少食多餐,午餐饱食、晚餐少食可减少夜间粪便排出量,提高睡眠质量,并减少因患儿熟睡时造口袋渗漏引起并发症;婴幼儿造口患儿喂养与健康婴幼儿基本相同,应均衡摄入饮食和营养;当尝试新食物时一次不可过多;回肠造口或空肠造口患儿最好在营养师的指导下选择饮食,并随身携带饮品,如多喝水、果汁以补充电解质	
衣物穿着	婴幼儿应穿一件式连体衣,既可避免裤子腰带压迫造口,又可减少因运动、抓挠、拉拽引起造口袋脱落;尿布不可将造口袋包裹过紧,可用棉布腹带包裹腹部;幼儿爬行时,应用软布包裹腹部和造口袋,包扎固定(禁用别针固定);大的孩子可穿普通衣服,衣服应以柔软、舒适、宽松、纯棉为主;避免穿紧身衣裤压迫、摩擦造口	
沐浴	手术切口愈合后即可淋浴,注意保暖,避免水温过高;避免淋浴喷头对向造口,防止水分流入肠腔内;亦可佩戴造口袋洗澡,结束后更换;可使用沐浴露,但不宜涂抹护肤乳,以免影响造口底盘粘贴;造口周围皮肤不宜使用爽身粉,避免刺激肠黏膜,亦可造口袋粘贴好后使用	
活动	告知家长造口不会影响患儿身体发育,亦无需限制婴幼儿肢体活动,活动应循序渐进;婴幼儿翻身、爬行、坐立、行走时,会增加造口袋渗漏机会,应事先用软布包裹固定腹部和造口袋;年龄较大的患儿,应强调玩耍时注意避免剧烈撞击的活动;游泳时,准备一套替换造口袋,保证进水前造口袋处于密闭状态,用软布或保鲜膜包裹腹部和造口袋,着一件式泳衣	
上学	为患儿随身携带一套替换衣服及造口袋;告知老师关于患儿的造口情况及额外需求,例如可能上课时需要到厕所排空或更换造口袋等,请老师给予理解和适当的支持及帮助	
旅行	携带比平时使用量多一倍的造口袋或底盘,记住造口用品供应商的电话,随身携带造口用品和药物,不宜托运,避免高温曝晒	
健康教育	婴幼儿	设计游戏场景,在游戏中快速完成造口袋倾倒、更换等,并结合声音、玩具、色彩鲜明的卡片等符合婴幼儿心理特点的方法,分散孩子注意力

续表

健康教育	3 岁以上患儿	运用代币激励法,训练患儿自理照顾能力。如患儿按要求保持平卧、配合扩肛时不哭闹等,完成一项给予一枚奖章,积累几枚奖章后可奖励一个愿望等,以此提高患儿的依从性
	学龄儿童	制作造口患儿阅读故事读本或视频,鼓励家长和患儿一起观看,并以提问和奖励的形式,提升自我照顾能力,缓解紧张情绪;开展同伴教育或阳关志愿者访问,鼓励患儿表达内心的不适,及时疏导患儿及家长的不良情绪

（胡海燕　任　辉）

参考文献

1. 柏树令.系统解剖学.6 版[M].北京:人民卫生出版社,2004.

2. 毕丽云.整体护理健康教育手册[M].广州:广州科技出版社,2002:208.

3. 陈海红,黎少芳.出院随访对减少直肠癌造口患者康复期并发症的影响研究[J].当代护士(专科版),2010(10):44-45.

4. 陈娟.常见肠造口及周围并发症的护理进展[J].临床护理杂志,2012(4):50-53.

5. 陈显春,宋爽,杨英.结肠造口患者行清洁灌肠方法探讨[J].重庆医学,2004,33(11):1753.

6. 程芳,孟爱凤,羊丽芳,等.同伴教育对永久性结肠造口患者术后早期社会心理适应的影响[J].中华护理杂志,2013,48(2):107-108.

7. 代文杰,陈道瑾.造口旁疝的处理[J].中国现代手术学杂志,2006(4):242-245.

8. 戴晓冬,李华珠,杨宁琍.51 例 Miles 术后造口并发症的原因分析与护理[J].中华护理杂志,2010(9):799-800.

9. 戴晓冬,张莉萍,杨宁琍.结肠灌洗在永久性结肠造口患者中的临床应用进展[J].护士进修杂志,2012,27(23):2129-2131.

10. 丁惠芳,郑美春.肠造口术后造口袋的粘贴技巧[J].中华护理杂志,2002,37(6):449.

11. 顾沛.外科护理学(二)[M].上海:上海科学技术出版社,2002.

12. 何丽娟.3M 无痛保护膜对放疗患者皮肤保护的效果观察[J].解放军护理杂志,2008,25(11A):5.

13. 洪涛.10 例回肠造口患者造口周围凹陷伴造口回缩及皮炎的护理[J].护理学报,2014,(18):39-40.

14. 胡爱玲,郑美春,李伟娟,等.现代伤口与肠造口临床护理实践[M].北京:中国协和医科大学出版社,2010:366-371.

15. 胡爱玲.结肠造口患者的适应与自我、护理能力、社会支持相关性研究[D].广州:中山大学,2008.

16. 胡妍妍.护理干预对提高造口患者康复期生活质量的研究进展[J].护理实践与研究,2010,7(22):120-122.

17. 黄漫容,彭利芬,李敏宜,等.1 例造口回缩合并造口旁伤口深部感染患者的护理[J].护理学报,2014(1):49-51.

18. 黄漫容,肖萍,郭少云.腹会阴联合直肠癌根治术后造口旁瘘的护理[J].中华护理杂志,2012(3):265-266.

19. 黄莛庭,王正康.腹部外科新手术[M].北京:中国协和医科大学出版社,2001.

20. 姜乾金,张宁.临床心理问题指南[M].北京:人民卫生出版社,2011:218-234.

21. 姜乾金.心身医学[M].北京:人民卫生出版社,2007:94;99-103.

22. 焦迎春,常晓畅,黄仙芝,等.新型软聚硅酮泡沫敷料治疗放射性皮炎的效果观察[J].护理研究,2010,24(5):1282.

23. 李世拥,陈坤,黄彦钦,等.实用结直肠外科学[M].北京:人民卫生出版社,2012:398.

24. 廖秦平,李婷.女性性功能障碍的分类及定义[J].国际妇产科学杂志,2013(5):395-398.

25. 刘芳腾.肠造口并发症护理研究进展[J].世界华人消化杂志,2015(19):3109-3116.

26. 刘砚燕,袁长蓉.肠造口患者术后适应水平影响因素的研究进展[J].中华护理杂志,2012,47(4):379-382.

27. 马双莲,丁玥.临床肿瘤护理学[M].北京:北京大学医学出版社,2003.

28. 马雪玲,王玉珏.肠造口患者性生活的影响因素及护理进展[J].护士进修杂志,2014(22):2041-2043.

29. 那彦群,孙光.2009版中国泌尿外科疾病诊断治疗指南手册[M].北京:人民卫生出版社,2009.

30. 潘爱君.结肠造口患者清洁灌肠方法的改进[J].护理与康复,2007,6(5):340-341.

31. 潘志忠,周志伟,万德森.造口旁疝的诊治[J].大肠肛门病外科杂志,2002(4):219-221.

32. 裴新荣,杜月娥,龙菲菲.肠造口皮肤黏膜分离患者的循证护理[J].护理研究,2014(10):1239-1240.

33. 钱惠玉,徐文亚,翁亚娟.结肠造口灌洗对直肠癌Miles术后患者生活质量的影响[J].中华护理杂志,2014,49(7):786-791.

34. 施婕,罗比可,刘琳.41例肠造口患者造口皮肤黏膜分离的护理[J].中华护理杂志,2011,46(3):243-244.

35. 宋艳丽,王继忠,刘君.肠造口用品:发展·现状·展望.中华护理杂志[J],2005,6(40):433.

36. 汤云,程孝惠.肠造口皮肤黏膜分离的处理在糖尿病患者中的应用[J].江苏医药,2014(3):359-360.

37. 唐健雄,陈革.造口旁疝的诊断和治疗[J].中国实用外科杂志,2008(12):1068-1069.

38. 万德森,卢震海.肠造口手术的并发症及其处理[J].广东医学,2009(8):1029-1030.

39. 万德森,周志伟,朱建华,等.造口康复治疗理论与实践[M].北京:中国医药科技出版社,2006:212-221.

40. 万德森,朱建华,周志伟,等.造口康复治疗理论与实践[M].北京:中国医药科技出版社,2006:354,766-769.

41. 万德森.结直肠癌[M].北京:人民卫生出版社,2008:121-146.

42. 万远廉,严仲瑜,刘玉村.腹部外科手术学[M].北京:北京大学医学出版社,2010.

43. 王淑红,丁世娟,王岩.直肠癌术后患者造口并发症的预防与护理[J].护理学杂志,

2013(6):35-36.

44. 王永贵.解剖学[M].北京:人民卫生出版社,1995.

45. 王正康,徐文怀.当代大肠癌手术学[M].北京:北京医科大学中国协和医科大学联合出版社,1997.

46. 温咏珊,张惠芹.造口患者造口底盘渗漏的原因分析及护理对策[J].现代临床护理,2015(7):50-52.

47. 吴阶平.吴阶平泌尿外科学[M].济南:山东科学技术出版社,2004.

48. 吴孟超,吴在德.黄家驷外科学(中册).7版[M].北京:人民卫生出版社,2008.

49. 吴仙蓉.直肠癌Miles术后结肠造口早期并发症的原因分析及处理对策[J].岭南现代临床外科,2012(5):307-309.

50. 吴在德,吴肇汉.外科学.7版[M].北京:人民卫生出版社,2008.

51. 谢燕兰.结肠造口灌洗法的临床应用[J].南方护理学报,2000,7(6):11-12.

52. 徐洪莲,何海燕,蔡蓓丽,等.回肠造口粪水性皮炎的原因分析及对策[J].中华护理杂志,2011,46(3):247-249.

53. 徐洪莲,王汉涛,傅传刚.造口旁疝的非手术治疗[J].结直肠肛门外科,2006,12(2):76-78.

54. 徐洪莲,王汉涛.两种腹带治疗肠造口旁疝的效果观察[J].中华护理杂志,2005,40(6):421-423.

55. 许勤,程芳,戴晓冬,等.永久性结肠造口患者心理社会适应及相关因素分析[J].中华护理杂志,2010,45(10):883-885.

56. 严仲瑜,万远廉.消化道肿瘤外科学[M].北京:北京大学医学出版社,2003.

57. 杨跃进,王强.永久性结肠造瘘术后并发症分析及应对策略[J].结直肠肛门外科,2014(6):405-407.

58. 姚泰.生理学.6版[M].北京:人民卫生出版社,2004.

59. 叶广坡,项和平.肠造口并发症防治进展[J].中国实用医药,2011(32):246-248.

60. 余陈佳,徐洪莲.造口治疗师在结肠灌洗临床推广应用中的作用[J].解放军护理杂志,2002,19(4):32-33.

61. 喻德洪.肠造口治疗学[M].北京:人民卫生出版社,2004.

62. 喻德洪.我国肠造口治疗的现状与展望[J].中华护理杂志,2005,40(6):415-417.

63. 张闯,从志杰,邱群.预防性末端回肠双腔造口患者应用顺行结肠灌洗的效果[J].解放军护理杂志,2008,25(8A):16-18.

64. 张立霞,那洁,刘筱威,等.肠造口术后并发症的护理[J].吉林医学,2010,31(3):366-367.

65. 张三典,高耀明,陆妙珍.多爱肤治疗Ⅲ度放射性皮炎的临床观察[J].中国皮肤性病学杂志,2008,9,22(9):544-545.

66. 张学军.皮肤性病学.8版[M].北京:人民卫生出版社,2013:74-75,133-134.

67. 郑美春,伍尧泮,万德森.自制结肠造口灌洗器用于结肠造口术后钡剂检查[J].中华护理杂志,2002,37(11):879.

68. 郑美春,冯伟嫦,易珠.乙状结肠造口放射治疗患者的护理[J].南方护理学报.2004,11(7):47-48.

69. 中国心理卫生协会.心理咨询师(二级)[M].北京:民族出版社,2005.

70. 朱建华,李绮雯.朱大肠之肠话短说[M].2版.香港:甘叶棠有限公司,2009:162-171.

71. 朱开梅.肠造口皮肤黏膜分离合并造口回缩的护理干预[J].护理学杂志,2010(16):38-39.

72. 朱色,谢春晓,吴娟.造口周围皮肤并发症危险因素的研究进展[J].临床皮肤科杂志,2015(2):126-128.

73. 朱小妹,谌永毅,刘爱忠,等.造口患者性体验现状及其影响因素研究[J].中国护理管理,2014(11):1153-1157.

74. Altschuler A,Ramirez M,Grant M,et al. The influence of husbands or male partners Support on womens psychosocial adjustment to having an ostomy reesulting from colorectal cancer [J]. J Wound Ostomy Continence Nurs,2009,36(3):299-305.

75. Anaraki F,Vafaie M,Behboo R,et al. Quality of life outcomes in patients living with stoma [J]. Indian J Palliat Care,2012,18(3):176-180.

76. Waston AJ,Nicol L,Dondaldson S,et al. Complication of stoma:their aetiology and management[J]. Br J Community Nurs,2014,18(3):111-116.

77. Antonacopoulou E,Gabriel Y. Emotion,learning and organizational change:towards an integration of psychoanalytic and other perspectives[J]. J Organisational Change,2001,14(5):435-451.

78. Ballas K,Rafailidis S F,Symeonidis N,et al. Prevention of Parastomal Hernia. Is it Possible? [J]. Annals of Surgery,2010,251(2):385.

79. Yule MA. Encyclopedia of quality of life and well-being research[M]. University of Northern British Columbia,2014. 2244-2246.

80. Black P. Procedures for patients with a colostomy [J]. Practice Nurse, 2011, 22 (3):121-124.

81. Brandsma HT,Hansson BM,V-Haaren-De HH,et al. PREVENTion of a parastomal hernia with a prosthetic mesh in patients undergoing permanent end-colostomy; the PREVENT-trial:study protocol for a multicenter randomized controlled trial[J]. Trials,2012,13:226.

82. Butle DL. Early postoperative complications following ostomy surgery:a review[J]. J Wound Ostomy Contience Nurs,2009,36(5):513-526.

83. Carlsson E,Gylin M,Nilsson L,et al. Positive and negative aspects of colostomy irrigation:a patient and WOC nurse perspective. [J]. J Wound Ostomy Continence Nurs,2010,37(5):511-516; quiz517-8.

84. Carnaghan H,Johnson H,Eaton S,et al. Effectiveness of the antegrade colonic enema stopper at preventing stomal stenosis:long-term follow-up[J]. Eur J Pediatr Surg,2012,22(1):26-28.

85. Carolyn Swash. Pouching for an ostomy patient with granulomas[J]. WCET Journal. 2013,33

（2）:35-36.

86. Cingi A, Cakir T, Sever A, et al. Enterostomy site hernias: a clinical and computerized tomographic evaluation[J]. Dis Colon Rectum, 2006, 49(10): 1559-1563.

87. Colwell JC, Beitz J. Survey of wound, ostomy and continence (WOC) nurse clinicians on stomal and peristomal complications: A content validation study[J]. J Wound Ostomy Continence Nurs, 2007, 34(1): 57-69.

88. Cowan DT, Norman I, Coopamah VP. Competence in nursing practice: A controversial concept- A focused review of literature[J]. Nurse Educ Today, 2005, 25: 355-362.

89. De Miguel VM, Jimenez EF, Parajo CA. [Current status of the prevention and treatment of stoma complications. A narrative review][J]. Cir Esp, 2014, 92(3): 149-156.

90. Elzevier HW, Nieuwkamer BB, Pelger RC, et al. Female sexual function and activity following cystectomy and continent urinary tract diversion for benign indications: a clinical pilot study and review of literature[J]. J Sex Med, 2007, 4(2): 406-416.

91. Farquharson AL, Bannister J, Jates SP. Peristomal varices life threating or luminal? Annals of the Royal College of Surgeons of England. 2006, 88(5): W6- W8.

92. Frankel A. Nurses learning styles: promoting better integration of theory into practice[J]. Nurs Times, 2009, 105(2): 24-27.

93. Freeman LW. Imagery in Mosby's complementary and alternative medicine: A research-based approach. 2nd ed[M]. St. Louis, MO: Mosby, 2004: 275-304.

94. Funahashi K, Suzuki T, Nagashima Y, et al. Risk factors for parastomal hernia in Japanese patients with permanent colostomy[J]. Surgery Today, 2014, 44(8): 1465-1469.

95. Gil G, Szczepkowski M. A new classification of parastomal hernias - from the experience at Bielański Hospital in Warsaw[J]. Pol Przegl Chir, 2011, 83(8): 430-437

96. Grant M, McMullen CK, Altschuler A, et al. Irrigation practices in long-term survivors of colorectal cancer withcolostomies[J]. Clin J Oncol Nurs, 2012, 16(5): 514-519.

97. Nyback H, Jemec GB. Skin problem in stoma patients[J]. J Eur Acad Dermatol Venereol. 2010, 24(3): 249-257.

98. Hamada M, Ozaki K, Muraoka G, et al. Permanent end- sigmoid colostomy through the extraperitoneal route prevents parastomal hernia after laparoscopic abdominoperineal resection[J]. Dis Colon Rectum, 2012, 55(9): 963-969.

99. Hampton BG. Peristomal and stomal complications. //Hampton BG, Bryant R, eds. Ostomies and Continent Diversions Nursing Management[M]. Philadelphia: Mosby- Year Book , Ine, 1992: 105-123.

100. Hatton S. Irrigation as an option for stoma management[J]. Gastrointestinal Nurs, 2011, 9(7): 6-7.

101. Hulse A. Clinical competency assessment in intravenous therapy and vascular access[J]. Br J Nurs, 2013, 22(16): 933-937.

102. Israelsson LA. Preventing and treating parastomal hernia[J]. World J Surg, 2005, 29(8):

1086-1089.

103. Jimmie C. Holland, et al. Psycho-Oncology. Oxford University Press. 3rd ed[M]. New York:Oxford University Press,2014:98-104.

104. Kann BR. Early stomal complications[J]. Clin Colon Rectal Surg,2008,21(1):23-30.

105. Karadag A,Mentes B,Ayaz S. Colostomy Irrigation:results of 25 cases with particular reference to quality of life[J]. J Clin Nurs,2005,14(4):479-485.

106. Kent DJ,Long MA,Bauer C. Does colostomy irrigation affect functional outcomes and quality of life in persons with a colostomy? [J]. J Wound Ostomy Continence Nurs,2015,42(2):155-161.

107. Li CC,Rew L. A feminist perspective on sexuality and body image in females with colorectal cancer:an integrative review[J]. J Wound Ostomy Continence Nurs, 2010, 37(5): 519-525.

108. Li CC. Sexuality among patients with a colostomy:an exploration of the influences of gender,sexual orientation,and Asian heritage[J]. J Wound Ostomy Continence Nurs,2009,36(3):288-296.

109. Antonini M,Militello G. Nursing management of a viscerocutaneous fistula[J]. WCET Journal,2012,32(1):26-29.

110. McQuestion M. Evidence-based skin care management in radiation therapy:clinical update [J]. Semin Oncol Nurs,2011,5,2(27):e1-e17.

111. McKenzie F,White CA,Kendall S,et al,Urquhart M & Williams I. Psychological impact of colostomy pouch change and disposal[J]. Br J Nurs,2006,15(6):308-16.

112. Rashid OM,Nagahashi M,Takabe K. Minimally invasive colostomy revision for palliation of large stomal prolapse and an adherent sliding peristomal hernia[J]. Am Surg,2013,79(4):167-168.

113. National Cancer Institute CTEP. CTCAE. Version 3. 0[EB/OL]. [2010-01-08]. Http:// ctep. cancer. gov/reporting/ctc. html.

114. O'Bichere A,Sibbons P,Doré C,et al. Experiential study of faecal continence and colostomy irrigation[J]. Br J Surg,2000,87(7):902-908.

115. Orsini RG,Thong MS,van de Poll-Franse LV,et al. Quality of life of older rectal cancer patients is not impaired by a permanent stoma[J]. Eur J Surg Oncol,2013,39(2):164-170.

116. Pace S,Manuini F,Maculotti D. Innovative technology for colostomy irrigation:assessing the impact on patients. [J]. Minerva Chir,2015,70(5):311-318.

117. Paula MABD,Takahashi RF,Paula PRD. Experiencing sexuality after intestinal stoma[J]. Journal of Coloproctology,2012:1590.

118. Pilgrim CH,Mcintyre R,Bailey M. Prospective audit of parastomal hernia:prevalence and associated comorbidities[J]. Dis Colon Rectum,2010,53(1):71-76.

119. Quigley F,Martin D. History taking and clinical examination skills from a stoma nurse's perspective[J]. Gastrointestinal Nurs,2013,11(8):29-36.

120. Readding L. Colostomy Irrigation — an option worth considering[J]. Gastrointestinal Nurs, 2006,4(3):27-33.

121. Robertson I, Leung E, Hughes D, et al. Prospective analysis of stoma-related complications. Colorectal Dis,2005,7(3):279-285.

122. Roussel B, Mulieri G, Gauzolino R, et al. Parastomal hernia[J]. Journal of Visceral Surgery,2012,149(5):e15-e19.

123. Saad WE, Saad NE, Koizumi J. Stomal varices: management with decompression tips and transvenous obliteration or sclerosis[J]. Tech Vasc Interv Radiol,2013,16(2):176-184.

124. Salloum M. Self-esteem disturbance in patients with urinary diversions: assessing the void [J]. Ostomy Wound Manage,2005,51(12):64-69.

125. Salvdalena G. Incidence of complications of stoma and peristomal skin among individuals with colostomy, ileostomy and urostomy: a systematic review[J]. J Wound Ostomy Contience Nurs,2008,35(6):596-609.

126. Scott V, Raasch D, Kennedy G, et al. Prospective assessment and classification of stoma related skin disorders[J]. J Wound Ostomy Continence Nurs,2009,36(3s):50-51.

127. Shigeki M, Kazuya O, Mitsutoshi M, et al. Treatment of bleeding stomal varices be ballon-occulded retrograde transvenous obliteration[J]. J Gastroenterol,2007,42:91-95.

128. Snelgrove SR. Approaches to learning of student nurses[J]. Nurse Educ Today,2004,24 (8):605-614.

129. Sohn YJ, Moon SM, Shin US, et al. Incidence and risk factors of parastomal hernia[J]. J Korean Soc Coloproctol,2012,28(5):241.

130. Spier BJ, Fayyad AA, Lucey M, et al. Bleeding stomal varices: Case series and systematic review of the literature[J]. Clin Gasrtroenterol Hepatol,2008,6(3):346-352.

131. Susan Stelton, Janelle Homsted. An ostomy-related problem-solving guide for the non_ostomy therapist professional[J]. J WCET. 2010,30(3):10-19.

132. Symms MR, Rawl SM, Grant M, et al. Sexual health and quality of life among male veterans with intestinal ostomies[J]. Clin Nurse Spec,2008,22(1):30-40.

133. Tallman NJ, Cobb MD, Grant M, et al. Colostomy irrigation: issues most important to wound, ostomy and continence nurses. [J]. J Wound Ostomy Continence Nurs,2015 ,42(5): 487-493.

134. Tara Clow, Helen Disley, Helen Disley, et al. Professional guidance for teaching colostomy irrigation[J]. WCET Journal,2015,35(2):15-19.

135. Turnbull A. Sexual Counseling: The forgotten aspect of ostomy rehabilitation[J]. Journal of Sex Education and Therapy,2015,3(26):189-195.

136. Annam v, Panduranga C, Kodandaswamy C, et al. Primary mucinous adenocarcinoma in an ileostomy with adjacent skin invasion: a late complication of surgery for ulcerative colitis [J]. J Gastrointest Cancer,2008,39(1-4):138-140.

137. Varma S. Issues in irrigation for people with a permanent colostomy: a review[J]. Br J Nurs

2009,18(4):S15-18.

138. Wang L,Zhou JL,Yang N,et al. Ectopic variceal bleeding from colonic stoma two case reports[J]. Medicine,2015,94(2):1-4.

139. Weerakoon P. Sexuality and the patient with a stoma[J]. Sexuality and Disability,2001,19 (2):121-129.

140. Woodhouse F. Colostomy irrigation:are we offering it enough? [J]. Br J Nurs,2005,14 (16):S14-5.